江戸時代の医学

名医たちの三〇〇年

青木歳幸

吉川弘文館

目次

Ⅲ 江戸中期―実証的精神の成長……55

図版目次

江戸時代の医師の探し求めたもの——プロローグ

屠者《としゃ》（解剖人）による解剖がすすむにつれ、気管が前で食道が後ろにあることがわかった。両肺の間に心臓が挟まれていた。肺は紫錦嚢《しきんのう》を懸けているようで、右肺の襞《ひだ》は二つで左の肺の襞は一つであった。管で気道を吹いてみると両肺が広がって、鮮沢なること蟬翼《せんよく》のごとくだった。心臓は肺の中間にあった。開くとそれはいままでに見たことのないほどの紅蓮《ぐれん》の色が鮮やかだった。

初めて解剖に立ち会った医学生のような初々しい実験的感動を記したのは誰か。日本人最初の解剖を実施した山脇東洋《やまわきとうよう》である。このように彼は『蔵志《ぞうし》』に、初めて解剖に立ち会ったその感動を、彩色豊かな筆致で記録している。

本書では、江戸時代の医師たちの医学革新への意欲や創意工夫のほか、どのように患者と向き合い、地域医療と関わっていたか、学問に取り組むうえでの障害をどう乗り越えたのかも極力描くことにする。そのため曲直瀬道三《まなせどうさん》や杉田玄白《すぎたげんぱく》ら著名医だけでなく、精神病理学者としての安藤昌益《あんどうしょうえき》や死の直前まで小児科医であった本居宣長《もとおりのりなが》や、風土病にとりくむほとんど無名の在村蘭方医も登場する。

医師が国民の命を守る、国民の健康な生活を確保するということ、そのために国家試験によって医療水準を一定のレベルに高めて医師免許を与えるという考えや医療制度は、我が国においては、江戸時代に醸成され、幕末に制度的端緒をみせて、明治期以降に確立したものである。また尊厳死についても、じつは、天命論争として吉益東洞派と他派との江戸時代最大の医学論争があり、現代にいたっている。

現代につながる我が国医学と医学思想は江戸時代に醸成された。だからこそ、近代医学の源流としての医学史研究書や蘭学者の伝記も膨大な数にのぼる。また『皇国名医伝《こうこくめいいでん》』をはじめとして、漢方医学の視点からの近世偉人伝研究も多い。しかし、江戸時代の医学と医学思想がどのような歴史的展開をとげてきたかを、漢方医学の変遷と西洋医学の展開とを関連づけて通史的に描いた医学史は意外と少ない。その意味では富士川游《ふじかわゆう》『日本医学史』を超えるものはまだ出されていないと考えている。

本書では、このような問題意識をうけて、江戸時代を生きた医師の人と思想と医業から、江戸時代の医学を概括的に描くことにした。『江戸時代の医学―名医たちの三〇〇年』と題した所以である。医学史の専門外の方にも、多くの方に興味をもって読んでもらいたいと、できるかぎり新視点を提供しつつ、史料にもとづきつつも、多くを書き下し文に直し、平明な叙述を心がけた。

本書では、江戸時代の医学史的画期を、戦国末から江戸初期（一六世紀末期―一七世紀前半）、江戸前期（一八世紀前後）、江戸中期（一八世紀中頃）、江戸後期（一九世紀前後）、幕末維新期（一九世紀後半）の五期に分けることにした。その概観は以下の通りである。

戦国末から江戸初期に曲直瀬道三・玄朔《げんさく》らにより、中国から李朱《りしゅ》医学が導入され、曲直瀬流医学が後世派医学として日本漢方医学の主流として展開した。この時期の医学は、領主層による独占と恩恵的医療政策として展開し、幕藩体制を補強する側面も有した。この時期、農村にはほとんど医師の姿がみえなかった。

元禄期前後から、儒学における古学の発達と連動して、漢代の張仲景《ちょうちゅうけい》の『傷寒論《しょうかんろん》』にかえれという医学革新運動が展開し、その実証的な医学は、古方派医学として以後の漢方医学流派の主流を形成した。

江戸中期になると、山脇東洋による日本最初の観臓がおこなわれ、吉益東洞《よしますとうどう》の万病一毒説などのより実証的な医学が生まれた。商品経済の発展と医薬の普及が、医師への需要拡大を産み、実証的な親試実《しんしじつ》験《けん》の精神を育て、杉田玄白らの蘭学創始へとつながった。

江戸後期になると、文化文政期以降、地域経済の発展にともなう寺子屋の普及と庶民文化の高まりにより、医師による医療需要が拡大し、無医村脱出の願いによる医師の村方引請などもみられるようになり、医師が増加した。シーボルトの来日以降、蘭学塾も活発化し、蘭学も西洋自然科学の導入へと展開した。漢方医学は、諸医学流派をそれぞれ採長補短する折衷学派として地域の医療を担うようになった。

幕末期になると、種痘《しゅとう》の普及などで西洋医学の有用性が藩医層だけでなく庶民層にも認識され、ポンぺらを通じての西洋医学学習が本格化し、三都だけでなく長崎、佐賀、佐倉などがそれらの拠点となった。維新期には、戊辰《ぼしん》戦争における戦陣医学に西洋外科学が効を得て、明治初年にドイツ医学が導入され、医制改革により近代医学の歩みが始まった。浅田宗伯《あさだそうはく》らを中心とした漢方医存続の抵抗があったが、それらの対立抗争もしだいに近代医学形成の流れのなかに組み込まれていった。

凡例として、元号と西暦は、たとえば伊東玄朴《いとうげんぼく》は寛政十二年十二月二十八日生まれで、太陽暦では一八〇一年二月十一日生まれとなるが、寛政十二年は一八〇〇年と換算した。また人物の年齢記載は、原則初出箇所に記述し、日本人の年齢換算は数え歳で記載し、シーボルトなど西洋人は満年齢で記した。

I　江戸初期——曲直瀬流医学の成立

1　領主的医療の展開

戦国医学の統一者―曲直瀬道三

戦国時代末期に我が国医学を革新したのが、曲直瀬道三《まなせどうさん》（一五〇七―九四）と養子玄朔《げんさく》らの門流であった。

道三は、字一渓《いっけい》、名正慶《しょうけい》、通称道三、号雖知苦斎《すいちくさい》、蓋静翁という。京都で生まれた翌日に父を、続いて母も失い、伯母らに育てられた。聡明利発な彼は、最初は僧への道を歩み、京都の相国寺《しょうこくじ》に入り、詩文や書を学んだ。さらに研鑽のため、二十二歳のときに関東の足利学校《あしかががっこう》に学んだ。この時期に、関東一円で治療を施していた田代三喜《たしろさんき》（一四六五―一五三七）と出会い、医師の道をすすむことになった。彼は、三喜から最新の中国伝来医学であった李朱医学を学び、用薬一二〇種の処方を伝授されたという。李朱医学とは、李東垣《りとうえん》（一一八〇―一二五一）や朱丹渓《しゅたんけい》（一二八一―一三五八）らが主張した、身体の温補《おんぽ》（温性の補益薬で気を養う治療法）を主に脾胃《ひい》（消化器系臓器）を温存し、和平の薬を与えて病気を癒すというものである。

道三は、天文十四年（一五四五）、京都に帰り、還俗して医業に専念した。毛利元就《もうりもとなり》を出雲島根へ出向き治療し、やがて足利義輝《あしかがよしてる》や細川晴元《ほそかわはるもと》・三好長慶《みよしながよし》・松永久秀《まつながひさひで》などの将軍・有力武将の診療により名声を得た。天正四年（一五七六）には、石山合戦《いしやまかっせん》後に重病に陥った明智光秀も診療し、治癒させている（『言経卿記《ときつねきょうき》』）。

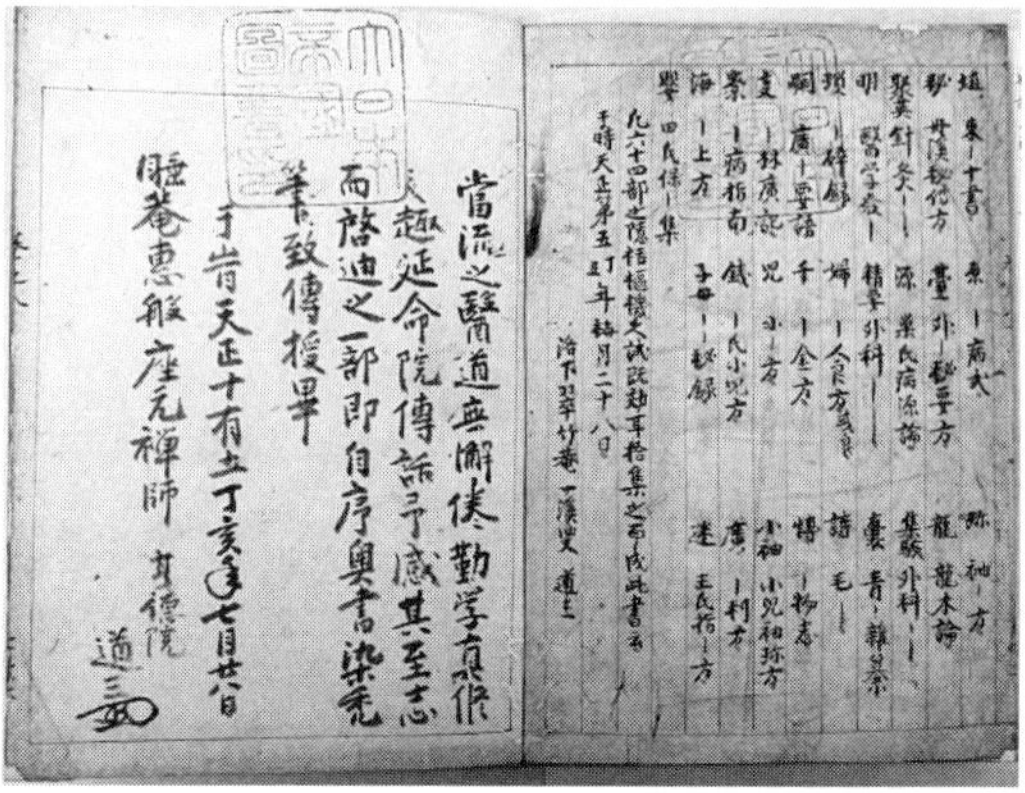

図１『察証弁治啓迪集』

診療を続ける中で察証弁治《さっしょうべんち》（病証を診断によって弁別し治療すること）の書がないことを遺憾に思い、天正二年（一五七四）、六十八歳のときに、自らの治療経験をもとに、中国医学書『医学正伝《いがくせいでん》』（明、一五一五）や『玉機微義《ぎょくきびぎ》』（明）などを典拠として医方書集『（察証弁治）啓迪集《けいてきしゅう》』を著した。啓迪とは教え導くの意である。全八巻・七四門に分かち、各病症を解説している。第一巻の中風《ちゅうぶう》・傷寒の二門からはじまり、第二から第五巻までは、中寒《ちゅうかん》・瘧疾《ぎゃくしつ》・痢病《りびょう》・嘔吐・頭痛・脚気《かっけ》・淋病《りんびょう》・疝気《せんき》門《もん》など内科的疾病に関する病症、第六巻に瘡瘍《そうよう》・破傷風《はしょうふう》門など外科的な病症と老人門、第七巻に婦人門、第八巻に小児門をたて、各病の名、原因、症状、診断法などを細かく記載している。本書は李朱医学を初めて我が国へ体系的に紹介したもので、道三流医学の全容をうかがうことができる。

本書の特色として老人門・小児門をたて、老人や小児への医療に着目したこともあげられる。小児門をたてたのは、日本初の小児科専門書『遐齢小児方《かれいしょうにほう》』で「小児是《これ》ヲ啞科《あか》ト云《いう》、疾痛《しっつう》シテモノ云コトアタハス」と述べている医療観によるもので、道三は、権力者の健康管理的な医療だけでなく、より広くかつ家族単位的な医療の実践を意識していた。

ほかの道三著『医燈藍墨』（一五六四、のち『弁証配剤医燈』）や『日用薬性能毒』（一五六六）から、既存の処方に頼らず、個々の病人の病証を腹診などの診断によって弁別し、それぞれにあわせた薬剤を配する方法論をとった道三の医療が見えてくる。

門人への教育もあくまで実際的であった。還暦のときに門人に対して示した医則五十七条の第一に「慈仁（慈しみと思いやり）」という徳目を置き、医師の心構えを慈仁としたほか、「脈症を察して病名を定むべきこと」「四知（神・聖・功・巧、すなわち望・聞・問・切の四診）を殫《つく》すべきこと」など、実際的な医療の規矩《きく》、手立てを示し、病症と病人にそれぞれ合った実証的な治療をおこなうべきことを示している。

宣教師ルイス・フロイス（Luís Fróis　一五三二―九七）によれば、「日本の六十六カ国にいるすべての医師のうち、特に優れた三人の医師が都にいた。その三人のうち、道三と称する者が現在第一位を占めている。この者は医術に秀でているのみならず、多くの他の稀有の才幹を兼備している」「多くの長所のうち、もっとも人々をして彼を敬わせるに至った二つの長所があった。その一つは、当（日本）全諸国のうち、彼がもっとも優れた学者であったことで、彼は漢字に精通し、あらゆる宗派について深い知識を有していた。他の一つは、彼の右に出る者はないほどの大の雄弁家であって、つねに譬喩や格言を用いて話したので、諸侯たちは彼（の話）を開き、彼と語ることを無上の喜びとした。（道三）は都に八百人の門弟を有し、彼らのある者は医術を、ある者は文字を、他の者は話術を（彼から）教わった」（『日本史』）とあるように、道三の学徳と医術を慕い、各地から門人が集い、道三流医学が一世を風靡し、後世方派とよばれる医学派を形成した。

幼少の無名の家から努力して医業を一新し、天皇家侍医にまでなった道三は、医学における天下統一者にもたとえられた。なぜ道三流が発展したかは、宣教師フロイスが記すように道三の高い医学的力量と人徳が第一の理由ではあるが、道三の時代は、戦乱にあけくれた下剋上の時代であり、多くの人々が栄養不足と不衛生な身体環境にあったことも背景にある。

そのため、身体を温補し、脾胃に滋養を与え、和平の薬剤を与える療法を主とする李朱医学が、道三の実際的な臨床経験と高い医学技量により体系化され、後世派として、近世前中期の医学派の主流となったのである。道三が文禄三年（一五九四）に八十八歳で没したあとは、養子の玄朔らが跡を継ぎ、代々、朝廷に仕える官位としてその学統が続いた。

道三流医学の体系者—曲直瀬玄朔

道三流医学を体系化させたのが、道三の養子曲直瀬玄朔《まなせげんさく》（一五四九—一六三一）である。彼は天文十八年（一五四九）に曲直瀬道三の妹の子として京都に生まれた。名は正紹《まさつぐ》、通称道三（二代目）、号は東井《とうせい》という。幼いころから医学の名門家に育った彼は、高い医学的技量を見込まれて、天正九年（一五八一）に曲直瀬道三家を継いだ。翌天正十年（一五八二）に法眼になり、同十一年に道三と称し、同十四年

（一五八六）に三十七歳という若さで、医師の最高位である法印に叙せられ、順調に医学界の頂点へすすんだ。

天正十五年（一五八七）には、秀吉の九州征討に従い、豊前《ぶぜん》小倉《こくら》で毛利輝元《もうりてるもと》の下痢下血を治療し、輝元の朝鮮出兵にも従っている。文禄二年（一五九二）に、関白秀次《ひでつぐ》の喘息の発作を治療し、秀次に近く仕えた。ところが、文禄四年に、秀次は謀反の疑いで切腹させられ、侍医であった玄朔も連座し、常陸国佐竹《さたけ》氏のもとで配流《はいる》の日々を送ることとなった。玄朔の人生初めての大きな挫折であった。しかし、この配流経験が、医師の果たすべき役割とは何かを深く考えることにつながった。

玄朔は、四年後の慶長三年（一五九八）に、後陽成《ごようぜい》天皇の治療のために許されて上洛し、直ちに平癒させ、その医名はさらにたかまった。しかし彼にはやるべきことがあった。京都に戻った翌年の慶長四年に『延寿撮要《えんじゆさつよう》』という養生書《ようじようしょ》を著したのだった。その末尾に「此書は僕、関左に在るの日、偏州下邑《かゆう》（関東の農村の意）の者、養生の道を知らず、不幸にして夭横（若死）致す故、愛憐の心、最も深し、よって延寿の数帙を倹《かんがえ》て枢要の語を聚《あつ》め、これを名づけて延寿撮要と以てす見聞の便の為、和字を以てこれを書す」（武田杏雨書屋蔵）と記している。

玄朔は関東の農村で医師による医療を受けられない貧しい人々を多く見聞した。その人々の「延寿」のために日常生活における養生のしかたを、養生総論、飲食編、房事編と分け、こまごま記すとともに、庶民にもわかるように漢文ではなく和文で記し、一般庶民が入手しやすい薬や飲食のしかたなどをまとめている。実際には、本書は、まだ有力農民あたりにしか届かなかったのだろうが、配流という転機は、玄朔にとって、京都王朝医界だけでなくより広い医療を必要とする世界へと眼を開かせるものとなり、この体験が、分け隔てなく医療を施そうとする慈仁の心を深く体現した名医への道へ玄朔を導いたともいえよう。

玄朔の医方は初代道三と同様に実際的であり、「一家ニ偏執スルハ其学大全スルニ能ハズ」(『十五指南篇』自序・一六四九)にあるように、李朱医学を基としつつ、諸医家の説を柔軟にかつ我が国に合うように採長補短して取り入れた。たとえば、李時珍著『本草綱目《ほんぞうこうもく》』が伝来してまもなく、『食性能毒』(一六〇八)を著しているが、その分類は、加藤伊都子氏・真柳誠氏らの研究によれば、『本草綱目』に従い、穀部から始めているが、記載している全二三〇品目は、穀部三八品目、鱗部四〇品目、菜部三八品目などで、穀類や菜類、魚類などが多く、獣部は一八品目と最も少ない。一方で、新渡来の玉蜀黍(トウモロコシ)・焼酒(焼酎)・葡萄酒・沙(砂)糖などが採録されている。このことは、当時の日本と中国の食生活で、穀部や菜部の差が最も少なく、獣部への関心が低かったことを反映していることと、新渡来の食品への新知識も求められていたことがわかる(加藤伊都子・真柳誠 一九九二)。

このように、穀類や菜類、魚類など日本の摂取可能な品目を多く選んで薬性を解説していること、最新の知識を導入していることなどから、日本の食生活の実情と食品への薬用効果を期待する需要に応えた実際的な玄朔の医方をみることができる。

なお、『本草綱目』の伝来時期は、林羅山が長崎で購入し、家康に献上した慶長十二年(一六〇七)説が通説になっていたが、真柳誠氏は、羅山が二十二歳の慶長九年(一六〇四)までに実見した四四〇余部の書名を列記した『既見書目録《きけんしょもくろく》』にすでに『本草綱目』があることを見いだし、伝来時期は、慶長九年以前であることを指摘している(真柳誠 一九九八)。

玄朔は二十八歳からの三〇年間にわたる診療記録を残した。『医学天正記《いがくてんしょうき》』（一六〇七成、一六二七刊）である。玄朔が実際に診療した患者の三四五症例を、中風から麻疹《ましん》に至る六〇の病類部門に分類して処方例を記載したものである。ただし、『医学天正記』は異本も多く『延寿配剤記』（一六七〇）は六二五例の症例を載せる。

正親町天皇の中風例をあげれば、「天正十一年（一五八三）正月二日　一正親町院　御年六十五、六才俄中風全ク人事ヲ識ラズ、痰涎、鋸声、身温テ御脈浮緩ナリ、竹田定加法印、傷寒ト申シ、半井通仙、中風ト申、二医診候相違ナリ、時に余之ヲ診テ中風ト申、故ニ通仙ノ診候ト合スト仰ラル、先ヅ通仙御薬進上、一日一夜全ク人ヲ知ズ、通仙御薬ヲ斟酌ス、故ニ余、勅ヲ奉リ、御薬ヲ進上ス、翌日四日始メテ人事ヲ知ル、漸漸食進テ平復ス」とあり、正親町天皇の中風を治癒したこと、天皇家の場合、複数の医師らが診察していたこともわかる。竹田家は、応安二年（一三六九）に明に渡って帰国した竹田昌慶《たけだしょうけい》（一三三八―八〇）を初代とし、定加《じょうか》（一五四六―一六〇〇）は七代目の名医、半井《なからい》家も和気家から出た我が国最高クラスの名門医家で、半井通仙は、驢庵、成信といい、のち家康・秀忠に仕えた。竹田定加や半井通仙ら、当代の錚々たる名医に伍して、適切な診療を行った三十五歳の玄朔の面目躍如たるものがある。

『医学天正記』に記載された、正親町《おおぎまち》天皇、後陽成天皇をはじめ、織田信長、豊臣秀吉、毛利輝元、徳川家康、徳川秀忠など戦国大名や将軍、公家、家臣、町人に至る症例から、当時の医療の最高レベルがわかるだけでなく、個々の症例に応じた治療を展開する玄朔の姿をみることができる。また、同時代の歴史資料としても貴重な情報を見いだすことができる。

『医療衆方規矩』（一六三六）という医学書は道三が書き、玄朔が加筆した、諭別に重要処方を記したものであるが、平明で要を得ていたため、江戸時代の医家や薬店だけでなく、家庭の医学書としてベストセラーになった。これも分け隔てなく治療する玄朔の姿勢が著述に反映しているからとみることができる。

慶長十三年（一六〇八）、玄朔は徳川秀忠の治療のため江戸に招かれ、以後隔年で江戸と京都に居住するようになった。寛永八年（一六三一）、江戸で没し、墓は広尾祥雲寺《しょううんじ》にある。享年八十三。

道三流医学の展開

玄朔は、元和三年（一六一七）啓迪院《けいてきいん》に「当門下法則」という一七ヵ条の教育学則を掲げた。第一に「天道に順《したが》い、神仏に叛《そむ》くことなく、邪路に入らず」、第二に「宜しく慈仁を専らにすべし」と説き、以下は、口伝《くでん》の医術は他言しないこと、門人で医道を廃したりした場合は家伝の書籍は還すべきこと、利欲を専らにせず声誉を専らにすべきこと、施薬して病人奉謝を失してもこれを咎めないこと、薬を施して効なくその病人が他医の薬を服するとき病症の変を喜ぶ悪心を起こしてはならないこと、女診のとき愛欲淫念をおこさないことなど、道三の掲げた慈仁の心での診察を門下の法則とし、医師としての心構えを説いた。

玄朔門人野間玄琢《のまげんたく》（一五九〇—一六四五）は、寛永三年（一六二六）、将軍秀忠の侍医として江戸に下り、のち帰洛して禁裏付《きんりづき》医師となった。鷹ヶ峰《たかがみね》に屋敷を有し、内部に大きな薬園をつくり、のち、玄琢の薬園は、寛永十七年（一六四〇）には幕府直轄の鷹ヶ峰薬園（京都御薬園）に発展した。同じく玄朔門人岡《おか》本玄治《もとげんや》（一五八七—一六四五）も、元和九年（一六二三）に秀忠、家光に仕えた。著述のうち、『玄治薬方口解』は一三九例の医案集で、薬方について詳細な説明が加えられている。

李朱医学を基本とする曲直瀬流の医術は、道三より数えて第三世代までは、中国医書『本草綱目』、『万病回春』などを用い、順調な発展を見せてきたが、第四・五世代では、道三や玄朔らの処方を既存の経験方として用いる方向へと変わっていった。これは、李朱医学における中国人向け処方よりも、道三らの弁証配剤の処方や治験がモデル化して、それが我が国の患者への処方として有効性をもっと考えられるようになった、いわば中国伝統医学の日本化が進展したからと見られる。

道三・玄朔と続く医学校啓迪院門人は、八〇〇人とも数千人にも及ぶともいわれてきたが、『當門弟

表1　曲直瀬家門人出身国一覧

国別	学徒数	国別	学徒数
陸奥	18	加賀	1
出羽	1	但馬	1
会津	0	播磨	14
常陸	5	備前	11
下総	1	美作	7
下野	6	備中	1
相模	2	備後	1
上野	3	安芸	8
越後	2	周防	5
越中	1	因幡	1
越前	13	出雲	5
信濃	1	石見	1
三河	1	長門	12
尾張	17	讃岐	4
伊勢	17	伊予	2
美濃	8	阿波	6
伊賀	1	土佐	10
近江	18	筑前	5
京都	16	筑後	1
山城	1	豊後	6
大和	5	豊前	1
摂津	11	肥前	28
和泉	4	肥後	4
紀伊	6	日向	1
丹後	1	合計	295

『當門弟之日記』(武田杏雨書屋蔵)より，『京都の医学史』の 265 人を訂正した．

之日記（啓迪院門人帳）』（武田杏雨書屋蔵）を精査する限り、全国諸藩からは五九九人が記されている。ただし、江戸初期から前期における医師による医療が領主階級中心であった時代において、これだけの門人が集まったことは、やはり曲直瀬家は全国一の名医との評判があったことを裏付けよう。

うち国名が判明する二九五人の門人の内訳は表1の通りである。肥前《ひぜん》二八、近江《おうみ》一八、尾張《おわり》一七、伊勢《いせ》一七、京都一六、播磨《はりま》一四、越前《えちぜん》一三、長門《ながと》一二と、肥前が最も多く、京都周辺から北は陸奥、南は日向までほぼ全国に及ぶ。彼らが帰藩後、各藩領の医学と医療を担い、道三流医学を各地に広めたのであり、彼らの動向を探ることで近世前期地方医学史の解明がすすむだろう。

たとえば、肥前出身門人二八人のうち、門人帳の四六〇番目に記載されている「玄湖《げんこ》　肥前人」を調べると、明暦二年（一六六六）の佐賀藩着到帳（分限帳にあたる）に「同（知行）弐百五拾石 松隈玄湖、内切米五拾石、右玄湖・二代玄湖牢人初代ノ兄玄磋、紀伊守元茂之乞ニ依而、小城家中ニ成ル、玄磋より三代甫庵、綱茂公御代被召出、七代当時、甫庵也」（『明暦二年御直印之着到（嘉永二年子孫調書）』）とある。玄湖は、松隈玄湖《まつくまげんこ》で二五〇石（内切米五〇石）取りの佐賀藩医であり、彼の医療活動は未解明であるが、松隈家は以後代々佐賀藩医として仕え、嘉永二年（一八四九）には七代目松隈甫庵《ほあん》が仕え、甫庵の子元南《げんなん》が幕末期に設立された佐賀藩の西洋医学を主とする医学校好生館《こうせいかん》の指南役を務めるなど、同家は代々佐賀藩有力藩医家として、佐賀藩医学に大きな影響を及ぼしていた。

医薬の独占と領主的医療の展開

家康をはじめ歴代将軍家は、その政治権力と経済力を背景に、当時の最高レベルの名医を次々と迎え

表2　将軍家より諸家への医師派遣例

年次	医家	諸家	出典
慶長 10･4	延寿院意庵	前丹波邑主赤井忠家	『大日本史料』12-3
慶長 10･12･10	半井驢庵・龍野為伯	清須城主松平忠吉	『大日本史料』12-3
慶長 10･12･25	法印祐乗	薩摩島津義久	『大日本史料』12-3
慶長 11･4	延寿院玄朔	上野館林城主榊原康政	『大日本史料』12-4
慶長 11･5	延寿院玄鑑	上野館林城主榊原康政	『大日本史料』12-4
慶長 12･閏 4.8 前	盛法院・半井驢庵・曲直瀬道三	越前北荘城主結城秀康	『大日本史料』12-4
慶長 16･6	盛法院慶祐（浄慶）	前加賀城主前田利長	『大日本史料』12-14
慶長 18･8	延寿院道三（玄朔）	紀伊和歌山城主浅野幸長	『大日本史料』12-11
元和元･6･12	片山与安の処方	尾張徳川義利（義直）	『大日本史料』12-21
元和 3	吉田宗活	福井城主松平忠直の子仙千代	『大日本史料』12-28
寛永 9･10	野間玄琢	松本城主戸田康長	『信濃史料』25 巻等
寛永 13･5	半井驢庵成近	伊達政宗	『徳川実紀』3-15
寛永 13･5	久志本式部常忠	天海	『徳川実紀』3-16
寛永 13･10	久志本式部常忠	薩摩黄門	『徳川実紀』3-37
寛永 15･8	野間玄琢ら	井伊掃部頭直孝	『徳川実紀』3-109
寛永 16･8	野間玄琢・半井驢庵	紀伊大納言頼宣	『徳川実紀』3-149
寛永 16･10	野間玄琢	松平伊予守忠昌	『徳川実紀』3-158

『大日本史料』，『信濃史料』，『徳川実記』などより作成.

た。『慶長見聞集』によると、当代の名医として施薬院《やくいん》・寿命院《じゅみょういん》・驢庵《ろあん》・延寿院《えんじゅいん》（玄朔）などの名がみえるが、これらの医師のことごとくが京都より「東下り」して徳川将軍家に仕えた。

初代施薬院全宗《ぜんそう》（一五二六—九九）は曲直瀬一渓道三の弟子で、豊臣秀吉に仕え、三代施薬院宗伯（一五七六—一六六三）は秀吉、家康・秀忠に厚遇された。寿命院秦宗巴（一五五〇—一六〇七）は、秀次、家康・秀忠に仕えた。驢庵は半井《なからい》氏で朝廷の典《てん》薬頭《やくのかみ》として代々不動の地位を保った（『寛政重修諸家譜』巻六七九）。

徳川将軍家は、このように当代きっての名医と評される医師をかかえ、自家の医療にあたらせるとともに、諸大名に派遣していた。慶長十年から寛永十三年までの事例を抄出してみると、表2のようにいくつもあげられる。主として徳川氏一門や譜代《ふだい》大名のほか、前田・島津などの外様《とざま》大藩などに対してこの施策が実施されていた。彼らと将軍家の結束と将軍家への協力・服従を意図してのものであった。

将軍家や諸大名は、医師だけでなく、医書や医薬、あるいは祈禱《きとう》や湯治《とうじ》のための温泉などをも自らのものにしようとした。寛永十三年（一六三六）に江戸と京都に薬園を開くため朝鮮に薬種苗を要請し（大猷院殿御実紀）、寛永十五年、幕府は、江戸城の南北に薬園を開き、薬草の入手と研究を始めた。南薬園（麻布《あざぶ》御薬園）の園監は今大路家門人池田道陸《どうりく》が、北薬園（大塚《おおつか》御薬園）園監は半井驢庵門人山下宗《そう》琢《たく》がその任にあたり、薬草入手をすすめた。翌十六年、木曾福島の代官山村良豊《やまむらたかとよ》へ、幕府から江戸薬園への植えつけ用薬種を木曾山中に探してほしいとの書付が来た。幕府薬園医師宗琢・道陸からの書付は、白芍《しゃくやく》薬五本、赤芍薬三本、芹人参・細辛《さいしん》三本、たらき一五〇本などを掘って、江戸薬園に送ってほしいというものであった。代官山村氏は、木曾山中を調査させ、見つかった薬種を送付した（『信濃史料』二七巻四一四頁）。これが木曾薬草採取のはじまりといわれる。

こうして幕府が全国支配権を利用して収集した薬草が、医師の場合と同様に諸大名に恩恵的に分与され、その支配をいっそう権威づけるのに役だった。寛永十六年には紀伊大納言頼宣《よりのぶ》へ薬園の薬材三三種をつかわしたとか、慶安元年（一六四八）に「家光、薬園中の薬種を以て義直に与えしことあり」という事例はいくつもあげられる。徳川将軍家のこうした医療政策をうけ、諸大名も薬園などの経営をすすめるものもあらわれた。家光による薬草分与が、尾張薬園の発達を促したのもその一例である。

小瀬甫庵と古活字本

我が国最初の医書出版は、泉南（堺市）の豪商阿佐井野宗瑞《あさいのそうずい》（一四七三―一五三一）が、享禄元年（一五二八）に明の熊宗立著『医書大全』を出版したのが最初といわれる。

その後、安土桃山時代から江戸初期にかけて、中国・朝鮮文化を我が国に出版で紹介した医師が小瀬《おぜ》甫庵《ほあん》（一五六四―一六四〇）である。美濃国出身医師で、名は道喜、号甫庵。織田家家臣池田氏のあと関白豊臣秀次に仕えたが、文禄四年（一五九五）秀次の切腹後、京都に蟄居した。のち、出雲の堀尾吉晴《ほりおよしはる》に仕えたが、吉晴没後は京都で浪人生活を送った。子の小瀬素庵が加賀の前田利常《まえだとしつね》に仕えたことを機に、加賀に移り住み、著述に専念した。

甫庵は、朝鮮式木版活字、すなわち古活字版による出版をおこなった。京都に蟄居して翌年の文禄五年に『標題徐状元補注蒙求』（三巻三冊）、同年末に『十四経発揮《じゅうしけいはっき》』（一五九六、三巻一冊）、慶長二年（一五九七）に『新編医学正伝』（八巻八冊）、『東垣先生十書』などの中国故実書・医学書を次々と出版した。

川瀬一馬氏によれば、甫庵は秀次に近侍していたことにより、朝鮮活字の印刷法を熟知することができたのであり、これらの朝鮮活字での個人出版は、近世出版事業における先駆的業績であるとともに、朝鮮印刷術の導入という文化交流史上も大きな意義を有している。また、文禄五年は十一月七日に慶長元年と改元したので、『十四経発揮』は我が国唯一の慶長元年年号を有する刊本でもある。

『標題徐状元補注蒙求』（七四六）は、唐の李瀚が偉人の来歴事績を故事成語的にまとめたもので、たとえば「孫康映雪　車胤聚蛍」（蛍の光、窓の雪）、「震畏四知」（天知り、神知り、我知り、子知る）などの出典本として知られる。甫庵が自ら一字ずつ木版活字を組んで本書を印刷したといわれる。医学的には明の虞天民編『新編医学正伝』の刊行が意義深い。巻末に扶桑国（日本）の平安城（京都）西洞院に住居していた甫庵が、朝鮮活字印刷術の一字版で慶長二年に刊行したことを記している。本書は、以後我が国でも、慶長八年版（下村生蔵彫刻）、元和二年版（六条鏤版）、元和七年（梅寿刊）などが古活字版で刊行され、中国金・元医学の我が国導入に貢献し、李朱医学は曲直瀬流医学の基礎となった。

甫庵は、歴史にも深く関心をもち、写本で伝えられていた太田牛一の『信長公記《しんちょうこうき》』を改編した『信長記』を書いた。それが江戸時代に一般に膾炙し、信長像が作られるようになったが、史実上は虚飾が多く、長篠合戦《ながしののかっせん》での信長鉄砲隊による三段撃ちなども甫庵の創作とされる。前田家に仕えてから『太閤《たいこう》記《き》』（一六二五自序）を完成させた。甫庵は医業を生業としつつも、我が国近世出版文化に大きな貢献をした医師であった。

小曾戸洋氏によれば、この時期、古活字本印刷活動に関係した医師は、甫庵のほかに、曲直瀬玄朔、吉田宗恂《よしだそうじゅん》（一五五八―一六一〇）、五十《いそ》川了庵《がわりょうあん》（一五七三―一六六一）、斎藤松印（玄朔の弟子）、如庵宗乾、医徳堂守三（松印の子、宗恂の弟子）らがおり、刊行をみた版種は二〇〇版種は下らず、その多くは中国医書であり、この活字本印刷が中国医学の受容と我が国江戸前期日本医学の醸成に果たした役割はきわめて大きなものがあった。

その他、中国・朝鮮の文化を我が国に伝えて日本の医学・医療に影響を及ぼした人は多い。寛永十年（一六三三）に来日した福建《ふっけん》出身の医師王韃南（?―一六四五）は京都で茶人千宗旦《せんのそうたん》（一五七八―一六五八）・医師半井古庵らと交流した。福建の人馬栄宇《ばえいう》と長崎の遊女との間に生まれた子が、北山友松《きたやまゆうしょう》（寿安、?—一七〇一)で、渡来僧独立性易《どくりゅうしょうえき》(戴曼公《たいまんこう》 一五九六—一六七二)らに学び大坂で医を開き、『北山医案』などの医書を残した。独立性易は杭州の出身で、承応二年(一六五三)に来日、翌年来日した黄《おう》檗宗《ばくしゅう》祖隠元《いんげん》に入門し、禅僧となり医術は痘科を伝え、その医術を伝えられた岩国の池田正直《せいちょく》(一五九七—一六七七)の子孫は痘科をもって幕府に仕えて、多くの門人を育てることとなった。寛永二年(一六二五)から三年にかけて、林羅山と漢詩八編を唱和した朝鮮出身医師鄭竹塢《ていちくう》は、佐賀鍋島《なべしま》藩支藩の蓮池《はすいけ》藩に仕え、医業のほか同地の茶業や焼き物の発展に尽くしている。

2　江戸初期の庶民と医療

遍歴の医聖—永田徳本

京都の名医とは対極的な位置での医聖とされたのが、永田《ながた》徳本《とくほん》(生没年不詳、一説に一五一三—一六三〇)だった。「甲斐《かい》の徳本」とか「十六文先生」などと称された。三河、また甲斐で生まれたという。陸奥国で僧侶となり、出羽または鹿島で修験道を学び、田代三喜らから李朱医学を修め、信濃《しなの》・甲斐を放浪したという。武田家滅亡後は東海・関東諸国を巡り、貧しい人々に無料で薬を与えたり、安価で診療をおこなったとされる。伝承によれば彼は首から薬袋を提げ、牛の背に横になって諸国を巡り、どんな治療をおこなっても報酬として一六文(一説に一八文)以上の金額を受け取らなかったという。

本草学にも通じ、元和年間(一六一五—二四)の初め、甲斐の勝沼《かつぬま》地区の村人に葡萄栽培の棚掛け法を説き、葡萄の特産化のもとを作ったとか、秀忠の病を治療し、その際も報酬を受けずに立ち去ったとも伝えられる。晩年は現在の長野県岡谷に居住したと伝えられ、同地に墓碑が存在する。著書として『梅花無尽蔵』、『徳本翁十九方』などが残されている。徳本伝説には、無数の遍歴する医業者らの活動が二重写しされている。

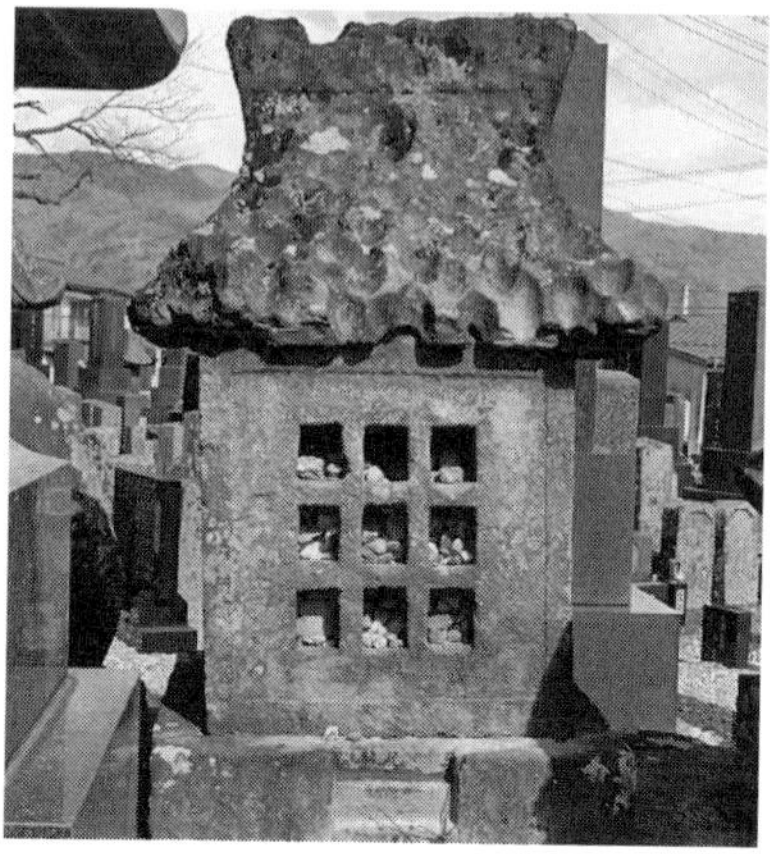

図2　永田徳本墓（石粉が病気を治すということで墓が削られている．岡谷市長池尼堂墓地）

　河内《かわち》国の大ヶ《だいが》塚《つか》村の地主で酒造業を営んでいた河《かわ》内屋《ちや》可正《かしよう》（一六三六—一七一三）が、近世前半から一八世紀前後にいたる河内国の様子を『大ヶ塚来由記』（通称『河内屋可正旧記』、以下『可正旧記』）に書き残した。四つの医家記事がある。その一は深尾道宣家で、その父道珍は豊臣系武士で牢人後、医業を修得し、「道宣事、医道ヲ伝ヘテ親ニマサレル誉有《ほまれあり》、病家ニ入テ四智ヲ窺《うかがう》ノミニ非《あらず》。変化気ニ応ジテ言葉ヲ自由ニス。サシバ薬ヲ用ヒザル先ニ、病人心チヨシト云リ。療治ノ功積ルニ随《したがつ》テ、石川一郡ノ外ニ余リテ、河州・和州ニ上医ノ誉《ほまれ》高シ。此故《これゆえ》ニ家富栄花時ヲ得タリ」とあり、武家から医家へ転業し、すぐれた医師として富を得ていることを記す。その二は、由井《ゆい》玄智《げんち》家で、父道堪《どうたん》の代に牢人となり医業を家業とし、玄智のとき大ヶ塚に来住し、その子玄碩《げんせき》になると医業がさらに盛んになったとある。その三は、柴田六郎兵衛というもと武士・牢人の家から如香、正庵なる医師が出たことも記す。その四は、中村休也なる医師で「休也事紀州ノ牢人馬医ノ名人ナリシ、本道ノ医モ功有。手習ノ師匠タリシ故当地ニ弟子多シ。万治三年（一六六〇）子年ニ死ス」（『可正旧記』）

とあり、牢人が定着し、医業と寺子屋師匠をしていたことがわかる。いずれも武家の出自で、牢人から医家へ転業し定着した経歴をもっている。

江戸前期の畿内地域には、遍歴した牢人が医業を修得して医師となった事例が少なくなかったし、戦国末期から江戸初期にかけて、同様の遍歴医は各地に見られることが推測される。

近世前期の農村医療

疫病の流行は、上下貴賤を問わず、諸領主にとっても庶民にとっても畏怖すべきものであり、ときには、戦乱によるよりも多数の死者がでて、村が壊滅状態になったことすらあった。慶長六年（一六〇一）には疫病が全国的に流行し、「在所によっては八人・九人住む家には、一人・二人残りける所も有とかや、信濃も同前」という事態が生じた（『信濃史料』一九巻）。元和五年（一六一九）には、秋和村（長野県上田市）の惣百姓《そうびゃくしょう》・地下人《じげにん》が、領主真田信之の奉行にあて、観音堂再興願の書状を差しだした。秋和村には、昔は一五〇人余の百姓がいたが、この二〇ヵ年の間に多く死に絶え、この年の春には一七人も死失して現在は一〇人たらずになってしまった。上方から来た僧に占ってもらったところ、観音堂信仰が足りないとのことで、再興してほしいというものだった（『信濃史料』二三巻）。当時の百姓の疫病対応策は観音堂再興と信仰であった。この訴えに対し、領主真田信之は、同年十二月二十二日に近くの小県郡長寿院より僧をよび、別当職をつがせ、寺領を寄進し村の維持をはかっている。

江戸初期の農村医療の実態を示す史料はほとんどない。くだって一八世紀初めの宝永三年（一七〇六）、上田領の新たな支配者である松平氏は、全領内の村明細帳を差し出させた。これを『上田藩村明細帳』

表3　上田領農村99ヵ村の職業（宝永3年）

職種	人数	職種	人数
神主・社人	11	鍛冶屋	76
夷社入	6	鍋屋	3
梓神子	19	鉄砲屋	1
舞太夫	4	紙漉	157
出家・道心	96	紺屋	61
山伏	63	塗師	5
行人	4	傘屋	1
座頭	39	畳指	7
医師	3	綿打	25
針医	1	絵師	1
牢人	1	銀屋	4
大工	74	鞘師	6
左官	2	研師	3
屋根屋	33	柄巻	1
木挽（杣）	25	馬医	12
指物屋	1	馬喰	28
建具屋	1	猟師	3
代師	1	猟師	3
檜物屋	2	鵜飼	3
桶屋	44	酒屋	36
合計			866

（『宝永差出帳』）という。領内九九ヵ村（城下町含む）の明細帳にみえる非農家の職業は表3の通りである。

紙漉《かみすき》一五七人、大工七四人などが多いのは農山村の上田藩領の実態を示している。一方で、出家・道心九六人、山伏六三人、梓神子《あずさみこ》一九人、神主・社人一一人と宗教関係者が多く、ほとんどの農村にその姿があった。それに対し、村医師はわずかに三人（上室賀村古庵、房山村倉島治庵、常田村井東元水）が書き上げられているにすぎない。宝永三年当時の上田領内九九ヵ村中に村医師は三人で、藩医や町医が記されていないことを勘案しても、在村医師は少ない。これに対し、馬医は一二人も見える。馬は当時、重要な労働力であり、かつ苦痛を訴えないことから経験ある馬医への需要が高かった。これらから、宝永三年ごろの上田領では、馬の医者のほうが需要が多く、農民の医療は、医師による医療よりも、祈禱などの宗教的医療行為や、民間に伝わる経験的医療行為が主であった。一八世紀前後にくだっても農村の医療はこのようなものであったから、江戸初期では医師による医療をうける機会はさらに少なかった。

3　西洋医学との出会い

最初の南蛮医―ルイス・デ・アルメイダ

ポルトガル人やイスパニア人との貿易、いわゆる南蛮貿易が始まって、西国大名らの援助もあり、多くのイエズス会宣教師や貿易商人らが我が国にやってきた。我が国最初の西洋式病院を豊後府内《ぶんごふない》（大分市）で開いたポルトガル商人ルイス・デ・アルメイダ（Luís de Almeida　一五二五―八三）もその一人だった。

アルメイダは、弘治元年（一五五五）の初夏に肥前の平戸《ひらど》に上陸し、豊後に向かった。豊後にはキリシタン大名大友宗麟《おおともそうりん》がいたからである。豊後府内（大分市）に着いた彼は、飢えと貧困からの嬰児殺し（間引き）があまりにも横行していることに心を痛めた。

アルメイダはイエズス会に入会し、同年に育児院を創設し、大友宗麟に、何人《なんぴと》も嬰児を殺してはならぬ、子育てができない場合は、この施設に連れてくるように、と命じさせた。育児院にはキリシタンの乳母と雌牛二頭、その他の必要な設備が整えられ、孤児たちが栄養失調で死亡しないよう配慮されていた（一五五五年九月二十日付パードレガゴ通信）。

ただ、育児院は牛乳を飲ませるなどの食習慣の違いや、戦国期の社会不安などから敬遠されたらしく、育児院の代わりに、自費を投じて病院を創設することにした。設立時に癩《らい》病患者を収容することについて、大友家重臣らからは反対があったが、宗麟の裁可を得ているということで押し切り、弘治二年（一五五六）十二月（西暦一五五七年一月）に開設した。病院は、施設の半分を癩病患者用、もう半分をその他の病人用とし、アルメイダが主治医として診察にあたった。助手として多武峰《とうのみね》の修業僧からキリシタンになったパウロ・キョゼンが漢方治療をおこなった。

病院収容患者は完全看護と無料診療をうけることができ、収容中に死亡した病人には丁重な葬儀をおこない、病院のキリシタン墓地に埋葬した。アルメイダの外科治療技術は高く、各地からけが人や病人が治療を求めて訪れてきたという。

永禄二年（一五五九）には病院を増築した。増築分の中央には祭壇が設けられ、両側に八室あり、一六人を収容できた。外科はアルメイダが担当し、外科手術もおこなった。一五六二年十月二十五日のアルメイダ書簡には、博多から来た武士三名の銃弾を抜き一五日で全治させたと記されている。内科はパウロが担当し、郊外への出張診療もおこなった。パウロ・キョゼンが病死したあとは、助手のトーマス・内田が内科治療をおこなった。

病院運営費は、アルメイダが南蛮貿易の仲買をする手数料や、慈善の箱という寄付などで賄った。しかしこの病院も、永禄三年（一五六〇）に、イエズス会の本部からの聖職者は医療技術に関わらず、本来の布教活動に専念せよという医療禁令が届いたため、アルメイダや他の宣教師たちは医療活動ができなくなった。残った日本人医師らによりほそぼそと運営されたが、天正八年（一五八〇）ごろには消滅していた。

アルメイダ自身はその後、肥前や薩摩など九州各地の開拓的布教にあたり、天正十一年（一八八三）、天草《あまくさ》でその生涯を終えた。アルメイダの医療技術は、その後のキリシタン弾圧もあり伝わらなかったが、我が国最初の西洋式病院を設立した意義は大きい。

南蛮流外科医―沢野忠庵

クリストファン・フェレイラ（Christóvâo Ferreira　一五八〇頃―一六五〇）は、ポルトガル人のイエズス会宣教師として、慶長十四年（一六〇九）に来日した。有馬セミナリヨで日本語の勉強をしつつ布教活動をおこなったが、慶長十七年に幕府領に、翌十八年に全国にキリスト教禁止令が出され、その弾圧を逃れて京都や大坂、長崎などで潜伏しながらの布教活動を続けた。寛永十年（一六三三）に、とうとう大坂で捕縛され、穴吊しなどの厳しい拷問を受けた。拷問に耐えきれずに転宗し、沢野忠庵《さわのちゅうあん》という僧侶として、宗門改めに協力することになった。そのため目明かし忠庵とも呼ばれた。

医学の面では、出島などにあった忠庵の医療記録とされるものが写本として『阿蘭陀外科指南《おらんだげかしなん》』（一六九六）などになり、南蛮流外科が伝えられた。忠庵は慶安三年（一六五〇）十月十一日に没したと長崎皓台寺《こうだいじ》過去帳にある。

医学門人に、杉本忠恵《すぎもとちゅうけい》（一六一八―八九）、西玄甫《にしげんぽ》（?―一六八四）らがいる。忠庵の女婿といわれる杉本忠恵は、寛文十年（一六七〇）に幕府から米二〇〇俵を与えられ、その子孫もまた代々幕府医官として仕えた。また肥前出身の京都医師向井玄松（元升・一六〇九―七七）は、忠庵が西洋天文学を紹介した「天文備用」をもとに弁説（批評）した『乾坤弁説《けんこんべんせつ》』（一六五八）を著し、我が国天文学の受容史に大きな足跡を残した。転びキリシタンとして棄教した以後の忠庵には、天文学や医術などの南蛮学術を我が国へ伝えた功績がある。

西流外科医—西玄甫とその門人

西玄甫は、オランダ通詞《つうじ》の初代西吉兵衛《きちべえ》の子として長崎に生まれた。通詞のほか、医学を沢野忠庵、オランダ商館医に学んだ。寛文八年（一六六八）には、商館医から蘭文の医学修了証明書（一六六八年二月二十日付）を得た。そこには、西吉兵衛玄甫はポルトガルのバテレンやオランダ人らの外科を十分に会得して、今まで医者として資格をあたえられた全ての日本人医師のなかでも遥かに優れていると評価されている。彼の外科術は、西流外科として医流の一つとなった。

玄甫の子が西玄哲《げんてつ》（一六八一―一七六〇）である。フランスの床屋外科医アンブロアズ・パレ（Ambroise Paré）の外科書の蘭訳本を、オランダ通詞で外科医の楢林鎮山《ならばやしちんざん》（一六四八―一七一一）が翻訳した『紅夷外科宗伝《こういげかそうでん》』の一部を、享保二十年（一七三五）に改編して『金瘡跌撲療治之書《きんそうてつぼくりようじのしよ》』を著した。『金瘡自得』は二〇則をあげ、自己の経験による症例を盛り込んで前書きの増補訂正をおこなった。延享三年（一七四六）九代将軍徳川家重《いえしげ》にお目見えを許され、翌年寄合医《よりあいい》となり、同年奥医師《おくいし》に転じた。杉田玄白は、玄哲が奥医師のころ師事している。宝暦十年（一七六〇）二月八日、八十歳で没。墓は東京都港区の法連寺《ほうれんじ》にある。

元禄三年（一六九〇）時の富山藩医のなかに三人の西玄甫門人がいた。延宝年間に召し抱えられた杏一洞《きょういちどう》（?―一七〇一）は、五〇人扶持《ぶち》で医のほか儒学も講じた。儒学者南部草寿《なんぶそうじゅ》（?―一六八八）を藩主前田正甫に推薦し、富山藩学の基礎作りをした。茂野一庵は四五人扶持で富山藩最初の外科医といわれる。元禄八年（一六九五）に、新規に召し抱えられた弘中栄養は、二〇〇石という厚遇だった。彼らを抱えた二代藩主前田正甫は富山売薬を諸国に広めた藩主であり、自らも製剤をするなどの医薬知識をかなり有していた。

元禄三年（一六九〇）から宝永三年（一七〇六）の富山藩分限帳にみる医師は表4の通りであり、元禄三年分限帳記載藩医九人のうち三人が外科医であった。無記載は本道とみられる。筆頭藩医の竜田道的は法眼の位を得ていた。

玄甫の門人は多数いたようであるが、『長崎先民伝』（一七三一）には、高原道懿、弘中栄養、伊藤升林などの名前があがる。高原道懿は長崎にて一家をなし、茂升沢（茂野一庵）、弘中栄養は儒学者南部草寿に儒学を、西玄甫に外科術を学び、いずれも富山前田家へ仕えた。伊藤升林は、信濃の松本藩に「阿蘭陀マチスラケッタ弟子　二百石拾人扶持　外科」（『（享保十年）水野家分限帳』）で召し抱えられ、その子升堅は「百五拾石外科拾人扶持　西宗春弟子　伊藤升堅」（同前）、「百五拾石外科　伊藤升林弟子　朝倉慶三」（同前）とあり、玄甫の医流が、その後も続いた。

玄甫が門人の津山藩医久《く》原《はら》甫《ほ》雲《うん》に延宝五年（一六七七）十月吉日付で授与した「阿蘭陀流外科免許状」（図3）が現存し、玄甫が沢野（忠）中庵に言語と外科を学び、甫雲に授与した

表4　18世紀前後富山藩医一覧

元禄3	竜田道的		法眼	50人扶持
	興津里庵			200石
	杏　一洞	長崎外科		50人扶持
	横井斎庵			30人扶持
	神田玄得			30人扶持
	村山意俊	外科		100石
	茂野一庵	長崎外科		45人扶持
	赤尾正悦	鍼		100石
	浅井寿卜	鍼		35表
元禄7	山本快庵			30人扶持
元禄8	弘中栄養	長崎外科		200石
元禄9	岡島幸悦	口歯科		50人扶持
元禄12	佐久間碩庵	小児科		15人扶持
元禄16	吉田長庵			—
宝永1	木村東佺			200石
宝永2	川上其以	外科		10人扶持
宝永3	島林休意	眼科		20人扶持

『富山県史』通史編Ⅳ近世下 673 頁より作成.

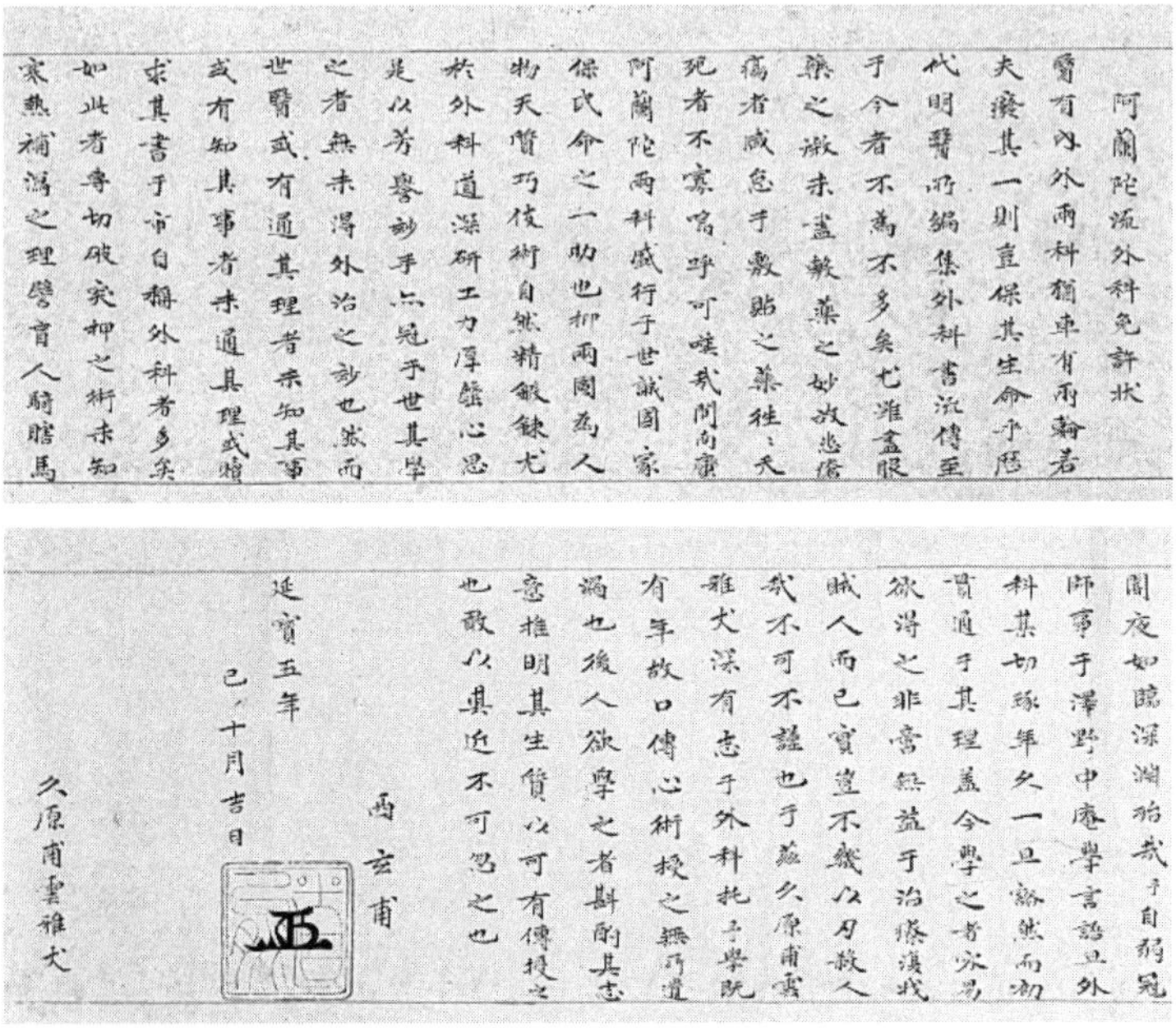
阿蘭陀流外科免許状
醫有内外兩科猶車有兩輪若夫癈其一則豈保其生命乎歴代明醫所編集外科書流傳至于今者不為不多矣亡雖盡眼蔵之徹未盡敷薬之妙故迯倦瘍者咸急于数點之藥往〻夭死者不寡嗚呼可嗟哉間向實阿蘭陀兩科盛行于世誠国家保民命之一助也抑兩國為人物天質巧伎術自然精敏毎尤於外科道深研工力厚盡心思是以芳譽妙手亦冠于世其學之者無未得外治之妙也然而世醫或有通其理者未知其事或有知其事者未通其理或僅求其書于市自稱外科者多矣如此者専切破突押之術未知寒熱補瀉之理譬盲人騎瞎馬闇夜如臨深淵殆哉予自弱冠師事于澤野中庵學言語且外科其切瘃年久一旦豁然而渉貫通于其理蓋今學之者亦易欲得之非啻経益于治療漢戎賊人而已實豈不然以月救人哉不可不謹也予姪久原甫雲雅丈深有志于外科執予學既有年故口傳心術授之無所遺漏也後人欲學之者斟酌其志意推明其生質以可有傳授之也敢以其近不可忽之也
西玄甫
延寶五年
巳ノ十月吉日
久原甫雲雅丈

図3　西玄甫より久原甫雲宛「阿蘭陀流外科免除状」

ことが記されている。ほかに、ルソンに渡り南蛮流の金創外科を学んだという肥後出身の長崎医師栗崎道喜《くりさきどうき》正元（一五八二?—一六五一）がいる。道喜の子らが栗崎流を継ぎ、のちに綱吉《つなよし》に召し抱えられ、吉良上野介《きらこうずけのすけ》の傷を縫合した栗崎道有《どうう》（一六六一／六四—一七二六）などもでた。

越前福井に伝えられた栗崎流は幕末期においても、栗崎流独自の改良をすすめていた。また、肥後の藩校再春館でも安永二年（一七七三）から、栗崎流医師を採用し、幕末期まで続いた。

南蛮流外科はキリスト教禁止以後も、オランダ商館医らの伝える紅毛《こうもう》流外科と影響しあいつつ、西流外科と栗崎流外科として我が国前期の西洋流外科の流れを形成した。

Ⅱ　江戸前期——古方派の成立

1　文治政治の展開と医学

戦国時代の遺風

天正三年（一五七五）、織田信長は、越前の一向一揆《いっこういっき》を殲滅すべく、「（越前）府中《ふちゅう》の町は死骸ばかりにて隙間もない、見せたいものである」（「村井貞勝宛書状」）と、一万二〇〇〇人以上を虐殺した。信長に従った加賀の前田利家も一揆勢一〇〇〇人ばかりを捕らえ、磔《はりつけ》、あるいは釜ゆでにしてあぶり殺した。豊臣秀吉時代の日本を記録したルイス・フロイスは、「われわれの間では人を殺すことは恐ろしいことであるが、牛や牝鶏または犬を殺す事は怖ろしいことではない。日本人は動物を殺すのを見ると仰天するが、人殺しは普通のことである」（『日本史』）と記録した。異教徒の国での布教の困難さや意義を誇張するための意図や、殺伐とした戦国時代の風潮、食習慣の違いを考慮しても、人の命が牛や鶏よりも軽く扱われていたという記述は、現代とのあまりの落差に驚かされる。

江戸期に入っても事情は大きく変わらない。徳川政権ができ、各地で新領主が新たな支配を始めた。

寛永十四年（一六三七）に起きた島原《しまばら》の乱では、翌年、キリシタンや百姓ら女子供も含めて約三万七〇〇〇人が殺害され、数千人がさらし首にされた。貞享三年（一六八六）、信濃国中萱《なかがや》村の庄屋多田加助らは松本領主水野家の増税策に約一万人もの農民を指導して一揆を起こした。一揆は鎮圧され、加助ら首謀者や妻子供ら八人が磔、二〇人が獄門《ごくもん》となり、その死体は試し切りにされた。同じ年、上野国沼田《ぬまた》領の杉木茂左衛門は、領主真田《さなだ》信利《のぶとし》の重税を徳川綱吉に直訴し、妻子もろとも磔になった。二〇〇年後の幕末期になると、一揆の首謀者に対する磔や試し切りはほとんど見られない。むろん、幕藩社会の構造的変化や個々の一揆の態様変化、正当性観念の変化などの詳細な検討が必要ではあるが、江戸初期における人命軽視の風潮は間違いないところである。

肥前鍋島藩では、戦国武将鍋島直茂《なべしまなおしげ》（一五三八―一六一八）の死で一二人、初代藩主鍋島勝茂《かつしげ》（一五八〇―一六五七）の死で二六人もが殉死しており、二代藩主鍋島光茂《みつしげ》の叔父鍋島直弘《なおひろ》（一六一八―六一）が死去したとき、家臣三六人もが殉死を申し出たため、光茂はこれを許さず、寛文二年（一六六二）に殉死禁止令を出した。幕府も翌寛文三年に殉死禁止令を出した。

近世前期の武士にとって自分の命は主君のものであった。その風潮は、庶民の奉公人についても同様であった。塚本学氏が、戦国期から江戸初期にかけて、奉公人の命は主人のもので、主人に殺される不安を抱いていたこと、奉公人の主人による処刑がひんぱんであった事実を紹介している。同時に、元禄期の我が国を記録したケンペル（Engelbert Kaempfer　一六五一―一七一六）の記録から、キリスト教国よりも刑場での処刑が少ないこと、普段は自分の生命をそれほどと思っていない日本人も、死刑に対する恐怖で犯罪が減少しているとの記述を指摘している（塚本学　二〇〇一）。

生類憐れみの令と医療政策

寛文・延宝期になると、土豪《どごう》型有力農民から分地・分家した小農民が自立するようになった。土豪型社会から小農自立社会への構造的転換である。都市在住の武家や商家の奉公人需要を、農村からの年季《ねんき》奉公人《ぼうこうにん》が支えるようになりつつあった。農村でも小家族による集約型農業が展開したが、一方で、零落した農民の子は都市に捨てられ、捨て子が増えた。老病馬飼育は、武家にも小農民にも負担となって捨て馬・放れ馬も増えた。鷹狩りなどのために飼育されていた大量の犬もコストがかかり不要になり、捨てられ、野犬化した。

五代将軍徳川綱吉が、儒学による徳治主義、仏教による人心教化策をすすめたのは、そういう社会構造の変化が背景にあった。天和二年（一六八二）には「忠孝を励まし、夫婦兄弟諸親戚にむつび、奴婢等までも仁恕を加ふべし、もし不忠不幸のものあらば、重罪たるべし」（『常憲院伝御実紀』）という、忠孝とくに忠を奨励する高札《こうさつ》を諸国に立て、仁政を旨とすることを宣言した。

貞享四年（一六八七）に出された最初の本格的な生類憐《しょうるいあわ》れみの令は、生類のなかでの捨て子・捨て老人・捨て牛馬の禁止を趣旨としていた。以後の生類憐れみの令で牛・馬・犬・猫・猿・鳥などの保護へと拡大したが、共通するのは、捨て子と捨て牛馬禁止令であり、綱吉死後に中野犬小屋は廃止されても、捨て子・捨て牛馬禁止令は幕法として残った（塚本学　一九九八）。

捨て子禁令が全国に触れられると、それまで記録されることのなかった捨て子について、各地で届け出が見られる。貞享四年の幕法が京都で触れられると、それを境に捨て子の記録があらわれ（菅原健二一九八五)、元禄三年(一六九〇)に、捨て子禁令が強化されて触れ出されると、岡山藩池田家文書のなかに捨て子記録があらわれるのも同年以降である(沢山美果子　二〇〇八)。

犬将軍と揶揄された綱吉自身が、一連の生類憐れみの令で目指したものは、仁政の実現と社会秩序の確立であり、結果としての人命愛護につながる一面をもった。

綱吉の時代に、幕府の官僚機構の整備とともに、医療制度も整えられた。大要を記すと、天和三年(一六八三)七月、曲直瀬正璆《まなせまさてる》(一六四二―一七七六)が奥医師の筆頭になり、奥医師の制度化がすすんだ。幕府医官は、若年寄《わかどしより》の支配下に、奥医師、奥詰《おくづめ》医師、御番医師、寄合医師、御目見《おめみえ》医師が置かれた。小普請《こぶしん》医師の場合は、典薬頭とともに小普請組支配下に入ることになり、小普請組医師も、他の旗本・御家人らと同様に小普請金の上納が義務づけられた。また、この時期に、小普請組医師の入れ替えも実施した。

綱吉は薬草・薬種の採薬を奨励し、幕府南北御薬園のうち、北の大塚《おおつか》御薬園は天和元年(一六八一)に廃止されたが、南の麻布《あざぶ》御薬園は、徳川綱吉の別邸のあった小石川に移設して、小石川御薬園として拡大継承されることとなった。なお、徳川綱吉自身もかなりの医学知識を有しており、晩年は、家康のように配剤を自ら指揮したり、侍医を遠ざけたりするやっかいな老病人でもあった。宝永九年(一七〇九)正月、発熱・頭痛などの病状のまま亡くなった。六十四歳。墓は東叡山寛永寺。

2　古方派の成立

京都医界の革新―名古屋玄医

元禄期ごろ以降、李朱医学を基本とする道三流医学（後世派《ごせい》）が道三や玄朔の処方に拘泥し、かつ陰《いん》陽五行説《ようごぎょう》や運気《うんき》論など実証性を欠く空理空論に流れているとして、後漢末から三国時代にかけて張仲《ちょうちゅう》景《けい》が編纂した医学書『傷寒論《しょうかんろん》』に基づく医療を主張する革新的動きが生まれた。

その最初が名古屋玄医《なごやげんい》（一六二八―九六）だった。玄医は、京都に生まれ、号は丹水子、通称玄医という。幼時から病弱でしかも口吃であったこともあり、官に仕えず、生涯、市井《しせい》の医者として過ごした。

初め、李朱医学を基本とする曲直瀬道三流の後世派医学を学び、通称に玄の字をつけた。四十六歳のころから手足が麻痺して足腰が立たなくなったが、医学の研鑽は続け、『纂言方考』（一六七二刊）、『医方《いほう》問余《もんよ》』（一六七九序）、『丹水子』（一六八七序）、『丹水家訓』（一六九三序）などを著述した。

正保元年（明暦・崇禎十七年・一六四四）に明が滅亡し、明の儒者や医家たちが亡命し中国医書がもたらされたことも契機として、儒学や医学界に新機運が生まれた。

玄医は、当時の曲直瀬流の医師の多くが李朱医学を墨守し、実際の診断にもとづく治療をしていないと疑問をもち、明末の喩嘉言《ゆかげん》の『傷寒尚論篇《しょうかんしょうろんへん》』を読み、『傷寒論』とその実証的な治療法に基づき調剤・治療すべしという新たな医論を展開するにいたった。

『傷寒論』は、急性悪性感染症（傷寒）や風邪などの急性良性感染症（中風《ちゅうふう》）について、初発から変化する病態を分類し、その分類に応じた治療法を簡明に述べている疾病全般の診断書であり、実証的と考えた。

玄医は、ただ證を見て治療を施すべし、『傷寒論』のように症状の診察を重視すべしという実証的医療を主張し、病因の陰陽虚実を論ずる後世派医論を空理空論的と批判した。『丹水家訓』の第五訓で「頭痛には頭痛を治し、腹痛は腹痛を治し、咳は咳を治し、喘は喘を治す。みな仲景の方に随《したが》う」とあるのがその医療姿勢である。ただ、玄医の医論は、後世派否定の上に構築されたのではなく、明・清末の医家の影響を受けつつ、『傷寒論』をはじめ中国古典を基礎にして確立されたものと考えられる。

彼は、万病は「皆風・寒・湿より生ぜざるはなし、之《これ》を細かに分かてば、則《すなわ》ち風・寒・湿の三気なれども、総言すれば則ち一箇の寒気のみ、故に百病は皆寒に傷《いた》ぶらるるに由りて生ずと云ふべし」（『医方問余』）と述べ、万病の病因は傷寒に一元化できるという万病寒気説を展開した。さらに、衛気が微く衰えると、百病が生ずるので、衛気を助けることを薬の主方とせよという。衛気とは、体表をめぐり、体表の温度調節や皮膚を充実させる機能のことで、玄医は、風寒を治し衛気を助けることを治病の基本方針とした。

彼は、第一に万病寒気説にもとづき衛気を助けることが治病の基本であるとし、第二に病理を明らかにすることが重要であると述べた。『医方問余』にみる疾病が、難病・小児痘診《とうしん》・小児・婦人・産前産後・外科・口科・眼科の八門に分かれ、さらにその中は細かく七〇〇以上の病症の記述に分かれていることからも、病理を明らかにすることが重要であると考えていたことがわかる。第三に方意（処方を組むときの意図）が大切であると説き、『纂言方考』に、三四の従来の処方や諸説、加減などをあげ、処方の会得のしかたを記述している。第四に、処方を組むためには個々の生薬の薬性を熟知することとそのために本草の知識を得ることを主張した。第五に恒という首尾一貫した治療姿勢の大切さを説いた（遠藤次郎・中村輝子　二〇〇四）。これらから、医学を修めようと思うならば、医学哲学・理念を学び、次に個々の疾病の病理、生理論を学び、次に個々の薬性を熟知した上で、処方の組み方を学ぶべしという玄医の主張が見えてくる。

張仲景の『傷寒論』などの中国古典にかえれ、という玄医による主張は、当時、儒学における伊藤仁斎《いとうじんさい》（一六二七―一七〇五）の孔子《こうし》や孟子《もうし》の原典に復帰しようとする古学派の動きに通じており、玄医門人と伊藤仁斎門人が少なからず共通していた。儒学における古学派の勃興と同時期のこの医学主張は、やがて古医方（古方）と呼ばれ、革新的な医方の流れとなっていった。

のちに、水戸出身古方派医師原南陽《はらなんよう》（一七五三―一八二〇）が、「名古屋玄医と云う人は丹水子と号して、至りて功者の大家なりけるとなり。『医方問余』『難経註疏《なんけいちゅうそ》』と云う書を著し、附子《ぶし》を多く使用する療治にて、痢病に逆挽湯とて天下に広く通用する方は、此の丹水子の方なり。此の一事にても其の功しるべし」（『叢桂亭医事小言《そうけいていいじしょうげん》』一八一九・二〇年跋）と古方派の創始者としての玄医を評価している。

一気留滞説―後藤艮山

玄医の主張を古医方として確立し、医学を革新したのが後藤艮山《ごとうこんざん》（一六五九―一七三三）だった。彼は、万治二年（一六五九）に江戸で生まれ、名は達、字《あざな》は有成《ありなり》、俗称左一郎《さいちろう》、号を養庵、艮山と称した。曾祖父は豊臣家旧臣で丹波、京都へと流浪後、父の代に江戸へ移った。艮山は、簡素な生活のなかで幕府儒者林鳳岡《はやしほうこう》（一六四五―一七三二）に儒学を、牧村卜寿に医方を学び、二十七歳のとき、京都室町で医業を開いた。儒者ならば伊藤仁斎の上をゆくことや、僧ならば渡来僧で黄檗宗祖《おうばくしゅう》の隠元《いんげん》（一五九二―一六七三）を越えることが難しいと嘆じたすえに、医で先鞭をつけようと奮励努力したという（『皇国名医伝』）。

良山は独学で中国医書を読み解く苦学力行を続けた。張仲景の『傷寒論』にもとづきながら、中国古典の『黄帝内経《こうていないきょう》』、『難経《なんぎょう》』、四世紀の葛洪《かっこう》の『肘後備急方《ちゅうごびきゅうほう》』や唐の孫思邈《そんしばく》らの『千金翼方《せんきんよくほう》』などからも正しい医説を得ようと実証的な医学を探求した。

その到達した独自の医論が一気留滞説で、良山の医説を門人らがまとめた『師説筆記』（一七八〇など）に載っている。

病はどこから生ずるか。それは「オヨソ病ノ生ズル、風、寒、湿ニヨレバ其気滞《とどこお》リ、飲食ニヨルモ滞也、七情ニヨルモ滞也、皆元気ノ鬱滞スルヨリ成ル也」とあり、百病は一気の留滞によって生じ、一気とは、人体内に充塞する元気をいう、この元気が風寒や飲食や七情（『黄帝内経』にみる喜・怒・憂・思・悲・恐・驚）の感情などの原因によって留滞することにより病気となる、これが一気留滞説で、治療のかなめを順気とする。

当時の診療方法は、望診《ぼうしん》（視診とも、表情・顔色・体型・動作・舌の状態などから診断）、聞診《ぶんしん》（聴覚と嗅覚を使い、呼吸音・発声・異常音・体臭などから診断）、問診《もんしん》（既往症や病状を患者から聞いて診断）、切診《せっしん》（触診で、医師が直接患部に触れて患者の反応を見て診断）の四診法がおこなわれていた。

良山は、切診に「腹ヲ按《あん》ズルニ、心下《しんか》（みずおち）ヨリ臍《へそ》マデニ任脈《にんみゃく》（腹の正中線に沿う経絡《けいらく》）ノ手ニアタルハ、皆ソコニ気ガ聚《あつま》リテ脈ヲハル故也《ゆえなり》」という按診《あんしん》（腹診・臓器のある腹を医師が手で押さえて診察）などをとりいれ、より丁寧な切診法を採用し、より実証的な医術を心がけた。

彼は、「薬ハ毒物ニシテ外邪アルトキノ備《そなえ》タルコト知《しる》ベシ」として、ただ服薬をつとめて人命を落とすことは罪である、うかうかと服薬させて薬をたよって夭死《ようし》を致す者が甚だ多いとして、薬の乱用を戒めている。

そこで、彼は『傷寒論』に基づく治療とともに、書物や民間療法からも実効ある場合は積極的に治療に用い、高価な輸入薬に頼るのではなく、我が国にある身近な薬材と民間療法を使っての治療を心がけた。たとえば、赤蛙は小児の癪《しゃく》だけでなく、労咳《ろうがい》や回虫《かいちゅう》駆除にもよい、下痢症状の人にはウナギをよくあぶって乾し固めたものを使うがよいなどと説いている。

とくに湯治、灸《きゅう》、熊胆《くまのい》などを多用したので、湯熊灸庵と世人から揶揄されるほどだった。「温泉ハ大概灸治ト同意ナリ」とし、やせている人は入湯のたびに汗が出て体液が外にもれて損である、だから入湯のときはからだを荒々しく動かさないで、心を鎮《しずか》にして静かに湯につかるがよいとした。では、なぜ湯治がよいか。「凡ソ温泉ノ湧出ルハ、火脈・水脈・金脈・潮脈・風脈等地中ニ筋アリ。火脈ト云ハ陽気ノ自然ニ地中ニ凝ル処ナリ」、したがって、温泉の噴出する気によって順気を体内に充満させるというのである。良山は、いわば温泉医学を主張した先駆者でもあった。

彼によれば、但馬《たじま》の城崎《きのさき》温泉は名湯である、瘡毒《そうどく》（湿疹のような皮膚病）によく、城崎新湯は梅毒《ばいどく》を中にこもらせず体表に吹き出させるのでよい、有馬《ありま》温泉は少し金気があっても硫黄湯でよかったが、宝永四年（一七〇七）の地震以後、熱くなりすぎ、地中に樋を埋めたため、熱すぎたり温《ぬる》すぎたりでよくないと評価している。

良山は、医方の革新を進め、その医方は後に古方派と呼ばれるようになった。良山の革新的な行動はその衣服にも現れている。当時、多くの医師は剃髪《ていはつ》で僧形《そうぎょう》、僧衣をつけ、法眼などの僧官を受けていた。良山はこれに抵抗して、束髪《そくはつ》に平服で治療にあたった。これを後藤流とか良山流と呼んで追随する医家が多く出た。これは風俗の上からも、医業が仏教の束縛から独立し、医師の社会的地位が向上するという意識変化をもたらす気風を生んだ。

彼は、享保十八年（一七三三）江州伊吹山《いぶきやま》に登ったとき、膈噎《かくえつ》という胃や食道が狭くなる病気のために没した。享年七十五歳。

艮山の門人は二〇〇人を超えたといわれ、香川修庵、山脇東洋《やまわきとうよう》らが高弟として有名である。著書はほとんどなく、門人らが艮山の説を筆記してまとめた『師説筆記』や山脇東洋の質問に艮山が答えた形式でまとめた『東洋洛語《とうようらくご》』（一八二二）などが写本として広まった。

山脇玄脩と地方門人

元禄期の京都医界を代表する医家に山脇家があった。山脇家の祖、山脇玄心《やまわきげんしん》（一五九四―一六七八）は近江出身で、京都にうつり曲直瀬玄朔に師事し、元和六年（一六二〇）に、禁裏の侍医となった。後水《ごみず》尾《のお》天皇の信任厚く、法印に叙せられ、正保元年（一六四四）には養寿院《ようじゅいん》の称号を得た。玄心の子は相次いで早世したため、三宅《みやけ》氏から養子を得た。これが二代目山脇玄脩《はるなが》（一六五四―一七二七）である。延宝四年（一六七八）に法橋となり、同六年に山脇家を継いだ。玄脩も名医としての評判が高く、『第二世芸《げい》叟《そう》先生門籍』（武田杏雨書屋蔵、以下玄脩門人帳）が残されている。なお、玄脩の養子が山脇東洋である。

竹下喜久男氏によれば、玄脩門人帳は山脇東洋の子東海が晩年の天保三年（一八三二）にもとの門人帳を補修し表題をつけて後世に残そうとしたものという。本紙に延宝六年（一六八〇）から享保十二年（一七二七）までの門人二二三人、貼付巻紙に二三人（うち二一人が門人帳と重複）が記されている。

入門者を出身地域別に示したのが表5である。入門者が京都九一、近江九、山城八、丹波七を中心に関西地域に集中していることが大きな特徴であるが、伊勢一〇、周防《すおう》八のほか、陸奥二、出羽四、日向三など、遠隔地からも入門している。

遠隔地の入門者の場合、取次人《とりつぎにん》（紹介者）の役割が大きい。取次人は、入門者に塾の学風や内容を説明し、保証人ともなるからである。師匠の知人のほか、門人が同郷者を紹介する場合もある。

周防・長門《ながと》で一三人もの遠隔地門人が出ている。これには万治三年（一六六〇）に萩《はぎ》藩で定めた基本法である「当家制法条々」の第一四条が影響している。

一　致家業者　其役専可相勤事

右、事家業者、其芸無懈怠可相勤、若捨自門之業、於学他門之業は可為曲事、但其家業為増隆、是を学ひハ可為格別、雖然於其流儀ハ無相違可相続事　付、他国の者に諸芸稽古の契約仕候ハヽ、前廉其頭へ相届、其頭より奉行所へ申達、免許の上稽古可仕、敢以内証他所の者ニ契約停止の事（『山口県史料』近世編・法制上）

とあり、萩藩では家業発展のために他流を学ぶことを格別許可していた。また他国者による諸芸稽古も届けでて許可を受けての契約は

表5　玄脩門人地域別出身者

出身地	入門者	出身地	入門者
陸奥	2	摂津	5
出羽	4	和泉	1
下野	1	紀伊	4
越後	2	淡路	1
信濃	2	阿波	1
越中	2	讃岐	1
加賀	1	土佐	1
越前	1	播磨	5
江戸	4	美作	1
美濃	9	因幡	1
尾張	6	出雲	2
伊勢	10	石見	1
近江	9	隠岐	1
京都	91	周防	8
丹波	7	長門	5
山城	8	日向	3
大和	9	肥後	1
大坂	4	不明	5
河内	4		
合計			223

竹下喜久男氏調査と『第二世芸叟先生門籍』より作成.

認めるというものであった。学芸の向上のためには他藩への修業については寛大であり、同国では藩医らが取次人となって山脇家への入門を増加させたのである。

防長門人のうち、元禄三年（一六九〇）四月に入門した岩国藩医豊田《とよだ》玄常《げんじょう》は、八月には周防の山本玄《やまもとげん》貞《てい》、長門の熊野《くまの》玄碩《げんせき》（萩藩医）、同四年に長門の山県道迪（萩藩医）、同津田玄伯らの取次人になっている。熊野玄碩の子玄与も享保八年（一七二三）に玄脩に入門している。津田玄伯は、萩藩医で玄脩に入門した翌元禄五年（一六九二）に伊藤仁斎に入門し、儒学に才を発揮し元禄十六年（一七〇三）に幕府に儒者として召し抱えられた（『常憲院殿御実紀』巻四七）。元禄五年に入門した岩国の飯田道叔《どうしゅく》の子孫は、代々岩国藩に仕え、山脇家や諸家に学び、幕末期の玄栄は岩国藩で最初の種痘実施者となった（田中助一一九五二）。

信濃国木曾郡山村家代官の侍医三村家は、三村玄堅が、医を養寿院玄心（山脇玄心）に学び、万治二年（一六五九）に帰郷し山村家侍医となり道益《どうえき》と称した（初代道益）。その子が三村可親で玄堅（立堅）・（二代道益）と称し、父と同じく山脇家に修学し、玄脩門人となった。玄堅の次男立珉《りゅうみん》（三代道益）、四男（号石牀、四代道益）ともに医業をおこなった。四代道益は、山脇東洋に師事し、帰郷後、宝暦期に木曾薬種の特産物化をはかろうとした人物である。

一七世紀後半から一八世紀初めにかけて、京都の名医に学んだ地方出身医師たちが帰郷して地域医療を展開し、その子弟や縁者が京都の医家や諸家に学ぶことにより学術水準を高め、地域の医療需要を支える脈流が生まれてきた。

3　養生への関心

『養生訓』と貝原益軒

古医方の台頭という新機運は、養生《ようじょう》論についても庶民への展開を遂げた。養生に関する書籍は、古代からみえ、中国医書の引用が多い。永観二年（九八四）に、丹波《たんば》康頼《やすより》（九一二―九九五）が記した我が国最初の医学書『医心方《いしんほう》』三〇巻の巻二七に「養生」がある。やはり中国古医書の引き写しで構成されている。その後も同様の養生書が出されたが、鎌倉時代末期から戦国時代後期までの約二五〇年間に著名な養生論書が出ていないのは、やはり戦国乱世であり、人命軽視の風潮と無縁ではなかったのだろう。

江戸時代の初期に庶民にむけて書かれた養生書としては、曲直瀬玄朔の『延寿撮要《えんじゅさつよう》』が先駆的なものであった。京都王朝世界の中心的医師であった玄朔が、配流先の関東農村での庶民が医師による医療を受けられない実態に触れたカルチャーショックが生みだした養生論であった。しかし、まだ、養生論は一般的ではなく、陰陽五行説にのっとって人体と自然現象とを一体化して考えるものであった。

正徳三年（一七一三）に、筑前福岡藩儒学者貝原益軒《かいばらえきけん》（一六三〇―一七一四）が『養生訓《ようじょうくん》』を出した。かつて医をめざした益軒による、八〇余年の人生を生きた経験的著作である。益軒は「人の身は父母を本《もと》とし、天地を初めとす。天地父母のめぐみをうけて生れ、又養はれたるわが身なれば、わが私の物にあらず」と冒頭に記し、天地父母の恩をうけて生まれ、育てられたのであるから、寿命をしっかりと生きなければならないとする。そして「人の命は我にあり、天にあらずと老子いへり」として、命の長短は養生次第とする。だから養生が大事で、我が身をそこなうものは、内欲と外邪である。内欲とは飲食欲・色欲・惰眠欲・発言欲であり、七情（喜・怒・憂・思・悲・恐・驚）の欲をいう。外邪とは、風・寒・暑・湿の天の四気をいう。養生は、内欲を抑え外邪を防ぐことにあるとして、主体的な精神的修養と自然療法による無病長寿の健康法を説いた。

『養生訓』は、以後の江戸期類書のモデルとなった。滝澤利行氏の調査によれば、江戸前期に刊行された養生論書は、前二書のほか、古方派系養生論書として名古屋玄医『養生主論』（一六八三）、文献博証的著作として竹中通庵『古今養性録』（一六九二）などがあり、元禄・正徳期は、江戸時代の養生論刊行の最初のピークであった。人命への関心のたかまりもその背景にあろう。なお、江戸時代の養生論の最大のピークは一九世紀前半の文化文政期にあり、庶民の生命観・生活観も多様に変化を見せてくる。

『河内屋可正旧記』にみる養生

元禄期になると、主人にとって、奉公人は私物ではなくなりつつあった。奉公人の健康を気遣うことは商売繁盛につながることにも気づいた主人がいた。河内国大ヶ《だいが》塚《つか》村の酒造家河内屋五兵衛可正がその人である。可正が身代のよくなるようにと元禄から宝永年間に書き記した河内屋とその周辺の人々に関する記録が『河内屋可正旧記』である。翻刻本『河内屋可正旧記』（一九五五）があり、これから一八世紀前後の河内国在郷町の医療事情をかいまみることができる。

可正は処世訓にいう。「短気にして家来の者に罰のきびしきは、家の衰えちかき内に有べし」「仁義の道程貴き物ハあらじ、正に是家富子孫長久の法也」と、仁道で慈悲心をもって家来のものにあたることが子孫長久の道であると述べている。

可正は医療にも関心が高く、「諸芸の中に医道の業と、農業の道程、大事の物ハあらじ」と述べ、医師に対しては、「上医は未病を治す。中医は已病を治す。下医は不治と考え、上医が世に出て病の起こらぬように養生を教へタリ」と述べている。こういう意識のもとで、「身の養生と云《いう》ハ、風をひかぬやうに、寒にあてられぬやうに、湿をうけぬやうに、暑気をはらふやうに、食物過不及なきやうに、縦好《たとい》物なり共、身の為にあしきときかバ、くらハぬ様に、又のまぬやうに、専飲食に心を付、常に麁食《そしょく》を用て、脾胃の損ぜぬやうに、外の六淫、内の七情、萬心に懸けて、病苦にせめられぬやうにとたしなむならバ、息災延命ならん事何の疑がひかあらん」と、養生が日常の生活、とくに飲食のありかたに左右されると述べている。貝原益軒の『養生訓』が出る以前にこのような養生論をすでに有する商家の主人がいた。

つまり、一八世紀前後の河内国には、学者の養生論とは別に、体験的に健康を意識する人々が現れていたのである。このような医療への関心の増大は、河内を先進地としつつもそれは特殊事例ではなく、近世前期における町や村への医師の漸増と医書・医療知識のかなりの普及が背景にあったであろう。

体重測定の家・杉山家

現代の我々は健康診断で必ず体重を計る。体重の変化が健康に密接に影響していると理解しているからである。では、いつ頃から健康と体重の変化が密接な関係にあることを意識するようになったのだろうか。

山中浩之氏は、富田林《とんだばやし》の酒造家・地主杉山家の宝永三年（一七〇六）から宝暦八年（一七五八）にかけての『万留帳』から、唐人参などの薬種の購入と薬方への関心の増大を明らかにし、家族および奉公人の体重測定記録を紹介した（山中　一九九四）。

杉山家の体重測定記録は、正徳元年（一七一一）から延享二年（一七四五）まで一二回の体重測定が、当主長左衛門から善左衛門二代にわたり継続的に記録され、以後も記録がある。

元文三年（一七三八）の当主杉山善左衛門自身と奉公人の測定記録を表6にした。善左衛門は、六月十九日から九月二十三日まで八回の測定をしているが、三ヵ月ほどで一〇キログラムの体重減である。肥満と意識しての減量か、体の不調によるものかは不明である。だが、いずれにしても善左衛門は体重

表6　元文3年杉山家奉公人ら体重測定記録

	測定日	貫目	キロ換算
善左衛門	6月10日	19貫100目	71.6
	6月28日	19貫600匁	73.5
	7月2日	18貫600匁	69.8
	7月4日	17貫900匁	67.1
	7月6日	17貫300匁	64.9
	7月9日	17貫200匁	64.5
	8月5日	16貫400匁	61.5
	9月23日	16貫400匁	61.5
繁松		4貫300匁	16.1
儀左衛門		15貫300匁	57.4
吉兵衛		14貫800匁	55.5
与兵衛		13貫800匁	51.8
八郎兵衛		13貫800匁	51.8
うば		13貫400匁	50.3
甚助		18貫400匁	69.0
吉右衛門		15貫700匁	58.9
新七		16貫800匁	63.0
惣兵衛		18貫800匁	70.5
庄八	9月23日	18貫570匁	69.6
文四郎	9月23日	18貫170匁	68.1
るい		およそ20貫	約75.0

山中裕之氏論考「在郷町における医家と医者の展開」中部よし子編『大坂と周辺都市の研究』所収より作成.

測定を健康の目安としていたことは、継続的かつ複数回の測定から確かである。

従業員の健康管理も商売繁盛には欠かせないと考えたのだろうか。奉公人らの体重も測られた。繁松は子供で四貫三〇〇匁（約一六キログラム）と軽いが、奉公人は大人で平均すると、一四貫目（約五三キログラム）である。男だけでなく女も測定した。末尾に下女のるいの記録がある。ところが、そこには「いやと申かけさせ不申候、凡そ廿貫内外」とあり、るいは体重測定をいやがって秤に乗らなかった。しかたなく、善左衛門は外見でおよそ二〇貫内外（約七五キログラム）と記した。るいは杉山家のなかでも最も太っていたのだった。女性の体重を意識する気持ちは現代と変わらないものがある。

杉山家の体重測定は象徴的な行為であるが、元禄期以降、享保期になると、健康管理への自覚的な行為は、食事や薬草、薬種などの医療知識や養生論の普及とともに広がりを見せるものとなる。こうした医療知識の普及は、医師への需要増大を生み、近世前期から中期にかけての有力者の医療需要と医師の増加を支えるものになった。

4　紅毛流医学の展開

カスパル流外科の伝来

ドイツ出身カスパル・シャムベルゲル（Caspar Schamberger　一六二三―一七〇六）は、オランダ商館医として、一六四九年（慶安二）に来日した。東インド会社と幕府は、当時、オランダ漂流船の取り扱いやポルトガル船の長崎入港をめぐる対立があり、一時、悪化した日蘭関係の修復をはかるためのオランダ側特使一行に随行してきた、すぐれた技量をもつ医師だった。彼は、新任の商館長とともに江戸参府に同道した。

参府した彼は、幕府で医学伝習と砲術伝習のために江戸滞在を命じられた。カスパルは一〇ヵ月ほど滞在し、翌年春も参府し、紅毛流医学を日本人医師らに伝授し、稲葉美濃守《いなばみののかみ》ら幕府要人の診療にあたった。

W・ミヒェル氏の研究によれば、稲葉美濃守の筋痛治療に際して、『ヲヲリヨテレメンテイナ（テレピン油）、ヲヲリヨロウリイニ（月経油《げつけいじゅ》＝月桂樹油）、ヲヲリヨカリヨヒリロウルン（丁子油《ちょうじ》）、ヲヲリヨホッス（狐油）ヲヲリヨヘイダラ（石油）、ヲヲリヨカモメリ（カミツレ油＝カモミール油）を使用した。また水戸中納言小姓の足傷治療には、痛み止めにヲヲリヨアネテイネ、筋治療にヲヲリヨカモメリなどを使用している。これらの報告書がまとめられ、『阿蘭陀外科医方秘伝』（一六五〇）としてカスパル一七方などの膏薬《こうやく》や体液病理学の医方が伝えられることとなった。

幕府要人や長崎での治療は、カスパルの名声とその使用する医薬品への需要を高めた。カスパルは慶安四年（一六五一）に日本を去ったが、その後、オランダ東インド会社への医薬品、とくに薬油の注文が激増した。幕府は、医薬品の安定供給をはかるため、長崎奉行を通じてオランダ東インド会社から専門の薬剤師の派遣と薬草や薬種の供給を依頼した。寛文九年（一六六九）に来日した若き薬剤師ゴットフリート・ヘックの後、寛文十一年に、経験豊富な薬剤師フランツ・ブラウンが来日し、同時に大型蒸留器が出島に設置され、そこで樟脳《しょうのう》油などが製油されるようになり、献上品として江戸に送られた。また、日本人医師らもその蒸留器を使って丁字油などを製造できるようになった。

カスパルは、正式な門人をとるような環境になかったが、オランダ通詞猪股伝兵衛《いのまたでんべえ》(?―一六六四)、医師河口良庵《かわぐちりょうあん》(一六二九―八七)、医師西玄甫らが外科伝習をうけたとみられ、カスパルの離日後も、カスパル流外科としてひろまり、その後のオランダ商館医らの医方も加えて、紅毛流医学の代表的流派として影響をあたえた。

カスパル流外科医河口良庵

カスパル流外科を一つの体系として我が国に伝えた日本人医師が、肥前松浦出身の河口良庵春益である。カスパルとは慶安二年(一六四九)に長崎で出会い、外科術を学んだとされる。カスパル流外科を知った彼は、出島商館医の医学資料を入手し、それらを漢方医学と融合させ体系化し始めた。

良庵は、寛文六年(一六六六)に、門人野田房頼(一六四四―一七一四)にカスパル流外科の免状を与え、河口家の養子河口良閑《りょうかん》とした。良閑への免状によれば、良庵は外科を専門としていたこと、内治もできないと外治も難しいこと、内外合一ということは中国医学にあること、最近、紅毛流外科の「加須波留」(カスパル)に長崎で外科を学び、かつ「須庭賓」(ステファン、Steven de la Tombe)、「阿無須与利安」(ハンス・ユリアーン、Hans Juriaen Hancke)、「阿留曼須」(ヘルマン・カイツ、Hermanus Katz)らの医方・膏油《こうゆ》製法も合わせて救活の法を会得したことなどの系譜を述べ、医は意である、意思が精しければ、藍から青を得るがごとくなる、勉むべし、慎むべし、と激励して、一子相伝の免状を与えた。

寛文十年(一六七〇)には、約六〇〇語からなる『阿蘭陀語』という語彙集を著した。「イシペレイト車前草」「ロンフレイコウロン　蚯蚓《みみず》」など生薬や膏類といった外用使用薬をイロハ順に示し、日常

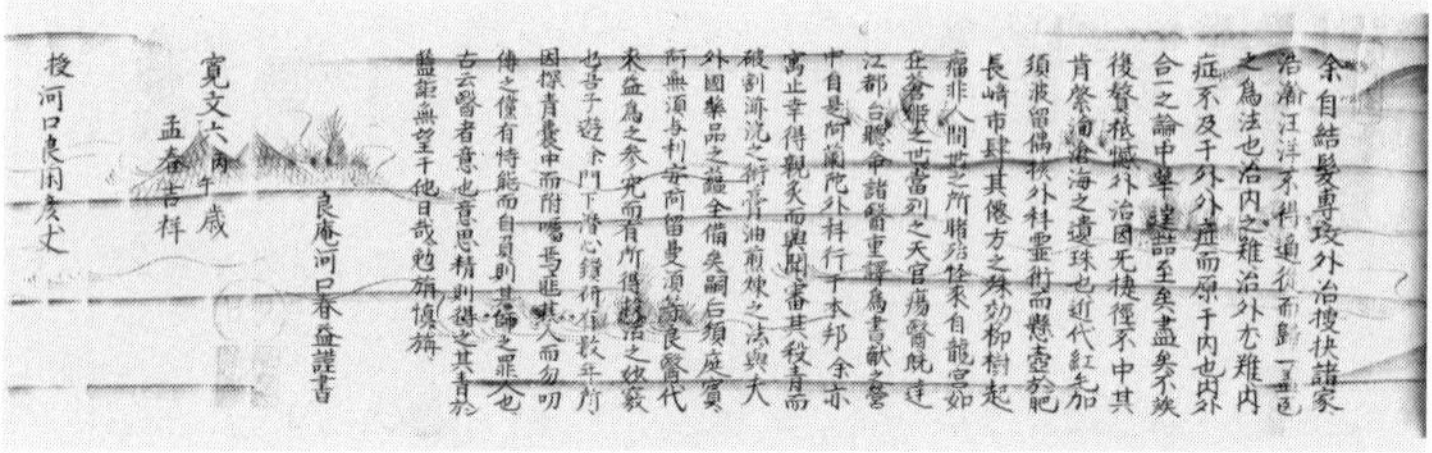
余自結髪専攻外治捜抉諸家
治瘍汪洋不得適従而帰一矣
之為法也治内之難治外尤難内
症不及于外外症而原于内也内外
合一之論中華[illegible]語至矣盡矣不[illegible]
後賛根[illegible]外治国无捷径不中其
肯綮滄海之遺珠也近代紅毛加
須波留偏検外科霊術而懸壺於肥
長崎市肆其倦方之殊効柳樹起
瘤非人間世之所睹治怪来自龍宮如
在蓬瀛之世當列之天官瘍醫職逹
江都台聴令諸醫重譯為書献之營
中自是阿蘭陀外科行于本邦余亦
嵩止幸得親炙而與聞審其殺青而
破剖滌洗之術膏油煎煉之法與夫
外國薬品之録全備矣嗣后須庭實
所無須与刊安向留曼須[illegible]良醫代
来益為之参究而有所得[illegible]治之效亦
也吾子遊于門下潜心鑽研仮数年何
因探青嚢中而附嘱焉匪其人而勿叨
傳之傳有特能而自負則其師之罪也
古云醫者意也意思精則得之其勗於
醫無望于他日哉勉旃慎旃
良庵河口春益謹書
寛文六丙午歳
孟春吉祥
授河口良閑老丈

図4　カスパル流免許状（一巻　河口良閑宛　河口良庵差出）
河口家所蔵　古河歴史博物館寄託
茨城県指定文化財

会話の単語と和訳を対記したものである。

河口良閑は唐津《からつ》藩土井《どい》家に召し抱えられ、その後、宝暦十二年（一七六二）土井家の転封《てんぽう》とともに古河《こが》に移り、代々土井家に仕えた。良閑のあと、房重（一六九二―一七五七）、信任《しんにん》（一七五九―一八一二）、信順（一七九三―一八六九）、信寛（一八二九―一九〇六）、信久（一八五一―一九一九）と続いた。信任は、東洋に次いで人体解剖をし、『解屍編《かいしへん》』を書いた古河藩医河口信任である。

良庵自身は、家督を良閑に譲り、伊予大洲《おおず》（愛媛県）へと移った。門人の医師鎌田政信がいたからという。大洲でも、カスパルやその後の商館医らの西洋医術と中国医学を混合して体系的に構成されている「外科要決全書」（一六七〇）をまとめている。良庵は貞享四年（一六八七）に大洲で没したが、彼が学んだカスパル流外科、紅毛流外科は、様々にアレンジされながら、我が国各地に分流し、影響を与えた。

大洲でも、杉田玄白門人鎌田《かまだ》玄台《げんだい》明澄（一七五七―一八一九）やその子で華岡青洲《はなおかせいしゅう》門人鎌田玄台正澄（桂洲　一七九四―一八五四）が輩出した。カスパル流外科の伝統がその時期の外科学と融合し、江戸後期には、シーボルトの最後の弟子三瀬諸淵《もろぶち》（一八三九―七七）や、ドイツの名医フーフェランドの診断学を翻訳し『扶氏診断』（一八五八）として出版した山本致美《やまもとむねよし》らが出るなどの外科の伝統が多様に続いた。

伊良子流外科

カスパル流外科を学んだ日本人医師に伊良子道牛《いらこどうぎゅう》（一六七一—一七三四）がいる。諱《いみな》を好生、字を道牛、号を見道、無逸という。かつては最上家重臣という伊良子家は、父の代に最上家改易にあい、浪人として熊本に向かい、細川家家臣となった。道牛は、長崎へのあこがれをもち、貞享三年（一六八六）、十六歳で長崎に赴き、一〇年ほどカスパル流外科を学んだ。

長崎在住のときにカスパルに直接に学んだと、道牛の孫伊良子光顕《みつあき》（一七三七—九九）が『外科訓蒙図彙《げかくんもうずい》』（一七六七）に記している。道牛が生まれる以前の一六五一年にカスパルは日本を去っているのでそれはありえないが、道牛がカスパル流外科を学んだことは間違いない。

道牛は、元禄九年（一六九六）に京都で開業し、紅毛流外科と漢方医学を折衷した伊良子流外科医として名声をはせた。伊良子流外科は、杉立義一氏によれば、『南蛮秘伝栗崎金瘡書《なんばんひでんくりさききんそうしょ》』、『膏薬煉薬様鉦《こうやくねりやくようしょう》』（栗崎流直伝秘書）など、栗崎流外科を主とするものであった。

道牛の著書に『外科秘術摘録《げかひろくてきよう》』（一六九九）、『外科正宗註釈《げかせいそうちゅうしやく》』（一七〇一）、『外科秘宝』（一七〇二）などがあり、明代の医師陳実功著『外科正宗』は、栗崎流の漢方化の規範となった書であり、『外科正宗注釈』（一七〇一）は、道牛の臨床実験や膏薬の工夫を加えたものであった。

伊良子家遺品に、ヒルトルメス（痔孔刀）、コロンメス（腫瘍等切除刀）、直剪刀（ハミ）、産科用鉗子《かんし》、カテイテル（尿道管）、口内鏡などがあるが（『伊良子道牛伝』）、これは、華岡家伝来の外科道具と同類のものが多く、華岡青洲への伊良子流外科の強い影響を示している。

伊良子家は、道牛の後、好門、光顕（一七三七―九九）と続き、光顕の後は二家に分かれるが、両家とも伊良子流外科を継承し、明治維新まで御典医《ごてんい》として、その後も京都の地で開業した。

道牛の孫、伊良子光顕は、二十三歳の宝暦八年（一七五八）に、伏見で解剖をおこなっている。我が国解剖史上三番目にあたる。祖父道牛以来の伊良子流外科をまとめた『外科訓蒙図彙』二巻を著し、この下巻の最初の腹腋之部に、本書を校訂した門人が、先生（光顕）が伏見での解剖で「始テ腸ニ大小アルヲ観」たと注記している。

伊良子家門人帳には、元禄十年（一六九七）の「元禄十丁丑年正月三日　奥田武左衛門正武」から弘化三年（一八四六）の「江州高畑村　横山屯」まで、二三二人の署名がある。道牛の門人は、元禄十年から享保十八年（一七三三）までの四六人で、そのうち享保十二年（一七二七）に入門した伊藤伴蔵《ばんぞう》方矩が、のち大和見水《やまとけんすい》と改め、その養子見立《けんりゅう》の門に紀伊の華岡青洲が学び、伊良子流外科を工夫し、華岡流外科を創始した。

ケンペルの来日と医学

オランダ商館医ケンペル（Engelbert Kaempfer　一六五一―一七一六）は、元禄三年（一六九〇）に来日した。下働きにきていた今村源右衛門英生（一六七一―一七三六）を助手として日本に関する資料集めをし、この資料は、ケンペル没後、『日本誌』として刊行され、日本紹介書の先駆となった。

ケンペルの我が国医学への直接的影響はあまりみられないが、彼と交友のあったオランダ大通詞本木《もとき》良意《りょうい》（一六二八―九七）は、ドイツのヨハン・レメリン（Johann Remmelin）原著の解剖模型書の蘭訳本（一六六七）をもとに、天和初年（一六八一―八二）頃、『阿蘭陀《おらんだ》経絡《けいらく》筋脈《きんみゃく》臓腑《ぞうふ》図解《ずかい》』として翻訳製作した。我が国最初の西洋解剖書の翻訳といえる。レメリン書と同様に、各内臓の形の紙を切り抜き、訳をつけ、一枚ずつめくって見ることができるよう工夫されている。そのため、写本は困難で流布せず、また写されても訳が不備なものとなり、あまり解剖学的には影響を与えていなかった。ただ、筑前の医師原三信（?―一七一二）は長崎へ遊学し、アルバート・クローンらに外科を学び、貞享二年（一六八五）に免状を得ている。三信は良意本を、貞享四年（一六八七）に模写している。また秩父の医家片山家伝来写本の存在も二〇一〇年に紹介された（成瀬勝俊他　二〇一〇）。

　良意没後七五年にして、写本として伝わっていたものを、周防の医師鈴木宗云《すずきそううん》が、明和九年（安永元・一七七二）に、『和蘭全駆《おらんだぜんく》内外分合図《ないがいぶんごうず》並びに験号』として印刷刊行した。京都の医師山脇東洋による京都での解剖実見や『蔵志』（一七五九）に触発されての刊行であった。そのことは『験号』跋文を書いている清水剛なる医師は、じつは山脇東洋の弟清水敬長の子であったことからも読み取れ、西洋医学と古方派実証主義医学のかなり色濃い接触が生まれていることがうかがえる。『解体新書《かいたいしんしょ》』刊行の二年前のことであった。

　ケンペルの情報は、天文学者・地理学者西川如見《にしかわじょけん》（一六四八―一七二四）の『天文義論《てんもんぎろん》』（一七一二）の天への考え方にも影響を与えた。天文学者として初めて、儒教でいう「命理」としての天とは異なるところの研究の対象となる「形気」としての「天」の発見である。

楢林鎮山と『紅夷外科宗伝』

ケンペルの時代に著名な大通詞《おおつうじ》が楢林鎮山《ならばやしちんざん》（一六四八―一七一一）で、長崎に生まれ、諱は時敏、法号は栄休《えいきゅう》、通称は新五兵衛《しんごべえ》など。号は得生軒・鎮山という。九歳のときにオランダ語稽古のため阿蘭陀屋敷への出入りを許可され、十九歳のときに通詞試験に合格し小通詞に抜擢され、三十九歳で大通詞となった。通訳として力量が高く、オランダ商館長の江戸参府には七回同行し、外交交渉にもあたった。鎮山は、通詞としての職のかたわらオランダ商館医より西洋医学を学び、力量を高め、ケンペルの離日した元禄五年（一六九二）に通詞職を長男重右衛門に譲り、自らは外科医となった。ところが、元禄十一年（一六九八）、オランダ人との内通の疑いで閉戸（閉門と同様）、通詞身分解任処分をうけた。

その後許されて、宝永三年（一七〇六）には、フランスの外科医アンブロアズ・パレの外科書のオランダ語版を翻訳した『紅夷外科宗伝』を刊行した。本書には、筑前の本草学者で朱子学者、福岡藩士貝原益軒（一六三〇―一七一四）が序文を寄せている。

パレ外科書は野戦軍医としての体験による外科治療を記した実践的な外科書であるが、蒲原宏氏の研究により、パレ以外にドイツ外科医のヨハネス・スクルテタス（Johannes Sclutetus）の『外科の武器庫』からの図版引用が多いことが判明した。また、W・ミヒェル氏によれば、すきを持つ人間の骨格図は、イタリアを中心に活躍したアンドレアス・ヴェサリウス（Andreas Vesalius）の著書『人間の身体の構造』（一五五五版）からの引用でもあった。

本書は、我が国に西洋外科手技や器具を図版で紹介し、視覚で理解できるようにした最初の著書であ

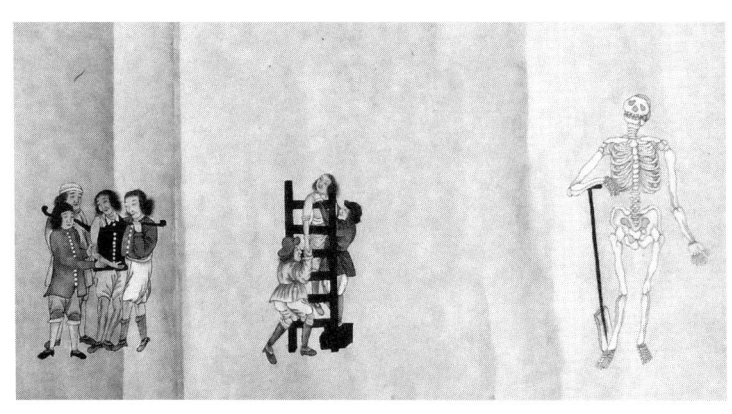

図5　楢林鎮山『紅夷外科宗伝』写本

るとともに、肩関節脱臼の整復方法など、漢方整骨学との融合により、現代の方法に通じている。また、江戸時代我が国紅毛流外科医、たとえば、伊良子家、西家あるいは華岡青洲などの医学書へも影響を与えている。

鎮山は、診察の傍ら多くの門人を育て、彼の子孫および門人たちの流派は「楢林流」と称された。医業は二男栄久《えいきゅう》（一六八七―一七五六）が継ぎ、鎮山一五方膏薬に新たにテーゲル膏を開発した。栄久のあとは栄哲《えいてつ》豊矩（一七二三―五七）、栄哲高茂（一七三七―九七）、栄哲高連（一七五九―一八二八）と続き、シーボルト門人楢林宗建《そうけん》（一八〇二―五二）へと続く、長崎蘭学の主流の一つとなった。

III　江戸中期——実証的精神の成長

1　享保の改革と医学

薬草政策と丹羽正伯

吉宗は、享保元年（一七一六）に将軍に就任し、享保改革を開始し、医学の分野でも積極的な医療政策を展開した。薬草・薬種の国産化を意図して、享保四年（一七一九）に日光今市の朝鮮人参植場や同五年に駒場薬園を設置し、同六年に小石川薬園を拡大し、同七年に下総国滝台野薬園を創設した。

じつは吉宗は将軍職についた翌年、朝鮮第一の医書である許浚《ほじゅん》撰著『東医宝鑑《とういほうかん》』を対馬藩に所望し、翌年対馬藩は同書を献上している。彼は、この書に掲載された朝鮮人参などの薬種の入手と国産化に意欲を燃やしたのである。

吉宗のこの薬草・薬種政策を推進したのが、丹羽《にわ》正伯《しょう(せい)はく》（一六九一—一七五六）、野呂元丈《のろげんじょう》（一六九三—一七六一）、阿部友之進《あべとものしん》（将翁　一六五〇—一七五三）、植村佐平次《うえむらさへいじ》（政勝　一六九五—一七七七）らであった。阿部が盛岡出身である以外は、紀州藩領出身の医師・本草家たちであり、そのリーダー格が丹羽正伯だった。

丹羽正伯は、京都の本草家稲生若水《いのうじゃくすい》（一六五五―一七一五）に学んだ後、江戸へ出て町医として開業していたが、駒場薬園の管理責任者となった植村佐平次とともに、享保六年に伊吹《いぶき》山採薬旅行にでかけた。伊吹山は古代から薬草の宝庫として知られていた。二ヵ月の採薬の旅で多くの薬草が駒場薬園に持ち帰られ、栽培された。

正伯はこれらの功績により、享保七年に小普請組幕府医師となり、下総国滝台野の薬園経営を任された。三〇万坪という広大な滝台野薬園は、一五万坪が幕府や一般への薬草栽培用、残りの一五万坪が江戸日本橋薬種問屋桐山太右衛門による薬草栽培地となった。

正伯は、享保十七年（一七三二）になって、稲生若水の著した『庶物類纂《しょぶつるいさん》』の増修という命を受けた。そこで、正伯は編纂のためには、幕府領だけでなく全国の私領や寺社領までの産物調査と実物の確保が必要であると進言した。これをうけて享保十九年（一七三四）、幕府は、全国の幕府領、諸藩、寺社領などへ、丹羽正伯の産物調査に協力するように触れを出した。

享保二十年（一七三五）、正伯は諸領の江戸留守居役らを集めて、全国産物調査の統一書式を説明した。「何国何領産物帳　何誰内　何誰　一、穀類　わせ　越中わせ、柳わせ、何、何　なかて　何、何　おくて　何、何　もちいね　何、何」からはじまり、菜類、菌類、魚類、鳥類、獣類、虫類など、すべて土より出た各領内にある産物を残らず書き出させることにした。

こうして、列島における産物調査がいっせいに実施されることになった。享保二十年から、幕府の命により、村々の庄屋や百姓総代・医師などが薬草見習いとなって、村内の農作物、動物名などを記録していったのである。この調査結果の集計により、幕府に薬種や博物学的知識が集中したが、もう一方で、薬草見習いを経験した各地の村民たちが、動植物調査の過程で、従来の本草書を読んだり、相互の経験交流を通して薬草や薬種への知識を蓄積していくことにもなり、医薬普及の土壌を形成することにもつながった。

この調査で作成された享保二十年の『信濃国伊那郡筑摩郡産物帳（高遠領産物書上帳）』をみると、穀類・菜類・草木食用類など九九二種の動植物や鉱物が書きあげられ、いまでは絶滅したオオカミなどの記述もあり、貴重な図鑑となっている。

大和は古代から薬草・薬種の産地で、享保十四年（一七二九）には幕府採薬使植村佐平次が採薬調査にやってきた。現地の薬草見習いとして随従したのが森野《もりの》藤助《とうすけ》（一六九〇―一七六七）だった。四ヵ月の採薬旅行で薬草知識を得た藤助は、屋敷に薬園を設け、その後も、享保十七年の近畿、北越、同二十年の近畿、寛保三年の伊勢・美濃・伊吹山・越前などの採薬旅行にも随行した。森野薬園は、平賀《ひらが》源内《げんない》の薬草・物産調査にも協力している。

このように正伯らが主導した幕府の採薬調査や物産調査が、地方本草学者、村役人らの薬草知識と関心を高め、やがて物産学のネットワークを形成するとともに、薬種の特産物化、村医師輩出の動向へとつながっていった。

正伯は、全国の産物調査をすすめながら、元文三年（一七三八）に六三八巻の増補版を完成させ、あわせて一〇〇〇巻という大部な『庶物類纂』を完成させた。本書は漢方や薬種が中心であった従来の本草書に対し、動植物全体を本草学の対象とする新たな方向性を示しており、自然を見る目の深まりをよみとることができる。なお、正伯はさらに増補をすすめ、延享四年（一七四七）には補編五四巻を完成している。

『普救類方』の編纂と正伯

正伯は、享保十二年（一七二七）には、幕府から貧民の疾苦を救うために救急医療書『普救類方《ふきゅうるいほう》』を編纂した。幕府番医林良適《はやしりょうてき》（一六九五―一七三一）と協力して、『本草綱目』、『神農真傳方』、『肘后備急方』などの中国本草書・医学書などから、我が国庶民の救急医療に適用・応用できる治療方を撰述し、同十四年（一七三〇）に完成し、翌年に一二冊を刊行した。

『普救類方』の巻一上の頭の部には頭痛《ずつう》、白屑《はくせつ》（ふけ）、白禿《はくとく》（しらくも）、頭禿《とうとく》（銭型はげ）、頭瘡《ずそう》（頭にできたはれもの）、頭面腫（かしらおもての腫れ）、髪（かみのけ）、頸項《けいこう》（えりのやまい）などの治療法が記されている。巻の三にある時疫《じえき》の項目の一例をあげると、「時液頭大いに腫れたるを大頭瘟《だいづうん》といふ、黒豆半合炒、甘草《かんぞう》炙りて一匁、水二合半にて煎じ飲てよし（本草綱目）」と黒豆、甘草による治療を挙げている。

これらの救急方が、享保飢饉《きょうほうききん》の際の時疫流行時に幕府医官望月三英《もちづきさんえい》（一六九八―一七六九）と丹羽正伯の名前で、享保十八年（一七三三）に全国に配布された薬方書のもととなった。薬方書は、飢饉時に栄養失調により身体が衰弱し、疫病が流行しやすく、食中毒も多く発生したため、幕府がその防疫法をまとめさせたもので、その内容は大粒の黒豆をよく煎って甘草で煎じだすこと、茗荷《みょうが》の根と葉をつきくだいた汁を飲むこと、きのこ中毒には忍冬《すいかずら》の茎葉ともに生で嚙み、汁を飲むなど一二ヵ条の薬方がまとめられている。薬効のほどは定かでないが、比較的庶民に入手しやすい簡便な処方を『本草綱目』などから編集した配慮はうかがえようし、村に薬種の知識を普及させる役割をはたしたともいえる。

しかし、五〇年後の天明《てんめい》飢饉、一〇〇年後の天保《てんぽう》飢饉にいたっても、この薬方書がそのまま頒布されており、一面では、天明・天保飢饉のときに、幕府諸藩が有効な医薬行政を庶民に対し展開する能力を有していなかったという見方もできよう。

蘭学学習と野呂元丈

キリスト教禁止以来、西洋書物の輸入が制限され、寛永七年（一六三〇）にキリスト教宣教師による漢訳洋書の輸入を禁じ（寛永の禁書令）、貞享二年（一六八五）には、『天学初函《てんがくしょかん》』叢書など西洋の科学書も含む漢訳洋書は全面的に禁止となった。『天学初函』はキリスト教関係書物からなる理編と『幾何原《きかげん》本《ぽん》』『測量異同《そくりょういどう》』などの天文学・数学・測量術などの科学技術書からなる器編からなる。これらの科学書の漢訳をおこなったのが宣教師マテオリッチであったため、一括して禁書となったのであった。

吉宗は、早くから医学や天文暦学に関心をもち、和算家中根《なかね》元圭《げんけい》（一六六二―一七三三）らの建言を入れ、享保五年（一七二〇）に漢訳洋書の輸入の禁を緩和し、キリスト教に関係しない天文学・暦学・医学などの実用的な中国語訳洋書の輸入を許可した。韓医学の最高級医学書『東医宝鑑』などの医書を座右におき、自らも医学を勉強するとともに、医師を育てようと、志あるものには幕府所蔵の医書を貸し与えた。さらに吉宗は、書物奉行青木《あおき》昆陽《こんよう》（一六九八―一七六九）と、医師野呂《のろ》元丈《げんじょう》（一六九三―一七六一）にオランダ語学習を命じた。

野呂元丈は、元禄六年（一六九三）に伊勢国多気郡波多瀬村（勢和村）に生まれ、同村医師の養子となり医業を継いだ。正徳三年（一七一三）に山脇玄脩に入門し、儒学を古学派の伊藤仁斎門人並河天民《なみかわてんみん》（一六七九—一七一八）に学び、本草学を稲生若水に学んだ。

墓誌銘によると、幕府採薬御用の命をうけて、享保五年（一七二〇）に江戸に出て、同年から、箱根山中、日光、富士山、吉野、熊野、北陸道から伊豆諸島などの採薬調査をおこなった。その労が認められ、元文四年（一七三九）にお目見え医師となり、翌年、青木昆陽とともに吉宗からオランダ語研究を命ぜられたのであった。

江戸幕府紅葉山文庫《もみじやまぶんこ》に、ドドネウスの『草木誌』（一六五九献上）と、ヨンストンの『動物図説』（一六六三献上）の蘭書が所蔵されていたが、解読できる者がおらず、長く保管されているままであった。吉宗はこの両書に深い関心を示し、その解読を野呂元丈に命じたのだった。

そこで、元丈は、江戸参府のオランダ人医師ムスクルス（P. P. Musculus 在任期間一七四一—四七）や通詞らを宿泊所の長崎屋に訪ね、第一回の寛保元年（一七四一）には、ヨンストンの『動物図説』について質問し、『阿蘭陀《おらんだ》禽獣虫魚図和解《きんじゅうちゅうぎょずわげ》』一冊をまとめた。同二年以後は、ドドネウスの『草木誌』の内容を寛延三年（一七五〇）まで毎年質問し、『壬戌阿蘭陀本草和解』から『庚午阿蘭陀本草和解』まで毎年一冊、計八冊をまとめた。それが表7である。

元丈は、ヨンストン『動物図説』の解説は簡略すぎたので、より詳しいドドネウスの『草木誌』の中から数種類ずつを選び出し、その翻訳をすることにした。こうしてできた『辛酉阿蘭陀本草之内御用ニ付承合候和解』には、アマンドルポーム Amandelboem（扁桃）、タムローザ Roos（薔薇）などの植

表7　野呂元丈『阿蘭陀本草和解』一覧

寛保2	壬戌阿蘭陀本草和解，品数23種	阿蘭陀外科ムスクルス，大通詞中山喜左衛門，小通詞茂七郎左衛門
寛保3	癸亥阿蘭陀本草和解，品数17種	阿蘭陀外科ムスクルス，大通詞加福喜蔵，小通詞吉雄定次郎
延享元	甲子阿蘭陀本草和解，品数11種	阿蘭陀外科ムスクルス，大通詞今村源右衛門
延享2	乙丑阿蘭陀本草和解，品数18種	阿蘭陀外科ムスクルス，大通詞末永徳左衛門，小通詞楢林重右衛門
延享3	丙寅阿蘭陀本草和解，品数7種	阿蘭陀外科ムスクルス，大通詞名村勝右衛門，小通詞西吉太夫
延享4	丁卯阿蘭陀本草和解，品数16種	阿蘭陀外科ムスクルス，大通詞嘉福喜蔵，小通詞吉雄幸左衛門
延享5	戊辰阿蘭陀本草和解，品数8種	阿蘭陀外科ドードエーフルス，大通詞今村源右衛門，小通詞名村三太夫，小通詞格森山金左衛門
寛延3	庚午阿蘭陀本草和解，品数6種	阿蘭陀外科ドオデエ，ブルス，大通詞名村勝右衛門，小通詞西善三郎

物が書き込まれている。

ドドネウスの『草木誌』やヨンストンの『動物図説』は、我が国の学術に影響を与えた最初の蘭書であり、その一部の翻訳をおこなった元丈は、西洋動植物への最初の学術的接近を図った人物といえ、西洋本草書の翻訳の先駆的意義がある。

吉宗は、江戸町医小川笙船《おがわしょうせん》の目安箱への投書をうけて、享保七年（一七二二）の暮に、小石川薬園内に養生所を開設した。笙船は肝煎に就任し、医師は、本道医の岡《おか》丈庵《じょうあん》と林良適の二人で、外科医はいなかった。貧民を対象とする無料治療所だったので、意図が伝わると、入所希望者が増加した。

経費は幕府の予算と拝領地からの収入で運営された。経費の管理は同心《どうしん》がしていたが宝暦年間（一七五一―六四）から勘定所《かんじょうしょ》の役人が担当するようになった。

享保十一年、小川笙船は肝煎職を子の隆好《りゅうこう》に譲り、隠居した。以後、養生所肝煎職は笙船子孫の代々世襲となった。小石川養生所は、寛政期以降、施療活動が低下しつつも、幕末まで継続し、慶応元年（一八六五）に幕府直営が廃止され、医学館預かりとなり、明治元年（一八六八）に鎮台府管轄の貧病院となり、同年に廃止された。小石川養生所は、幕府という公権力によって初めて設立された公立病院的施設であり、恩恵的医療政策の庶民への展開としての意義がある。

2 本草学と医学――自然をみる目の発達

人参国産化と田村藍水

享保から宝暦期にかけて、全国産物調査の進展、商品経済の進展、地場産業の発展により、薬草・薬種への需要が高まった。殖産興業策《しょくさんこうぎょう》への応用的需要や実証的学問の進展とあいまって本草学・物産（博物）学が新展開を遂げた。

享保以降の本草学の中心にいて、朝鮮人参栽培に成功し、江戸で初の薬品会を開いたのが、本草学者田村藍水《たむららんすい》（一七一八―七六）である。通称を元雄《もとお》、号を藍水という。幕府が日光今市《いまいち》で栽培に成功した朝鮮人参の種を、元文二年（一七三七）に頂戴し、自宅で人参栽培の研究を始め、五年目に結実に成功した。その栽培・調整法を『人参耕作記《にんじんこうさくき》』（一七四八、のち増補版が『朝鮮人参耕作記』）に記録した。この種を全国に販売して、各地に人参栽培を奨めた。

宝暦七年（一七五七）、門人平賀源内のアイデアもあり、江戸での最初の薬品会を湯島《ゆしま》で開催した。交通の不便な時代に、我が国の薬草・薬種が一同に集められた薬品会は、本草家相互の情報交換の場となり、以後、各地で開かれ、本草学や物産学の啓蒙に大きく貢献するものとなった。

宝暦十三年（一七六三）には、三〇〇石で幕府医官に取り立てられ、国産人参の栽培と製薬にあたり、諸国で採薬し、薬草栽培や知識の普及につとめた。熊本藩主細川重賢《ほそかわしげかた》（一七二〇―八五）や薩摩藩主島津《しまづ》重豪《しげひで》（一七四五―一八三三）らの知己も得ている。『琉球産物志《りゅうきゅうさんぶつし》』（一七七〇稿）を、坂上登という別称で、坂上善之（子の田村善之の別称）とともに記している。日本初の地方植物誌といえる。

長男の田村善之（西湖・元長　一七四五／三九―九三）は、本草家として父をしのぐ才能を期待され、多《た》紀《き》家医学教育機関躋寿館《せいじゅかん》（のち幕府医学館）で薬品会を開催し、伊豆諸島を調査し、『豆州諸島物産図説』（一七九三頃）を著したが、若くして没した。二男の栗本丹洲《くりもとたんしゅう》（一七五六―一八三四）も本草学、物産学の道に進み、医学館で本草学を教え、虫や魚、貝などに関心をもち、日本で最初の昆虫図譜『千虫譜』を精密な彩色で描いている。藍水門人には、薩摩に仕えて有用植物解説書『成形図説』（一八〇四序）を書いた曾占春《そうせんしゅん》（一七五八―一八三四）や、蘭学者平賀源内（一七二八―七九）、『紅毛談』の著者で本草学者後《ご》藤梨《とうり》春《しゅん》（一六九六―一七七一）などが出て、藍水とその門流は、我が国江戸本草学・物産学の先駆者であった。

田村藍水門人でひときわ異彩をはなったのが平賀源内である。讃岐国志度浦生まれで高松藩出身で、長崎遊学後、宝暦四年（一七五四）に藩を離れ、大坂、江戸に出て田村藍水門に入った。

彼の業績は、本草学・物産学・鉱物学の分野のほか、蘭画、エレキテル復原、火浣布《かかんぷ》（石綿耐火織物）製造、脚本家など多岐にわたるが、『紀州産物志』（一七五九）に「私儀生れつき（本草を）好み候道にて御座候ゆえ、諸国を採薬仕り、採出候品も御座候」とあるように、生まれつき本草学を好んでいた。本草学・医学的には、宝暦十二年（一七六二）の湯島京屋《きょうや》での東都薬品会《とうとやくひんかい》の開催と、翌年刊行した『物類《ぶつるい》品鷺《ひんしつ》（隲）』の業績が大きい。

　宝暦十二年の東都薬品会を開くにあたって、源内は全国各地の物産好きの同好の士らに引き札を配り、各地に取次所を設けて、物産収集のネットワークを作った。諸国産物取次所となったのは、長崎大村町の斉藤丈右衛門、長崎江戸町の山本利源次、南都の藤田七兵衛、大和宇《う》陀《だ》松山《まつやま》の森野藤助、近江山田の木内小半、信濃善光寺《ぜんこうじ》下町の青山仲庵、遠江金谷駅の本目隆庵、遠江金谷駅十五軒町の河合小才次、伊豆北条四日町の鎮惣七、下野那須郡佐久山の白石松立ら二五人で、西は長崎、讃岐から東は下野まで分布している。

　さらに江戸、京、大坂に計五ヵ所の産物請取所を設けて、途中の輸送費は江戸払いとして各地の物産を集めた。薬品会終了後の返品は、着払いで所蔵者に返還している。当時、活発化しつつあった商品流通網を見事に活用して物産ネットワークを形成した源内の才覚といえる。

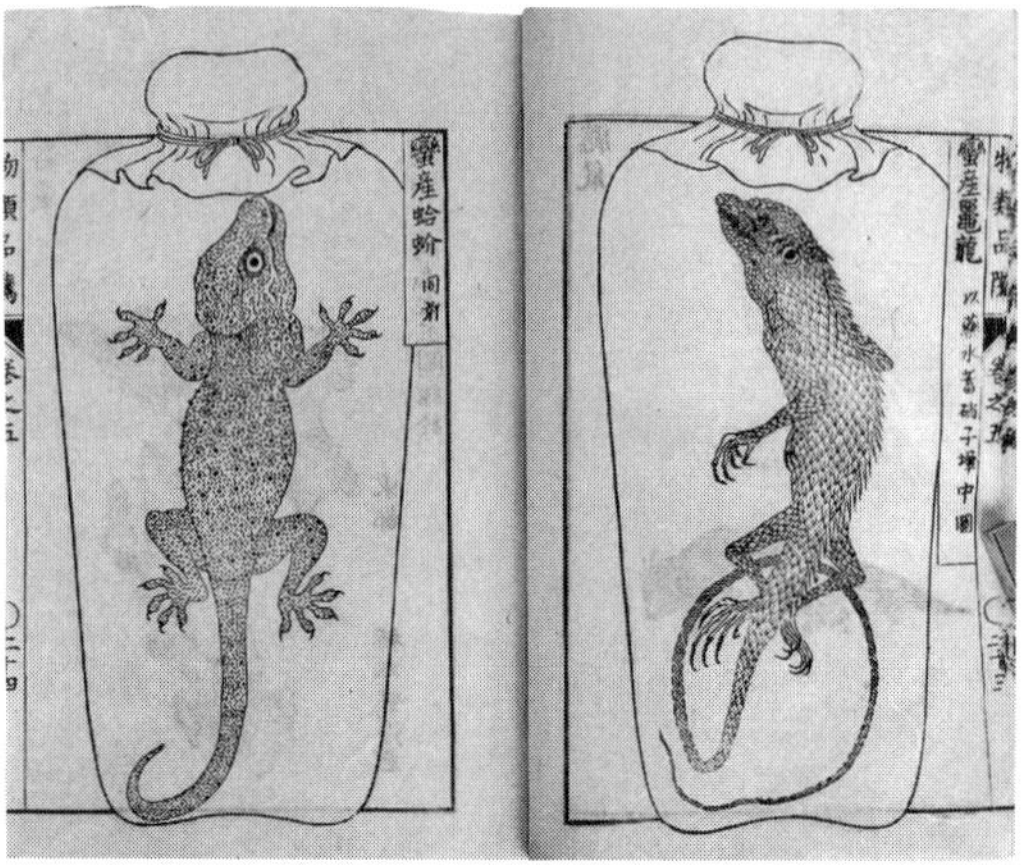

図6　硝子瓶中薬水漬け蛮産蛤蚧（ごうかい）・鼉龍（だりゅう）の図（『物類品鷺』）

日本本草学の大成者—小野蘭山

源内ら行動的な江戸本草学者に対し、学術考証的に我が国本草学を大成したのが、京都の小野蘭山《おのらんざん》

（一七二九―一八一〇）である。名は職博《もとひろ》、字は以文《いぶん》、通称は喜内《きない》、号は蘭山。京都に生まれ、十三歳で京都の松岡恕庵《まつおかじょあん》（一六六九―一七四七）に入門し本草学を学び熱中した。二十五歳で独立し、京都に私塾衆芳軒《しゅうほうけん》を開き本草学を講じた。採薬以外は門を出ず寝食を忘れるほどに研究にあけくれ、名声が高まり門人が参集するようになった。蘭山は「耳目の過る所終身忘れず」「一目してすなわちその名を指し、その所産を言う、聞く者殫《ことごとく》歎服す」（多紀元簡《たきもとやす》筆蘭山小野先生墓表）といわれるほど博覧強記で、門人の水戸藩医木内政章《まさあき》（一七六九―一八三三）の記すところによれば、各地の門人が「草木の形状、方土ノ産物ヲ問フモノアレハ、即チ衆物ヲ監定シ古今ニ通洽《つうこう》ス」（本草綱目紀聞・一八一九）という。この名声は幕府にも伝わり、医学館で本草学を講じていた田村善之の没後、幕府への招請がきた。幕命をうけ、蘭山は七十一歳の高齢であったが、やむなく寛政十一年（一七九九）、江戸へ下り、医学館で本草学を講ずることとなった。また医学館薬園預りとして、享和元年（一八〇一）から六次にわたり、諸国採薬旅行に出て、甲駿豆相・紀州・駿州など各地採薬記を著した。文化七年（一八一〇）、江戸で八十二歳で没した。

　蘭山の学風は、初期は師の恕庵の影響を受け、恕庵同門の京都商人島田充房《しまだみつふさ》との共著『花彙《かい》』（一七五九―六五）の草木部の本文や挿図も担当して出版するなど図譜に関心があった。明治期に来日したフランス人サバチェ（P. A. L. Savatier　一八三〇―九一）が、本文のみを一八七三年にパリで出版した。

　蘭山の主著は『本草綱目啓蒙』四八巻（一八〇三―〇五）で、医学館における講義録を孫の小野職孝《もとたか》（一七七四―一八五二）がまとめたものである。本書は、『本草綱目』の配列順に従いつつ、国産の動植物および鉱物の和漢名、品種の異同、方言、薬効などを、蘭山自身の知験により詳細に収録し、我が国独自の本草学・博物学書の集大成となり、江戸時代我が国で最も整備された本草書・薬物研究書として版を重ねた。本書を読んだシーボルトはのちに蘭山を「日本のリンネ」と評価している。ほかに著書は『飲膳摘要』（一八〇六）、『大和本草批正』（一八一〇頃）などがある。

門人も多く、その門流は『草木図説』を著した飯沼慾斎《いいぬまよくさい》（一七八二―一八六五）、『本草図譜』を著した岩崎灌園《いわさきかんえん》（一七八六―一八四二）、尾張本草学の大家水谷豊文《みずたにほうぶん》（一七七九―一八三三）、京都本草学者で読書室を経営した山本亡羊《やまもとぼうよう》（一七七八―一八五九）ら、江戸後期本草学の主流をなした。

また水戸藩医木内政章は、蘭山の講義録を『本草綱目記聞』として出版し、さらに水戸藩で初めての本草物産書『常陸物産誌』（文政年間）をまとめたように、地方出身門人は、郷里に蘭山の本草学・物産知識を伝え、地域の物産研究を促進した。

医薬の普及と諸藩の薬園

一八世紀中頃以降の実学奨励策、産物調査などで薬草・薬種知識が普及した。地場産業の発達やそれにともなう商品流通の展開により、豪商・豪農が生まれ、富を蓄積するようになった。吉宗、田沼意次《たぬまおきつぐ》へと続く殖産興業政策の展開の背景には、こうした商品貨幣経済の進展があり、商品の特産物化がすすみ、薬草・薬種の商品化も各地で盛んになった。

信濃国では、一七世紀後半以降、宿駅を継ぎ送る通常の荷物輸送のほか、農民が直接目的地へ荷物を運ぶ中馬《ちゅうま》輸送が盛んになった。信濃国のほぼ中央に位置する交通の要地である松本《まつもと》での宝暦十三年（一七六三）の中馬輸送荷物をみると、木曾《きそ》街道通り名古屋行き荷物にはタバコ一〇〇〇駄程についで地薬種類一五〇駄程があり、同街道名古屋からの戻り荷には、綿荷類一〇〇〇駄、肴類二〇〇駄の他、薬種も四〇駄あった。伊那《いな》街道名古屋行きではタバコ五三〇〇駄程、麻荷一〇〇〇駄程、地薬種一五〇駄程、同戻り荷に綿荷四〇〇〇駄などの他薬種類一〇駄が記録されている（『長野県史』第五巻一二二九号史料）。松本から木曾街道や伊那街道を通じて、山野の多い信州の地薬種への名古屋・関西方面からの需要が高まり、名古屋からは信州へ製品としての薬種が移入されていることがわかる。

こうした医療需要をうけて、薬草・薬種の商品化がいっそう進展し、薬種商や売薬業者、医師も増加し、医師の医薬による治療が普及し、藩の売薬政策や薬園設置もそれぞれ進められた。富山藩では、元文五年（一七四〇）に反魂丹《はんごんたん》売買業者と薬種屋の調査をし（『富山売薬業史史料集』）、一八世紀中頃に反魂丹役所を設置し、統制と税収確保に乗り出し、一八世紀後半から反魂丹行商人も配置売薬制度の普及により販路を拡大していった。

山崎悌二郎氏は、田沼時代の俵物輸出の貿易が上向く宝暦年代以降、中国船からの輸入唐薬種も増加し、これらが富山売薬などの原料供給と製造を活発化させたとする。

元禄時代に始まったとされる近江の日野《ひの》売薬も宝暦四年（一七五四）に一〇〇名余の売薬業者を抱え、宝暦七年に日野商人田中屋勝蔵は博多への進出を果たし、やがて九州での配置売薬を広めた。

九州では、対馬領の田代売薬が一八世紀中頃から開始され、宝暦四年、田代の和平次が博多で奇応丸の販売を開始した（『博多津要録』）。対馬から田代に移った薬種商の江口小兵衛が天明八年（一七八八）に朝鮮奇応丸の看板を領内に立てることの許可を願い出ているので、このころには、朝鮮人参を配合した田代売薬の著名薬、朝鮮奇応丸が製造されていた。

いずれも、田沼時代の薬草・薬種の特産物化、商品化の時代的風潮のなかで、売薬業が展開し、結果、それらの基礎的研究としての本草学や医学が新展開し、医学教育がすすめられることになった。

幕府や尾張藩の薬園以外に、諸藩の薬園のうちで、比較的早期に開設したのが南部藩である。正徳五年（一七一五）に六代藩主南部《なんぶ》利幹《としもと》が三ツ割村（盛岡市）に一万三五五坪の薬園を開き、享保年間にも薬草を栽培した。幕末期の文久三年（一八六三）には、藩医八角《やすみ》高遠（又新　一八一六―八六）が新山館（盛岡市）に医学塾日新堂《にっしんどう》を建設し、薬園も併設した。八角高遠は、日新堂では医学や物理学の教授のほか、種痘も実施し、薬園では当帰《とうき》・川芎《せんきゅう》・大黄《だいおう》・薄荷《はっか》・人参などのほか、サフラン・カミツレ・ジキタリスなどの洋系薬草も植えている。

会津藩では、三代藩主松平正容《まさかた》が、享保年間（一七一六―三五）に庭園の側に薬園を開き、朝鮮人参を栽培したのが御薬園の始まりという。寛政七年（一七六五）に本草家佐藤成裕（一七六二―一八四八）を招き、朝鮮人参や附子《ぶし》、甘草の栽培を奨励した。とくに朝鮮人参の栽培には、人参役所を置き、藩による栽培奨励と特産物化政策を推進した。

熊本藩八代藩主細川重賢《しげかた》は、財政改革のため積極的な殖産興業策をすすめ、楮《こうぞ》、生糸《きいと》、櫨などの専売策をとった。宝暦四年（一七五四）に藩医福間《ふくま》元斎《げんさい》に薬草園の設計を命じ、宝暦六年に久本寺西（熊本市薬園町）に蕃滋園《ばんじえん》を開き、同年開設の藩医学校再春館《さいしゅんかん》の付属薬草園とした。その精神は「医道を学ぶもの、草（本草）のやう知らではあるべからず」（『銀台遺事』）というものであった。蕃滋園の扁額は、幕府医官野呂元丈が書いている。明治六年（一八七三）に調査した蕃滋園の薬草類は八二九種にものぼり、倭人参・仙茅《せんぼう》・白朮《びゃくじゅつ》（オケラ）・蒼朮（ホソバオケラ）・牡丹・芍薬・当帰・川芎などが栽培されていた。

3　古方派の新展開

儒医一本論―香川修庵

後藤艮山の門人であった香川修庵《かがわしゅうあん》（一六八三―一七五五）は艮山の説を受け継いだが、『傷寒論』をも陰陽者流であると批判し、「自我作古（我より古をつくる）」と実証的医学を自分が創始するという意気込みで、聖道（儒学）と医術は一本であるという儒医一本説を展開した。

修庵は姫路に生まれ、名は修徳《しゅうとく》、号は修庵、一本堂《いっぽんどう》という。幼にして穎悟、元禄十三年（一七〇〇）、十八歳のときに京都に遊学し、儒学を古学派の伊藤仁斎に五年間学び、古方派医師後藤艮山に師事し、多数の儒書、医書を渉猟し、五運（木・火・土・金・水）六気（風・熱〈温〉・火〈暑〉・湿・燥・寒）説などは空理空論として排し、親試実験を重んじ、実際に試みて確かめた医説を採用していった。

彼は『一本堂薬選』（一七三一）を著し、その序文で「医は唯《ただよ》善ク本艸（綱目）ヲ読ミテ、薬ノ美悪・真偽新陳ト和華ノ同異・土産ノ宜否ヲ精選弁識スルヲ最要ノ務《つとめ》」（原漢文）とし、「海内ノ有志ノ士ニ医ノ正路ヲ」知らしめるために本書を著したと述べ、上編で桂、芍薬、伏苓《ぶくりょう》、半夏《はんげ》など二九品、中編で艾《もぐさ》、熊胆、糸瓜《へちま》など六八品、下編で鶏、鶏卵、雀、牛など三八品についての薬効を試効《しこう》、撰修《せんしゅう》、辨正《べんせい》の順で実証的に記述している。

修庵は、『一本堂行余《ぎょうよい》医言《げん》』二九巻（一七八八）で、「上下古今二千年、未《いま》だ嘗《かつ》て一人一書の祖述憲章すべき者を見ず」とまで述べ、『黄帝内経』などの古医書にみえる医説は、実際の役にたたない邪説として排撃した。古医書のなかで『傷寒論』の医説は信ずべきことであるが、それでも『素問《そもん》』から出た陰陽論が混在し、誤謬も少しある。だからそれを知るためにも、聖道（儒学）と医術は一本として学ぶべきであると儒医一本説を主張した。修庵にとって、聖道を学ぶことは身を修めることであり、身を修めることは無病が肝要である。したがって無病のために医術を学ぶことは、聖道を学ぶことと一本であるというわけである。

儒医一本説以外に、彼は師の後藤艮山の温泉の医学的効用を実証的に発展させた。艮山は、門人らがまとめた『師説筆記』において、但馬の城崎温泉新湯は、瘡毒に効果ありと賞賛していた。香川修庵は、城崎だけでなく、有馬、熱海《あたみ》、草津《くさつ》、箱根《はこね》、道後《どうご》など当代の名湯をたずね、熱度、色、臭、味、発瘡の有無により、温泉の良否を判断できると『一本堂薬選』続編（一七三八序）で説いた。また、「入浴するものは必ず自分の身の回りにお湯をかけ、自分の坐るところを暖め、その後静かに坐り、ひしゃくで温泉をくみ取り、ゆっくり、両肩及び、腹や背中にかけ、布巾を湯に浸し、顔を洗い、心を静かに、気を和らげ、本当に子どもが水に遊ぶような純な気持になり、湯槽の中に入ることしばらくの間、体を温め、又、必ず身体の周りを暖かくすることが必要である」（『一本堂薬選』続編）という湯治法を説いている。

京都に近い有馬温泉は、豊臣秀吉以来の名湯を誇っていた。香川修庵は、温泉を医学的に活用すべきとして、有馬温泉へ出かけ、温泉宿主らに、今、私（修庵）は温泉を用いて、廃痼《はいこ》（不治の疾病）や沈痾《ちんあ》（全快の見込みのない病）を治す術を知っている、もしあなた方が望むならば、有馬温泉の効能を広く世間に知らしめようと提案した。ところが、当時の温泉宿主は冷笑して、我が温泉は古代より賑わっており、あなたの説は不要であると答えた。修庵は、艴然《ふつぜん》として色をなし（怒って顔色を変えて）、有馬温泉を去り、『一本堂薬選続編』において、城崎温泉新湯は梅毒治療に効果があり、極佳（最上）の湯であるが、有馬温泉は微温なので効果がなく不佳、有馬温泉水は塩分を含むのですぐに下痢をするから有毒なことは疑いないなどと、城崎温泉が極佳で、有馬温泉は不佳と断定した。

これは、河内の医師柘植彰常（一七七〇―一八二〇）著の『温泉論』（東北大学狩野文庫蔵）が紹介するエピソードである。有馬温泉は、実際に一八世紀後半には水温が低下し、人気が衰え、修庵らの梅毒に効かないという評判も影響して、しだいに城崎温泉にその主役の座を奪われていった。なお柘植彰常は、我が国最初の回虫病の専門書『蔓難録《まんなんろく》』（一八〇二）を著し、有馬温泉の再興にも協力している。

しかし、気のあふれ出る高温の温泉を優位としただけでは、癒しの効能は本来不分明であり、成分分析が必要となる。京都の町人出身儒者で唐津藩医原双桂（一七一八―六七）は、源泉鮮度と成分に注目し、艮山や修庵の「気」説を批判した。湯治のしかたについても入浴と食事を組み合わせるのはよくないなどと述べている。双桂の説は、『温泉小言』（一七九四）として公刊され、温泉の成分分析への道を開いた。

日本人最初の人体解剖―山脇東洋

艮山門人で、修庵の「自我作古」を批判し、修庵とは異なる立場で実証的医学を推進したのが、山脇《やまわき》東洋《とうよう》（一七〇五―六二）であった。

東洋は、丹波出身医師清水立安の子として京都に生まれた。本名を尚徳、号は初め移山、のち東洋、通称は道作という。七歳で句読を学び、十三歳で文をよくしたという。享保十一年（一七二六）に、京都医界の名門で父の医学の師である山脇玄脩《はるなが》家の養子となり、翌年、玄脩が亡くなったため家督を相続し、享保十四年、二十五歳で法眼に叙せられ、養寿院と号した。

後藤艮山に『傷寒論』や『金匱要略《きんきようりやく》』などの唐以前の古医方を学び、より実証的な古医方派医学を主張した。張仲景の「勤めて古訓を求め、博《ひろ》く衆方を采《と》る」（『傷寒論雑病論』序）という精神が東洋の医論の原点であった。

東洋は、若い頃から五臓六腑説に疑問をもっていた。師匠の後藤艮山に相談すると、人体解剖は禁止されているので、人体に似ているというカワウソの解剖を勧められた。その勧めに従って、実際にカワウソ数体を解剖してみたがどうにも納得がいかず、手元にいつしか西洋解剖書（ヨハン・ヴェスリングの解剖書『Syntagma Anatomicum』と推される）も入手し、彼の人体解剖への願いは強まるばかりだった。

しかし、何度解剖を申請しても、前例がないということで許可されないまま、東洋は五十歳近くになっていた。そこへ宝暦二年（一七五二）に若狭小浜藩主酒井《さかい》忠用《ただもち》（一七二二—七五）が京都所司代《しょしだい》として赴任し、同家藩医の小杉玄適（一七三〇—九一）らが東洋の門人となった。

東洋はこの機会しかないと考え、玄適らを説得し、宝暦三年に京都所司代である藩主へ解剖許可願いを出させた。この解剖願いが公式に許可され、ようやく若き日からの念願が叶えられる日がやってきた。宝暦四年（一七五四）閏二月七日、東洋は、京都西郊外の刑場六角獄舎で、屈嘉《くつか》という刑死人の解剖に立ち合い観臓できた。東洋のほか小浜藩医小杉玄適、伊藤友信、原松庵らも立ち合った。

屠者《としゃ》（解剖人）による解剖がすすんだ。「気管は食道の前に在り」、「両肺は心（心臓）を挟み」、「右肺の襞《ひだ》は二つ、左肺の襞は一つ、管を以て気道を吹けば則ち両肺は皆怒張し、鮮沢なること蟬翼《せんよく》に似たり、心は肺の中間にあり、未開（今までみたことのないほどの）の紅蓮《ぐれん》の如し」だった。東洋にとって初めてみる人体の内臓は息をのむほどの美しさだった。

長年の夢だった人体解剖に立ち会うことができた東洋は、「さきに蛮人作るところの骨節剮剝《かはく》の書を得たり（中略）、今これを視るに、胸背の諸蔵は、皆その図する所の如し、実を履《ふ》むものは万里同符にして、敢えて嘆服せざらんや」（『蔵志』）と西洋解剖書の事実の正確さを賞賛している。

東洋は解剖の一ヵ月後に、解剖体祭りをして囚人の霊を弔った。囚人の戒名は「夢覚居士」とされ、東洋の夢を叶えてくれた囚人への感謝の供養がおこなわれた。今に伝わる解剖供養《かいぼうくよう》の始まりである。

観臓の五年後に『蔵志』（一七五九）を刊行した。挿絵は門人の浅沼佐盈《あさぬますけみつ》が描いた。人体内部の描写のほか、気管が前に食道が後ろにあることや、管で気道を吹く実験的行為も記載されている。『蔵志』刊行は、日本人最初の解剖所見としての意義をもち、漢方医学の五臓六腑説だけでは人体内部の正確な把握は不十分であることを実証したものとして、医学界に大きな影響を与えた。

ただ、この人体解剖は、自らの手による解剖でなく、屠者による執刀をそばで観察する観臓であったため、不備も多かった。解剖図では、大腸と小腸の区別ができていないとか、脊椎骨《せきついこつ》を一七と数えていたことなど漢方の影響が色濃く残っている。東洋はそのことを自覚しており、『蔵志』末尾に、今後医学を志す人はたゆまず実を試して、この『蔵志』をもとにさらに精密な解剖学を起こしてほしい、と述べている。

一方で、東洋の解剖についての批判がいっせいにおこった。人体を切り刻むのは残忍で聖人君子の道に反するという倫理的批判のほかに、古方派医師からも非難の声があがったのは意外だった。なかでも門人の吉益東洞《よしますとうどう》（一七〇二―七三）は、患者の命は人事を尽くしたあとは天命であるから、解剖は生きている病者への治療にならないという批判をおこなった。しかし、東洋の先駆的な行動は、以後の全国各地の解剖への最初の扉を開き、自ら実際に体験する親試実験主義の考えが、医学的に有効であることを明確に示した。

東洋は、また唐の王燾《おうとう》著『外台秘要方』を翻刻し、唐代の代表的医学書を我が国に紹介した業績も大きい。本書は、野呂元丈を介して、望月三英所蔵の明版を借り出し、延享三年（一七四六）に重刊した。また、門人たちがまとめた東洋の医説・薬方などを記した『東洋洛語』、『東洋先生方函』、『養寿院医談』なども多く流布した。

山脇家門人帳には、東洋門人や嗣子東海門人が計五〇七人も記載されている。この門人帳の最初には、「慈心第一之事」「平生中信正直にして邪淫に趣くべからざる事」「医道之伝受其人にあらすんハみたりに伝ふべからさる事」など、「延寿院医則十七条」が載っており、山脇玄脩の師曲直瀬玄朔の医則を山脇家代々の医則の規範としていたことがわかる。

宝暦十二年（一七六二）五十八歳で病没した。子に東門（一七三六―八二）、孫に東海（一七五七―一八三四）があり、いずれも法眼にすすんだ名医となり、解剖の名手となった。

東門は、明和八年（一七七一）に、同門の数十人らと二日間かけて女屍を解剖し、解剖図『玉砕臓図《ぎょくさいぞうず》』（一七七四）を残した。女体のため乳房を断った図があり、内臓は、虫状突起が描かれているが、依然として大腸・小腸の別がないままであった。

その後も安永四年（一七七五）に女屍を、安永五年に男屍を解剖している。この男屍解剖図が東大医学部蔵「男人内景真図」であると推定した小川鼎三氏によれば、大脳皮質《だいのうひしつ》と小脳《しょうのう》皮質を明らかに髄質《ずいしつ》と区別するなどの脳の記述が詳しいこと、眼球の解剖もあること、『解体新書』の影響はみられないことなどを特徴とする。東門は、天明二年（一七八二）四十七歳（一説に五十一歳）で病死した。

東門の子東海も、父東門や施薬院三雲環善とともにしばしば人体解剖に携わった。京都新京極《しんきょうごく》裏の誓願寺《せいがんじ》には山脇社中の建てた解剖供養碑（平成六年再建）に、男一〇名、女四名、計一四名の解剖者名を記してある。上段右端の「利劔無覚信士」とあるのが東洋の第一回、その左の「劔光涼月信士」は東洋第二回目、その左の「劔室如幻信女」が『玉砕臓図』の解屍者戒名とみられる。山脇家は京都における解剖の本家のような観を呈していた。

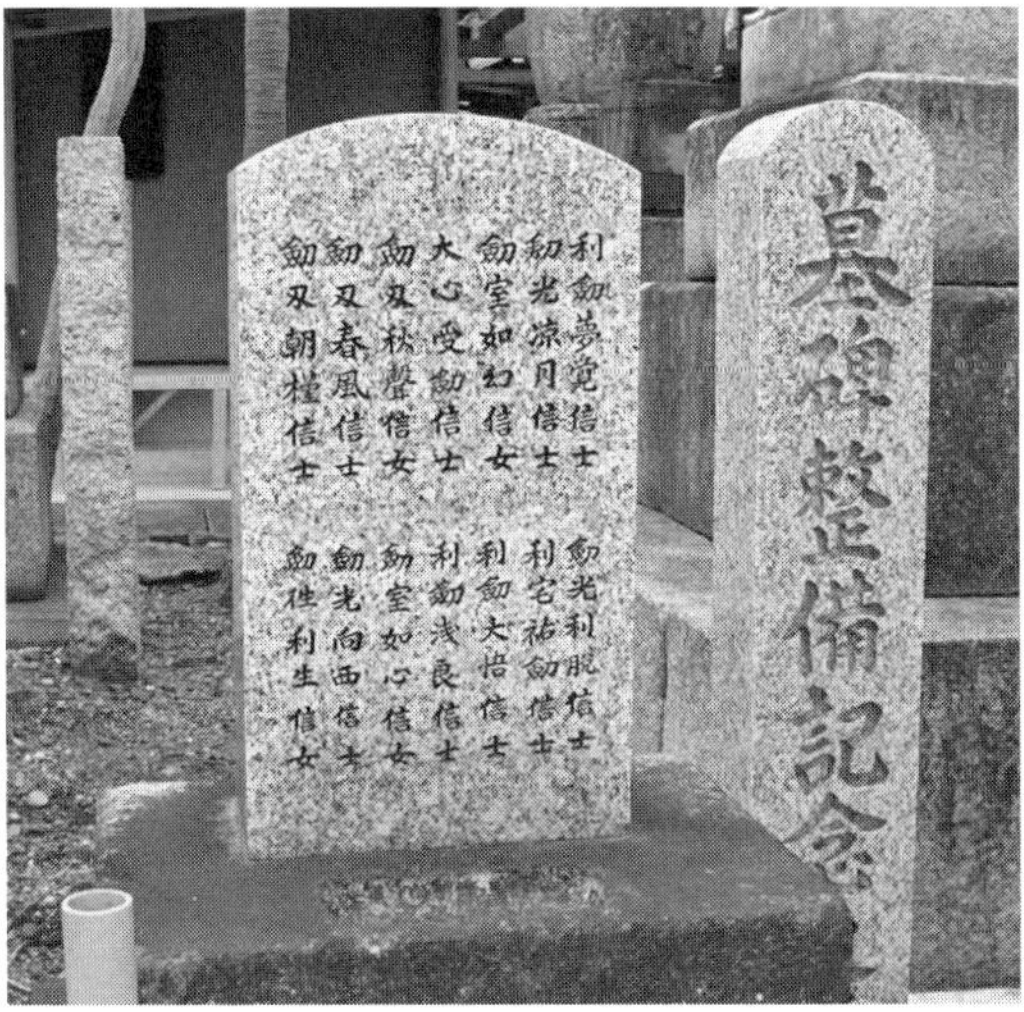

図7　再建解剖供養碑（京都市，誓願寺）

なお、日本人による解剖学的所見については、京都の眼科医根来東叔《ねごろとうしゅく》が、東洋より二二年前の享保十七年（一七三二）に火刑になった二人の遺骨の骨格を観察し、寛保元年（一七四一）に「人身連骨真形図」を作成し、真骨を調べることの重要性を主張したことは注目してよい。

初の女屍解剖—栗山孝庵

東洋の志をうけて、門人らは、解剖についての論争をふまえて、より精密な解剖への道を積み重ねていった。長州藩医栗山孝庵《くりやまこうあん》(幸庵　一七二八—九二)は、享保十三年(一七二八)萩藩医家に生まれた(一説に享保十六年生説あり、生没年は田中助一による)。通称を玄室《げんしつ》・玄慶《げんけい》、字は文仲《ぶんちゅう》、号を大隠斎などという。寛延元年(一七四八)に京に上り山脇東洋に入門、帰郷後、長崎に遊学し、蘭書の人体解剖図を見る機会を得た。師東洋の解剖に触発され、萩で宝暦八年(一七五八)萩藩最初の男屍解剖を、翌宝暦九年に、女体と生殖器の解剖を自ら執刀して実施した。とくにこの女性は夫殺しのため磔に処せられるところを孝庵の解剖願いにより内臓を傷つけない斬首刑とされた。『日本書紀』巻十四に、皇女の屍を割《さ》いた記事があるが、孝庵のこの解剖が日本最初の女体解剖といえる。

孝庵はこの所見を東洋に報告した。男体解剖については、総頸動脈《そうけいどうみゃく》の記述が『蔵志』より新鮮な所見であった。女体解剖では、乳房解剖から胸部、腹部を開き、「想うに乳汁の通ずる所、白肉亦《また》乳汁のみ」肺は「土黄色にして暗黒、大小長短の赤点あり」、腹部は「脾《ひ》は形蛤《はまぐり》の如し、皺紋無し」、内部生殖器は「膀胱《ぼうこう》の後に蝦蟆《がま》の伏するが如きものあり、長さ四寸余、広さ三寸許り、黄赤色にして両朶《りょうだ》あり(中略)、即《すなわ》ち子宮なるを知るなり」などと新知見を記している。さらに、腸や胃を開いたときに、胃下腸外の手拳大の積塊、すなわち、膵臓《すいぞう》と推定される臓器についての記述があるが、膵臓は五臓六腑説にはなく、西洋医学書も十分普及していなかった時期でその存在を知られていなかったので、膿血《のうけつ》が腸胃の外で凝固したもののように推測してしまった。しかし、萩の地における孝庵の解剖は自ら執刀することにより、医師による解剖の先鞭をつけ、東洋の観臓以上のはるかに多くの新知見をもたらした。

孝庵は明和四年（一八六七）から、藩主二代にわたり、御側医《おそばい》を務めて参勤交代《さんきんこうたい》に随行し、江戸の幕府医官田村藍水、博物学者平賀源内、『解体新書』の著者杉田玄白らと親交を結び、玄白をして「さすが関西にしては栗山孝庵と称せられし程の人物なり」（『形影夜話《けいえいやわ》』）と評せしめるほど名声を高めていた。

六十歳になった孝庵は、天明七年（一七八七）に、養孫玄厚（のち孝庵）らを指導して、第三回目の解剖をおこなわせた。解屍されたのは忠兵衛という盗賊で、執刀者は上川昌琢という長崎からの医者であった。『解体新書』が出て人体内部の新知見が得られていたから、解剖はより丁寧におこなわれた。膵臓にあたる記述は「胃直下に肉塊の如き者あり、長さ五寸、径一寸、黄白膜厚、裏の裏面に細孔が無数あり」とあり、その存在が確認された。

我が国解剖学史上、多大な貢献をした孝庵は、寛政三年（一七九一）に没し、保福寺（萩市）に葬られた。学識ふかく徳望のあつい名医であった。

頭部解剖と『解屍編』―河口信任

山脇東洋によって最初の解剖がおこなわれた。しかし、刑死人のため頭部は切り離されて処理され、解剖には至っていなかった。我が国で最初に頭部解剖を実施したのが古河藩医河口信任（一七三六―一八一二）である。信任の祖父河口良庵がカスパル流外科医で、信任も唐津に生まれ、長崎で栗崎流外科学を学び、免状も得ていた。宝暦十三年、唐津藩主土井利里《どいとしさと》の古河藩転封に従い、古河に移った。

明和六年（一七六九）に藩主土井利里が京都所司代に就任し、信任も随従した。京都で、彼は医家荻《おぎ》野元凱《のげんがい》（一七三七―一八〇六）に吐方《とほう》などを学んだ。

信任は、中国の医書『霊枢《れいすう》』に「解剖」の文字を見いだし、西洋の解剖図とも出会って、「一屍体ヲ解カンカ、以ッテ千万人ヲ治術スルノ裨益《ひえき》アラン」という願いを抱き、解剖を京都所司代である藩主に願い出た。利里は、京都所司代酒井家の山脇東洋への許可前例があったので、この挙は世を済《すく》うとして許可した。翌年四月二十五日に処刑があり、首一級と首なし屍体二体を請いえた信任は、東洋の観臓とは異なり自ら執刀して解剖した。

立ち会ったのは、師の荻野元凱、京都の南画家余浚明夙夜《しゅくや》(青木俊明)、長崎人の林鼎子亨、越前人の河野彦子邦、美濃人の矢玄明子璞、平安人の畑徴(字信卿、号柳軒)、讃岐高松人の千野純(字元長)、浪華人の猪飼玄暢(子朗)の七人のほか、執刀補助が原田《はらだ》尚賢《しょうけん》という長崎医師だった。

信任は、まず頭部の切り口から胸部を剥いで、肋骨《ろっこつ》から心肺を視、腹部を開き皮下脂肪の厚さを見分し、腹腔《ふっこう》内臓を実見した。さらに背骨を解き、四肢の骨節関係を調べた。内臓は一つ一つ検分し、色や大きさ、特徴などを記録した。最後に、頭蓋部を解き視神経に至るまで細部を調査した。

こうして日本最初の頭部、脳・眼球の解剖を終えた信任は、この成果を明和八年までにまとめて、翌年『解屍編』として刊行した。解剖図を担当したのは余浚明である。

『解屍編』において、『蔵志』が先鞭をつけた気管前食道後の確認がされ、肺の襞に個体差があること、心臓のまわりの包絡《ほうらく》(脂肪の付着した心外膜)があること、脾臓《ひぞう》についての「脾長サ六七寸。赤紫色」「外ハ京章二門ノ位ニ当ル」などの正確な記述、漢方でいう京門《けいもん》、章門《しょうもん》にあたるという位置の適切さ、大腸は長さ五尺八寸、小腸は長さ二丈一尺と記し、大小腸の別あることの確定、膝蓋骨には軟骨《なんこつ》のあることなどが確認された。また脳内については「脳髄《のうずい》形雞腸ノ如《ごとく》ニシテ紅白相間リ、脳中ニ充満ス、中間

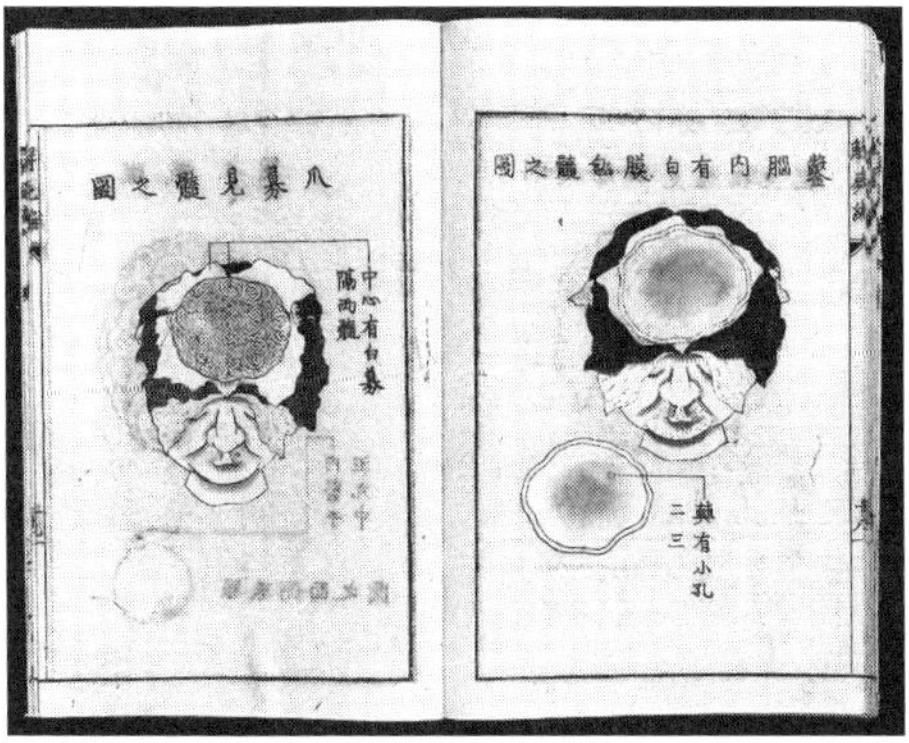

図8　解屍編（一冊　明和9年　河口信任著）
河口家所蔵　古河歴史博物館寄託
茨城県指定文化財

募（膜）有テ、以《もっ》左右ヲ隔ツ、脳髄脊髄《せきずい》ト相通《あいつう》ズ」、眼球については「中ニ凝水《ぎょうすい》ノ渙解《かんかい》セザル者アリ、蓋《けだ》シ瞳精ナリ、透徹《とうてつ》玉ノ如シ」と初めて脳や水晶体《すいしょうたい》の解剖的所見を記した。

　本書の段階では、腎臓《じんぞう》を泌尿器《ひにょうき》と知らず膀胱や陰茎との関係が不明であること、脊椎骨の節数を一九としていることなど、まだ漢方の影響に左右された所見が多いが、西洋医学の影響も取り入れ始めた『解屍編』の内容は詳密正確で、かつ我が国二番目の解剖書として、杉田玄白らの学術的意欲をいっそう刺激したのであった。また、執刀補助をしたという原田尚賢は『蔵府図志《ぞうふずし》』（稿本）を記し、『解屍編』を入手した大坂の民間天文学者麻田剛立《あさだごうりゅう》（一七三四—九九）は、本書を手がかりに犬や猪を解剖し、心臓が正中腺の左側にあることなどの所見を豊後国の哲学者三《み》浦《うら》梅《ばい》園《えん》（一七二三—八九）に送り、梅園もそれらを『造物余譚《ぞうぶつよたん》』に記しているなどの影響も知られる。

　古河に戻ってからの信任は、門人らに紅毛流外科を伝授、孫の信頼（後に杉田玄白門人）や古河藩鷹見泉石《たかみせんせき》（一七八五—一八五八）の幼いときに蘭学の手ほどきをし、古河に蘭学導入の道筋を開いた。文化八年（一八一一）古河で没した。七十六歳、同地本成寺に葬られた。

海内医流の冠魁―永富独嘯庵

山脇東洋の門人のなかで、短命だったが日本医学史上、漢方と蘭方の架け橋的存在として、大きな足跡を残したのが長門出身医師永富独嘯庵《ながとみどくしょうあん》（一七三二―六六）である。独嘯庵は、享保十七年（一七三二）に長門の庄屋家に生まれ、のち赤間の医師永富友庵の養子となった。同郷の徂徠《そらい》学派の山県周南（一六八七―一七五二）に学んだあと、京都の山脇東洋に師事した。ここで古医方派の実証性と解剖への意欲を学んだ。

東洋は独嘯庵に、子の東門とともに越前府中（武生市）の奥村良筑《おくむらりょうちく》（一六八六―一七六〇）に吐方《とほう》（吐かせて治療する方）を学ぶように勧め、宝暦四年（一七五四）、「夫《そ》れ　志《こころざし》篤《あつ》き者は必ずや才を愛す、才を愛すは公忠（私心をすて大儀のため誠を尽くす）なり、公忠なる者は大度《たいど》（度量が大きい）なり、老夫（東洋）、後藤老人（後藤艮山）に見ゆるも亦《また》この如し」（『蔵志』）と励ましている。

奥村良筑は、後藤艮山門人で、臨床治療に吐方を復活し、甜瓜《てんか》（マクワウリ）などを吐剤として活用し、成果をあげていたため、京都などから門人が参集していた。良筑自身は著述を残さなかったが、門人の独嘯庵『吐方考《とほうこう》』や荻野元凱『吐方編《とほうへん》』などからその医方を窺うことができる。

良筑に吐方を学んだ独嘯庵は、さらに長崎に出て蘭学にふれ、西洋医学との融合をはかる必要性を感じた。宝暦十二年（一七六二）に、大坂に出て開業しつつ著述をおこなった。しかし、病弱だった彼は、明和三年（一七六六）に世を去った。吉益東洞に、もし自分が死んだなら、この人が海内医流の冠魁《かんべん》（優れた人、首位）となるだろうと言わしめたほどの天才であったが、わずか三十五歳の短い生涯であった。しかし、その著書『漫遊雑記《まんゆうざつき》』（一七六四）は、蘭学への深い理解と、後世の医師への多くの指針を示す記録となっている。
彼は、『漫遊雑記』序で、医学を学ぶ心構えを次のように記している。「凡《およ》そ古医道を学ばんとする者は、当《まさ》にまず傷寒論を熟読すべし。而《しか》して後《のち》、良師友を選びてこれに事《つか》え、親しくこれを事実に試むること、若《も》しくは五年、若しくは十年、沈研感刻して休まざるときは則ち自然に円熟するなり」と。親しくこれを事実に試むることの原文は、「親試諸事実」であり、親試実験主義そのものの主張である。したがって彼の治療法もまた実証的であった。

独嘯庵は誤治療例も記した。ある男子の腹痒《ふくよう》を寒疝《かんせん》（腹が冷えて痛む病気）と診断し、死ぬことはないと判断したが急死した。あとで『傷寒論』を読むと蔵結（臓の気衰により陰寒の凝結した病気）であった。当時精密に判断しなかったため誤診をしてしまったと述べ、無知や誤診による害悪は賊よりも甚だしいと、自らを厳しく戒めている。真摯な情熱的な学問態度である。したがって、医師として神妙《しんみょう》を得るには名利《みょうり》の心を去ること、流行医は名利に迷って生命に益なしと厳しく批判している。

『傷寒論』をはじめ、万巻の書から学ぼうとする彼は、長崎で見聞した蘭書からも学んでいる。オランダ医方について、「和蘭の医は汗《かん》・吐《と》・下《げ》を善くす。宝暦壬午（一七六二）の春、余西游して長崎に到り、訳師吉雄《よしお》氏（耕牛《こうぎゅう》）に就いて彼の医法を聞くを得たり」、「その国、人屍を解するを禁ぜず、その民もまた屠腸、絶筋の惨を屑とせず、是を以て、人病死して、病源明らかならざれば、則ち刳剝《こはく》してこれを視、以後、図を為す数千年、今にその書鬱然として存す。有志の士、考証玩案《がんあん》せば、志業を奨励すべし」と記している。西洋では病原が不明のときは解剖をおこなってきたので、解剖書が多くある。有志の士が出て、西洋の解剖書を考証すれば、それが医学を発展させるものとなると主張している。杉田玄白らの『解体新書』翻訳に先立つこと約一〇年前、宝暦十三年の発言である。卓見というべきであろう。

独嘯庵と号したように彼の医学的知見は独り先を歩んでいた。不治の病とされ、日本では治療法がないとされていた乳癌についても、「乳癌ノ治サザルコト古《いにしえ》ヨリ然《しか》リ、而シテ和蘭書ニ言ヘルコトアリ、曰《いわ》ク、ソノ初発梅核《ばいかく》ナルトキ、快刀ヲ以テ之《これ》ヲ割《さ》キ、ノチ金瘡《きんそう》ノ法ニ従ッテ之ヲ治スト、コノ言味アリ、与《よ》未《いま》ダコレヲ試ミズト雖《いえど》モ、書シテ以テ後人ニ告グ」(『漫遊雑記』一七六四)と記録している。西洋書から乳癌の初発梅核のとき摘出《てきしゅつ》手術がおこなわれていたことを見いだし、一文に記して、後人に託した。この文を読んで、乳癌の核を取り出すことで治療ができると発想し、全身麻酔での外科手術を工夫したのが、紀伊出身の医師華岡青洲(一七六〇—一八三五)であった。優れた医師は、後世の医界へ指針を与えてくれるものである。

独嘯庵は、製糖も手がけて地域の殖産興業にも意を用いた。門人に筑前の亀井《かめい》南冥《なんめい》(一七四三—一八一四)、京都の小石元俊《こいしげんしゅん》(一七四三—一八〇八)、長門の小田亨叔《おだこうしゅく》(一七四七—一八〇二)らがいる。

万病一毒説—吉益東洞

古方派の医師でありながら、他の古方派医師と異なる独自の説、万病一毒説を編み出したのが吉益東《よしますとう》洞《どう》(一七〇二—七三)である。安芸《あき》国(広島)出身で、名は為則、通称周助、号東洞という。畠山氏を名乗って、三十七歳ごろ「天下の医を医するに非ずんば、疾を救ふ効も多からず」(『皇国名医伝』)という高揚した気持ちで京都に出て開業したが振るわず、張り子人形作りでようやく生計をたてていた。姓を吉益に改めても貧苦は続いていた。

しかし、人形問屋主人の母親が大病したとき、たまたま東洞が石膏《せっこう》を取り去る時期などを適切に診断したことから、その主治医である山脇東洋の目にとまり、東洋の援助を得て医名があがり、京都東洞院にて門戸を張り、東洞と号するようになった。こうして多くの諸侯や名士を治療するようになり、多数の門人も集まった。

東洞は、古今の医学書を読み解くなかで、名古屋玄医や後藤艮山に影響を受け、古来の中国医学書はほとんど空理空論ばかりで、張仲景の『傷寒論』のみが信頼できるとした。さらに、当時の多くの医者がただ温補を施し、陰陽五行に拘泥して病因を論じる観念的態度と、師匠の教えを墨守するのみであることに憤りすら感じた。

東洞は、すでに三十歳頃に、万病はすべて一毒から生じ、毒を治すには毒をもって征し、毒を除けば病を治療できるという万病一毒説を主張していた。毒の存在部位が異なるため、疾病のさまざまな違い（万病）に見えるのだという。体内の毒も眼で見、手で触れるものとして腹診での確認を重視した。親試実験主義を徹底し、「夫《そ》れ空理虚論は徒《いたずら》に事実を害するのみ、医は唯《ただ》病を治す、病を治せずんば、いずくんぞ医者たらん、故に治術を獲るを以《もっ》て務《つとめ》となす」（『古書医言』）と、空理空論を排除し、実証を重んずるあまり、医の役割を治術に限定したため、医理研究がないとの批判をうけることにもなった。

「理は定準《ていじゅん》なく、疾は定証あり、豈《あ》に定準なき理を以て、定証あるの疾にのぞむべけんや」（『医談』）として、医理研究よりも、病の治療に実証ある薬の研究に専念することとした。彼はこうした立場から、『傷寒論』にみられる陰陽説的言説は後世の混入とし、『傷寒論』、『金匱要略』の主要な薬方を選び、陰陽説の素養がなくても処方できる即物的な『類聚方《るいじゅうほう》』（一七六五）を著した。

さらに『薬徴《やくちょう》』（一七七一）で、中国古代の『神農本草経集註《しっちゅう》』の著者陶弘景《とうこうけい》（四五六―五三六）以下の本草家説を批判し、張仲景の薬方を親試実験《しんしじっけん》によって確かめて、石膏、滑石《かっせき》、芒硝《ぼうしょう》、甘草、人参など五三種の薬物の薬効と用方について紹介した。本書は、東洞没後の天明四年（一七八四）に刊行され、後世に大きな影響を与えた。

この『薬徴』の自序で東洞は、「扁鵲《へんじゃく》の法、以ってその方を試《こころ》みるに、薬の瞑眩《めんけん》するや、厥《そ》の疾乃《すなわ》ち瘳《い》ゆ」「本草の云《うん》、終《つい》にその験《しるし》なし」「故に扁鵲の法に従事し、以ってその方を試みること茲《ここ》に四十年」と述べ、本草の法よりも、扁鵲の法（中国古代の名医の法であるが、ここでは張仲景の法の意）が病を癒した効果があったので、それによったと古方派の立場を明らかにしている。また、彼は疾医（疾病を治療する医師）として、病人を薬で治癒するために、本草の調剤的な立場を排して、生薬の薬効を実験し分析し、『薬徴』を著した。これは現代医学の薬分析の基調的思考といえる。

たとえば、人参の薬効は「心下痞堅《しんかひけん》（みぞおちがつかえて硬いこと）・痞鞕《ひこう》・支結《しけつ》（みぞおち部につっぱりがある状態）を主治するなり。旁《かたわ》ら不食・嘔吐・喜唾《きだ》（つばがしきりに出る状態）・心痛・腹痛・煩悸《はんき》（激しい動悸）を治す」と記した。東洞は、諸方の人参証を渉猟し、かつ実験により、人参の薬効はみぞおちが痞《つか》え硬い症状や、つっぱりのある状態を主治するとした。これは、人参が万病に効くとする人参神話を排し、人参の薬効を特定している。現代でも、人参を薬の主方とするとき、みぞおちの痞えの有無が鑑定の決め手となっているようである。

この『薬徴』は初学医師の手本となり、幕府医官多紀元簡《たきもとやす》（桂山《けいざん》　一七五五―一八一〇）は「東洞の薬徴は識見ありて有用の書なり」（『時還読我書』一八七三）と評価しており、東洞の立場に批判的な医師らも『薬徴』の意義は認めている。

東洞は安永二年（一七七三）七十二歳で没した。跡は長男の南涯《なんがい》（一七五〇―一八一三）、南涯養子北洲《ほくしゅう》（一七八六―五七）と続いた。南涯は名を猷、字は修夫、号は謙斎、南涯、幼名は大助、後に周助《しゅうすけ》といった。吉益医家を発展させ、父の治療法の不備や万病一毒説を修正して、気血水説を唱え、これが漢方の代表的病理論として今日まで伝えられている。

吉益家門人については、呉秀三氏は『通刺記《つうしき》』によって「宝暦元年（一七五一）ヨリ安永二年（一七七三）マデニ五百四十三人」（『東洞全集』）とし、矢数道明氏は奥田本『東洞先生門人帳』を紹介し、東洞門人は五八二人、南涯・北洲門下は抜粋のため各々三一九・一一三人と紹介した。

これらに対し、町泉寿郎氏が、吉益家門人録（東京大学附医学部図書館蔵）により、呉秀三氏や矢数道明氏の先行研究を修正した。町氏によれば、東洞門五二七人、南涯門三五四人、北洲門一二六人となり、吉益家入門者数は文化三年（一八〇六）の前後数十年がピークであった（町 二〇〇一）。

主な門人に、九州各地に吉益流を広めた肥後の村井琴山《むらいきんざん》（一七三三―一八一五）、師東洞の説を補強すべく『傷寒論弁正』『傷寒名数解』を書いた京都の中西深斎《なかにししんさい》（一七二四―一八〇三）、『腹診録』などで腹診の方法を深化させた和田東郭《わだとうかく》（一七四四―一八〇三）、『医断』を編集し、天命説論争を起こした肥前多久《たく》出身医師鶴田元逸《つるたげんいつ》（一七二七―五六）、近江の医師中神琴渓《なかがみきんけい》（一七四四―一八三五?）らがいる。

『医断』と『斥医断』―天命説論争

東洞医説をまとめていた鶴田元逸が『医断』（一七四七元逸序）を編集途中で亡くなったため、同門の中西深斎が虚実編を補足し、宝暦九年（一七五九）に刊行した。長門出身儒医滝鶴台《たきかくだい》（一七〇九―七三）も序文を書いている。内容は、司命《しめい》、死生、元気、脈候、腹候、臓腑、経絡《けいらく》、鍼灸《しんきゅう》、栄衛、陰陽、五行、運気、理、医意、毒薬、薬能、薬産、古方、名方、仲景書、病因、治方、産褥《さんじょく》、初誕、痘診など三七編からなり、東洞の医説を明快に紹介したもので、天命説も述べられていた。

本書が刊行されると、京都の古方医家畑黄山《はたこうざん》（一七二一―一八〇四）が激しく反発し、三年後に『斥医断』を著して、天命説への全面的批判を展開した。東洞のいう天命説は、「死生は命なり、天より之を作す。医も之を救うこと能わず」（『医断』）とし、病気は医治の対象であるが、患者の生命は天命であって、医のあずかり知らないところであるから、人事をつくして天命を待つ覚悟で、治療に専念せよというものであった。

これに対し、黄山は「吉益子、死生は医の與《あず》からざる所と謂う。この言の弊、終《つい》に庸愚《ようぐ》（平凡でおろか）の者をして人の死を視ること風花の如くならしむ、吁《ああ》、民病みて将疇《はただれ》にか依らん」（『斥医断』序）と慨嘆し、東洞の天命説は、一般の者からみれば、死は散りゆく風花のようになり、誰に頼ったらよいのか、と批判し、さらに「医、当《まさ》に治すべきを以て治す可《べ》しと為し、治す可からざるを以て治す可からざると為すべし。何ぞ必ずしも命をいわんや、人の病を治し癒えずして而《しか》して皆之を命と謂う。豈理《あにことわり》ならんや」（『斥医断』死生編）、治療が及ばなかったらそれを命というのであり、当然の理であるから、あえて天命などという必要はない、天命説は、凡庸の医者にとっては自分の医術の未熟さを隠す言い逃れに使われてしまう大きな害を為《な》すものだと批判し、天命説論争が展開した。

東洞説の背景には、「世医動《やや》もすれば、すなわち予《あらかじ》め其の死生を定む。彼其の意に謂《おも》えらく、吾手に斃《たお》るれば、則《すなわ》ち名に害あり」（『医断』死生編）という、死に近い患者を診て亡くなれば、自分の名に傷がつくから診ないという風潮があり、東洞は、そういう臆測をもって患者を診ないことでかえって鬼籍に追いやることになると批判した。死生については医の預かり知らぬところで最後は天命であるから、それまで医者として治療のために人事を尽くせば鬼神に愧《は》じ入るところは何もない、という意味での天命説だった。

これに対し、筑前の亀井南冥は、「今死生は命なり、医の與《あず》からざる処と云ふは、勝敗は運、大将の與からざる処と云ふに異なることなし」（『続管豹俚言』）とし、死生に与らぬとは医業の放棄であり、言ってはいけない言葉だと批判する。

東洞説の支持者は中西深斎のほか、村井琴山《むらいきんざん》（『医道二千年眼目』）、賀屋恭安《かやきようあん》（『続医断』）ら、黄山説支持者は山脇東門（『東門随筆』）、亀井南冥（『続医断』）らで、死を目前にした患者に対する医師のあり方は、医療の本質を問うものであったから、この天命説論争は江戸時代の医学論争でも最も大きなものとなった。また、時代を超えて、死を目前にした患者を前にした医師の治療のあり方として、現代医療にも問われている課題ともいえよう。

田舎流の儒医—亀井南冥

東洞説の批判者の一人、亀井南冥《かめいなんめい》（一七四三—一八一四）は、独嘯庵の『漫遊雑記』の序文を二十歳で書くほどの秀才で、天明四年（一八七四）に出土した金印を儒書や歴史書から本物と考察した『金印考』の著者、儒学者として知られるが、医学の面でも、吉益東洞門人の肥後の村井琴山と並び称される九州を代表する儒医であった。

寛保三年（一七四三）、筑前の村医師亀井聴因《ちょういん》の長男として生まれた。父に医を、肥前の僧大潮《だいちょう》に漢学を学び、京都に出て吉益東洞を訪ねたが、すぐに辞去して、永富独嘯庵の門人となった。帰郷後は、博多で医業のかたわら、漢医塾を開き門人を集めた。独嘯庵の没後、九歳の亀山を引き取り養育して、後に五島侯へ出仕させている。

安永七年（一七七八）に福岡藩に召し出され、天明四年（一七八四）に、藩学問所甘棠館《かんとうかん》の祭主（館長）に就任した。このとき金印が発見され、南冥はすばやく『後漢書《ごかんじょ》』東夷伝《とういでん》から本物と考証した「金印考」を著し、その名を全国に高めた。その学風は、徂徠学の復興を主とするものであったため、寛政二年（一七九〇）の寛政異学の禁で、幕府が朱子学以外を禁止したことを理由に、対立していた修猷館《しゅうゆうかん》祭主竹田氏らから攻撃をうけ、寛政四年に甘棠館祭主の地位を追われ、蟄居謹慎の身となった。甘棠館は子の昭陽《しょうよう》（一七七三―一八三六）により続けられていたが、寛政十年（一七九八）に炎上し、以後廃止された。著述に『論語語由』のほか医学に関する著述は少ないが、『古今斎伊呂波歌《ここんさいいろはうた》』『南冥問答』などがある。

『古今斎伊呂波歌』では、「医は意なり、意というものを会得せよ、手にもとれず画にもかかれず」や「不巧者な医者ほどわけて陰陽や　肝木脾土と理屈ばるかな」と、医は意を会得せよ、陰陽五行説にはこだわるなと医師の心構えを歌にしている。

南冥の医学への態度は、吉益東洞流の「傷寒論は的実なる好書故、随分取り用い、傷寒論にて万病を療すというは虚言にて指さしもできる故、左様の意地を張らず、千金方《せんきんほう》・外台《げだい》（秘要《ひよう》）など宋明の名家の書にも博くわたり、経験の方、至当の説は取り用いたきものなり、瘡毒なれば黴瘡秘録《ばいそうひろく》、痘疹《とうしん》なれば活幼心法、いずれも傷寒論よりは用達なり」（『読管約俚言』）と、『傷寒論』一辺倒でなく、その短を唐・宋・元・明の後世方で補うことを主張している。したがって、その塾では、漢代の『傷寒論』だけでなく、『千金方』や『外台秘要』などの唐・宋・明などの医書も自由自在に読ませていた。

当時、藩医の風俗として剃髪《ていはつ》が当たり前であった。寛政九年（一七九七）に亀井塾に入った小城藩医の子佐野文仲《ぶんちゅう》は驚いた。自分を除いて皆、総髪《そうはつ》だったからだ。父に急いで連絡をした。父佐野泰庵《たいあん》は早速、藩へ願い出て、稽古中だけは総髪を許可していただきたいと願い出て許可をもらった。南冥塾の自由闊達な雰囲気を物語るエピソードである。

総髪をめぐっては、古方派を確立した後藤艮山が旧来の剃髪をやめ、総髪にしていた。その革新的気風は、市井《しせい》の町医や蘭方医緒方洪庵《おがたこうあん》などに受け継がれた。後日の話になるが、亀井塾の自由な学風を体験した佐野文仲は小城藩医としては剃髪をしていたが、慶応二年（一八六六）に息子の安靖《あんせい》を長崎へ修業に出すにあたって、剃髪にてはドイツ学が修業できないので総髪を許可してほしいと願い出て許可されている。さらに文仲らの請願もあって、明治元年（一八六八）には、医者の風俗に頑固な小城藩でも文明開化のため、医師は総髪勝手次第となった。伝統医学に対する風俗からの改革も進んだのである。

『南冥問答』は、暴瀉《ぼうしゃ》という急性下痢症は、親の過保護による育児からなるという南冥の独自医論を、問答式に述べたものである。そのなかで、小児は田舎流に育てることが大事であり、田舎流に育てるとは、存分に乳を飲ませ、食をさせ、ときには飢えさせ、風日にさらし、存分に走り回らせ、存分に啼かせ、叱りもし、少々の病にも薬を用いず、随分粗略に育てることであるという。過保護なもやしっ子では病気になるのだというのである。

寛政期の亀井塾は、総髪勝手の「田舎流」の自由な学風にあふれており、蘭学などの新たな学問を受け入れ、自主性を重んずる教育により、蘭学者稲村三伯《いなむらさんぱく》（一八五八―一一）、秋月藩儒学者原古処《はらこしょ》（一七六七―一八二七）、漢学者広瀬淡窓《ひろせたんそう》（一七八二―一八五六）など多彩な人材を育てたのであった。

南冥は文化十一年（一八一四）に居宅の失火で死去し、西町浄満寺に葬られた。七十二歳。子の昭陽が儒学を継ぎ、徂徠学をもとに朱子学をとりいれた亀門学を大成した。

正常胎位の発見―賀川玄悦

古方派における実証精神の産科における体現者が賀川玄悦《かがわげんえつ》（一七〇〇―七七）であり、彼は、賀川流産科を創始し、わが国近代産科学の基礎を築いた。玄悦は彦根《ひこね》に生まれ、七歳で母の実家賀川家の養子となった。しかし、彼は、農業をきらい京都に出て、京都の町外れにあたる一貫町（現松屋町通）で古鉄銅器を商い、按摩鍼灸《あんましんきゅう》術で生計を立てながら、医学を独学で学んだ。

あるとき、隣家の産婦が難産で苦しんでいた。見ると胎児の手が女陰から出ていて産婦は今にも死にそうである。助けようと、とっさに家にあった古鉄を量る天秤の鉤《かぎ》に緒をつけて（提灯の鉤という説もある）、胎児を掻き出して産婦を救った。玄悦が鉗子《かんし》分娩に成功した最初である。

当時、難産で死ぬ産婦も多かった。進むべき道を産科術に見いだした玄悦は、貧しい産婦を自宅で養生させては、研究を続け、鉄製の産科鉗子による手術的分娩法を応用した。この術は多くの産婦の命を救い、名声が高まり、産婦は門に満ちるようになった。

鉗子分娩法は、西洋ではベルギーの外科医ジャン・パルファン（Jean Palfyn　一六五〇—一七三〇）が一七二一年にパリで紹介し、日本へは、シーボルトが文政六年（一八二三）来日して初めて紹介したといわれるが、我が国では玄悦の独創である。

玄悦は、出産に関する産前の七五難、産後の一二五難を救うために本を出そうとしたが、じつはほとんど無学だったため、文章が書けなかった。そこで儒者皆川淇園《みながわきえん》（一七三四—一八〇七）に執筆を依頼した。明和二年（一七六五）に淇園の書き上げた『子玄子産論《しげんしさんろん》』四巻が刊行された。玄悦六十六歳のときだった。

本書で示された玄悦の最も優れた医学的業績は、正常胎位の発見である。従来『医心方』などによれば、子宮内では、胎児は最初は頭を上にして分娩直前に転倒して出産するものと考えられていた。玄悦は、妊婦の腹を自らの指で触った経験から、胎児が出産直前に腹の中で回転したら腹は破裂してしまう、妊娠五ヵ月以後、頭部を下にし、背を前方に向けて位置している（背面倒首）のが正常胎位であると主張した。

しかし、この説は当時の多くの産科医にも信じられていなかった。玄悦と同じ頃に、ようやく西洋でも米国の産科医ウィリアム・スメリー（Willam Smellie　一六九七—一七六三）が『解剖図譜』（一七五四）で唱えるようになったばかりで、先駆的すぎて類書がなかったからである。

のちに杉田玄白が、『解体新書』巻四において、私は、玄悦の妊娠五ヵ月頃から倒居するという説を疑っていた。オランダ書には胎児の位置について正確に記した図がなかったからである。しかし、最近、イギリスの産科書（スメリーの英語本であろう）を見たとき、玄悦の説が正しいことを知った、私がこの

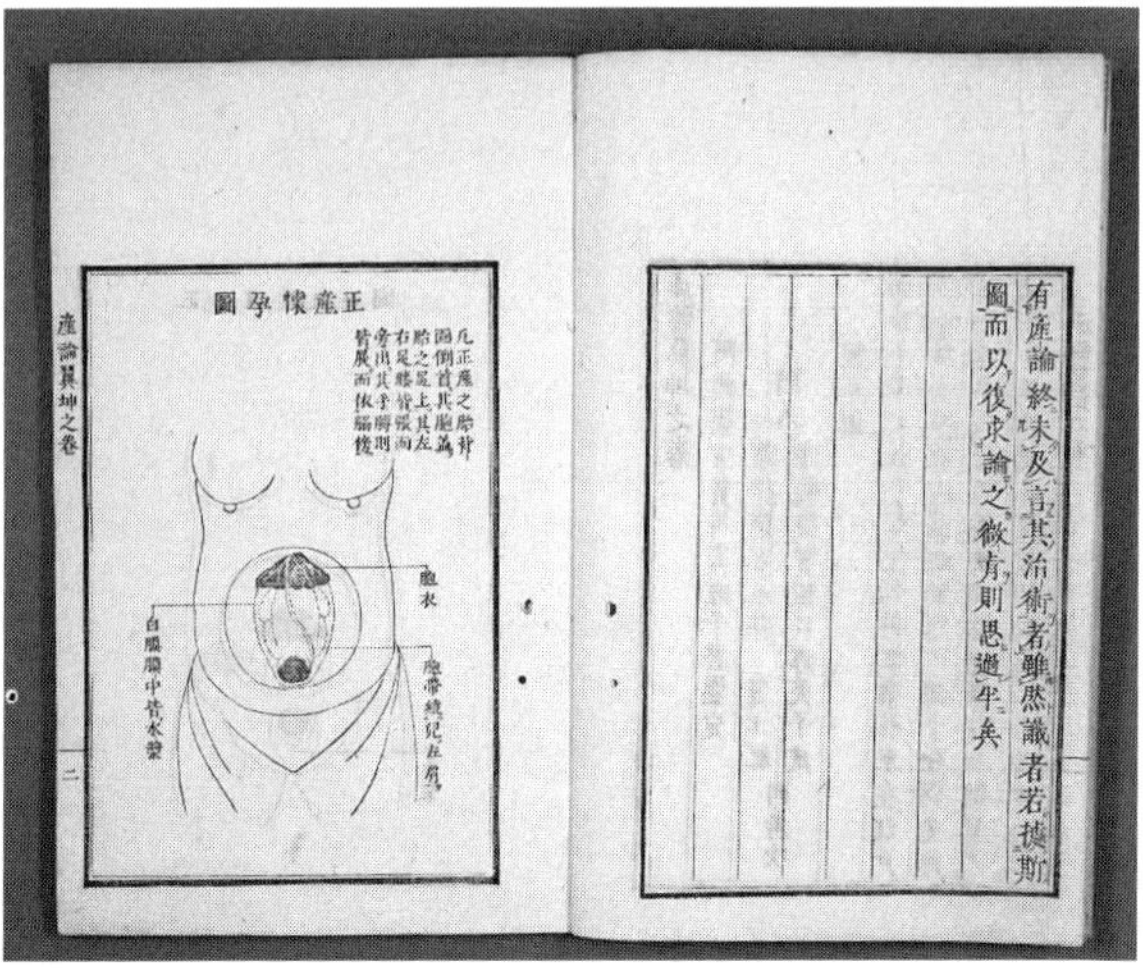

図9　正産懐孕図『産論』

一文を記載するのは玄悦の功績を賞賛するためであり、医学徒は西洋医学書に類例を見ないことを根拠に疑いをもってはならない、と戒めを書いている。玄悦の実証精神とその先駆的医学業績に感動した玄白が、自らの誤りを謙虚に認め、玄悦の業績をわざわざ書き留めたのである。

玄悦は、お産の俗説、たとえば、産後に七日七晩椅子に座る風習や、妊娠時の腹帯などは害であることを『産論』で主張し、それらの悪習の廃止を主張した。産科学を実践的に革新した玄悦は、安永六年(一七七七)に死去し、下京区の玉樹寺に葬られた。辞世の句が「天地のめぐみにかなふわが道はつとめて人を救ひ給へや」という。

玄悦の実証的産科術は、長男有斎《ゆうさい》(玄吾《げんご》、満卿、一七三三—九三)・養子賀川玄迪《げんてき》(一七三九—七九)や門人らに伝えられた。また、のちにシーボルトによりドイツにも紹介された。玄迪は、出羽国出身で二十歳で玄悦に入門した。謹厳実直な性格で、勉学につとめ、入門一七年目の安永四年(一七七五)に『産論翼《さんろんよく》』(二巻)を刊行した。これは『産論』を補訂し、新たな説と三二の懐孕図《かいようず》を載せたもので、のちに幕府儒官となった儒者柴野《しばの》邦彦（栗山《りつざん》　一七三六―一八〇七）が序文で「余、方伎《ほうぎ》（医術）ノ書に於テ、一も解する所なし」「但し翁（玄悦）の人となりを以て、其の言の欺かざるを信ずる」とその学術への信頼を述べている。玄迪は、玄悦の最もよき後継者であり、『産論』と『産論翼』とは一体として、賀川流産科の基本書となった。

玄悦以来、賀川塾済生館《さいせいかん》には全国から門弟が集まり、有斎系統の門人帳『賀川門籍』にも、明和六年の岡田文哉《おかだぶんや》（讃岐）から明治八年の加藤百家（近江）まで九四九人の門人が記されており、賀川流産科は我が国を代表するものとなった。

山脇東洋の子、格次郎は、玄悦のもとで学んでのち、富山藩医 橘 玄格《たちばなげんかく》（?―一七八六）として名をなした。玄悦に学び、将軍家斉の大奥に仕えた産科医が片倉鶴陵《かたくらかくりょう》（一七五一―一八二二）である。

4　庶民とともに生きる医師

守農大神―安藤昌益

一八世紀の中頃、東北の地に「直耕《ちょっこう》の世」を理想とする医師が活動していた。安藤昌益《あんどうしょうえき》（一七〇三―六二）である。通称は孫左衛門、号は確竜堂《かくりゅうどう》。出羽国秋田郡二井田《にいだ》村の村役人級の農家に生まれた。生涯に不明なところが多いが、十八世紀中頃、陸奥国八戸《はちのへ》城下で町医者を開業し、八戸藩士、町医、商人らと交流しつつ、禁欲的生活を続け、学究にいそしんだ。宝暦三年（一七五三）に主著『自然真営道《しぜんしんえいどう》』（三巻）を刊行した。稿本は一〇一巻もあり、士農工商《しのうこうしょう》の身分制を否定、万人が耕す自然世を理想とした思想が描かれている。宝暦八年（一七五八）頃には、帰郷し、生家や村の復興にあたり、自らを守農大神と称した。

昌益は、「人は自然の全体なり。ゆえに自然を知らざる則《とき》は吾が身神の生死を知らず」（『自然真営道』自序）と記したように、自然界の法則にのっとる生活・社会を健全なものとし、独自の気一元論、陰陽五行説をもとに医学原理を説いている。まだ曲直瀬流後世派の流れが主流で、古方派による実証的親試実験主義は、昌益のもとに十分届いていなかったが、その医論における思弁性は傑出したものであった。『自然真営道』の稿本一―二四巻は、儒教・仏教・巫道《ふどう》など既存思想批判で、二五巻が平等社会の主張である。一九巻「医者真者問答巻」、二六巻「活真妙道転定気行互生巻」、三五―三七巻「人相書」があり、五八巻「古医方妄失論巻上」以降が医法論であり、『自然真営道』は基本的に医方書として見ることができる。とりわけ、昌益は現代でいう精神病理学分析に優れた知見を有していた。

昌益の精神病理学については、寺尾五郎、岡田靖雄両氏の研究がある。昌益の時代には、まだ脳と神経の機能は知られていなかったため、昌益は、精神が異常になる原因は「府蔵《ふぞう》傾キ狂フ」ことであるとしていた。そうした限界にもかかわらず、すでに異常現象のうちの器質的な「癲癇《てんかん》・眩暈《めまい》」と心因的な「狂気《きょうき》・乱神《らんしん》」とを別の異常として扱っている（『安藤昌益全集』第六巻、以下全集）。さらに、癲癇以外の精神異常を、「狂気」「邪祟《じゃすう》」「乱神」の三つに分けている。狂気は極度の錯乱状態、邪祟は憑きもの、憑依性《ひょういせい》精神病、乱神は乱心でいわゆる精神障害をさす。さらに、精神異常を、ふさぎの虫に憑かれる鬱《うつ》状態のみならず、走り狂いだす躁《そう》状態にも着目しており、現代的な精神病理学に通ずる着眼点を有していた。

この三つのうちの「乱神」は、人間の腑臓の「厚薄・大小・上下・傾直」の関係によってさまざまな性格の傾向性がみちびきだされ、そのうち腑臓の傾きが著しく偏っている者が精神異常の「乱神者」となるとした。その腑臓の傾きが完全に狂っている段階までひどくなった者が「聖釈《せいしゃく》」（聖人・釈迦）であり、「上ニ立チ」「不耕貪食」する権力者たちであると断定する。つまり、昌益は最悪の乱神者、精神異常者は、聖人（儒者）や釈迦（仏教者）ら不耕貪食《ふこうどんしょく》の徒であると断じている。

庶民と生活を共にしていた昌益は、庶民に起こる精神異常の現象をつぶさに観察して、二四症の分類をおこなった。「人相巻乱神病論」（全集第七巻）に、泥淫病《でいいん》（性的神経衰弱状態）、脱神病《だっしん》（無食欲軽鬱状態）、妄神病《もうしん》（軽躁状態）、鬼邪病《きじゃ》（強鬱病）、急切風《かまいたち》（かまいたち）、妄寝病《もうしん》（夢遊病）、恐鬼病《きょうき》（強迫幻覚）、絶魂病《ぜっこん》（発作的知覚喪失）、進逆病《しんぎゃく》（重症の躁状態）、退逆病《たいぎゃく》（重症の鬱状態）、埋神論《まいしん》（神経衰弱）、伏真病《ふくしん》（強度心身症）、平語症《へいご》（脈絡なき平常会話）、重魂病《じゅうこん》（幻覚のある対話性独語による統合失調症）、離魂病《りこん》（重度の妄想性統合失調症）、分体病《ぶんたい》（二重身の症状）、生霊病《いきりょう》（誇大被害妄想）、死霊病《しりょう》（死者への強度の恐れによる心因反応）、縊首病《いしゅ》（自殺衝動の強い鬱病）、摧圧病《さいあつ》（放心状態脳器質疾患）、溺水病《できすい》（水恐怖症）、噎煙病《えつえん》（強欲性格異常）噎雪風《えつせつぷう》（喘息による呼吸異常）、逆乳病（産褥変調）の二四例をあげ、それぞれその症状と病因を列記している。溺水病、噎煙病、噎雪風などは精神病とするには無理があるが、精神疾患に対する分類の多様性と客観的な観察眼の鋭さは、江戸時代精神病理学の最高水準にあったし、世界的にも先駆的であった。

昌益はこれらの精神病理を忌み嫌うのではなく、病者との懇切な対話により「理ヲ明カシ暁《さと》シテ之レヲ治ス」という治療をおこなう医師としての態度と言葉を残している。寺尾五郎氏によれば、この態度こそは、ヒューマニズムに満ちた、世界で初めての現代精神病理学の成立宣言といってもよいとされる。江戸時代医学史上で、精神病に早く触れているのが曲直瀬道三の『啓迪集』である。中悪門と癲癇門《てんかん》に、中悪（悪しきものにあたる）・鬼撃（鬼の攻撃）・狂・癲（気が狂う）・癇（ひきつけ）について、それぞれ簡単な解説がある。

次いで、昌益より一世代前の香川修庵が、『一本堂行余医言』巻之五癇で、「癇ハ驚・癲・狂ノ総名ニシテ尤モ衆ニ廣ク兼所也」と精神病として扱っている。不眠症は「夜間耿耿《こうこう》トシテ曾テ睫《まつげ》ヲ交ヘズ」、誇大妄想は「嘐嘐然《ほうほうぜん》トシテ自ラ高賢」し、鬱症は「過誤ヲ自リ咎メ懊恨嗟嘆《おうろうさたん》」するなどの症状を記述し、さらに癡騃《ちがい》（痴呆）・體輭《たいぜん》（運動障害）・不食（無食欲症）・不大便（便秘）・不寐（寝）（睡眠障害）などの精神障害についても記述している。ただ、これらの記述の多くは、『素問』・『霊枢《れいすう》』あるいは『史記』などからの抜粋による文献と概念の考証に終始していた。この点でも、庶民の精神病を実地の生活から診て、独自に詳細に分類し、治療に活かそうとした昌益の精神病理学の知見は、大変優れた思惟的所産であったといえる。

田舎の救荒医―建部清庵

昌益より少し遅れて、東北の農村で医学知識を生かして農民らをあいつぐ冷害や飢饉の苦しみから救おうと懸命に地域医療をおこなった医師がいた。建部清庵《たけべせいあん》（一七一二―八二）である。清庵は、正徳二年（一七一二）仙台藩の支藩一関《いちのせき》藩の藩医の家に生まれた。先祖は豊臣家家臣で流浪後、鍼灸医をしたりして清庵の父の代に一関藩医となったという。清庵は、医を仙台藩医に学んだあと、藩費で江戸へ遊学し、延享四年（一七四七）の家督相続により、藩医として医業を営んだ。

宝暦五年（一七五五）五月中旬より寒冷が続き、仙台領では平年の二、三割しか収穫がないところもあった。一関藩は、飢饉に備えて儲蓄倉《ちょちくそう》を三つ置いていたので、この飢饉の際にも窮民に施しができた。施しを目指して他藩領から鵠面鳥形《こくめんちょうけい》（鳥のように頬がこけた顔つきで、足がやせ細っていること）の老若男女が蟻のごとく群がり来た。なかには、路端で息絶えているものも多数いて地獄の有様だった。これを目にした清庵は心を痛めた。農は天下の本なり、平日、農夫の力で安楽に年月を送っている恩の万分の一をも報いるのはこのときと、救荒用食物をまとめ、食あたりの解毒方を記した『民間備荒録《みんかんびこうろく》』を、同年十二月に著し、藩に献上した。藩へ献上したのは、村役人が救荒に対する術を知らないと農民が苦しむので、藩を通じて彼らに救荒術を伝える意図があったからだった。本書は、藩により手分けして写されて、村役人らに配布され、領内から各地に広まることになった。

この写本が江戸の書店、申椒堂《しんしょうどう》須原屋市兵衛の目にとまった。市兵衛は茂兵衛家から分家して、いち早く地方文化に関する書物出版に心がけていた。のちに杉田玄白らの『解体新書』をはじめ、大槻玄沢《おおつきげんたく》、宇田川玄随《うだがわげんずい》らの本を手がけた革新的本屋である。市兵衛から書籍刊行の乞いをうけた清庵は、もとより出版の意図はなかったので固辞した。が、その清庵を、幕府医師渡辺立軒のもとで眼科修業していた清庵門人衣関甫軒《きぬどめほけん》（伯龍《はくりゅう》　一七四八―一八〇七）らが説得した。こうして明和八年（一七七一）に『民間備荒録』（一七七一）として刊行された。

序文を依頼された幕府医師曲直瀬道三（橘寿国）は、「国医の実は清庵にあり」と、清庵の挙を賞賛した。本書の内容は、中国の『荒政要覧《こうせいようらん》』と宮崎安貞《みやざきやすさだ》の『農業全書』などをもとに清庵の経験知識からまとめたもので、上巻の「備荒樹芸之法」では棗《なつめ》・柿・栗・桑・油菜《あぶらな》を救荒植物としてその食法や効能、植樹法を記し、「備荒儲蓄之法《びこうもうちくのほう》」では、先の四木を植えて実がなればその一部を売却して、麦・稗《ひえ》・粟《あわ》類を貯穀する方法を紹介した。下巻の「療垂死饑人法《りょうすいしきじんほう》」や「救水中凍死人法《きゅうすいちゅうとうしじんほう》」は飢餓人や寒中に凍死しかかった人の救命法で、それと「食草木葉法」、「食生松柏葉法」などが本書の眼目で、飢饉時に食する葛粉《くずこ》・蕨粉《わらびこ》・カラスウリの根、栃《とち》の実・雑草・木の芽など野生植物八〇余種類の食し方、毒性、調理法、解毒法を記している。飢饉時に野草を食べてかえって毒にあたり命を縮めることのないように、詳細に野生植物の食し方を記したのである。さらに文字の読めない庶民のために、明和八年（一七七一）に『備荒草木図《びこうそうもくず》』をまとめている。これは約六〇年後の天保四年（一八三三）、すなわち天保飢饉の際に、杉田家塾天真楼《てんしんろう》から出版された。

江戸時代の多くの救荒書は、天保飢饉以後、その対策のために刊行された。清庵が農民に養ってもらっている恩返しに書いた『民間備荒録』は、以後の救荒書の先駆的モデルとなった。

小児科・内科医の本居宣長

国学の大成者として知られる本居宣長《もとおりのりなが》（一七三〇―一八〇一）の本業は医師であり、国学の大家として知られるようになった晩年においても、死の一〇日前まで診察をおこなっていた。寛政四年（一七九二）には、紀州藩から御針医《はりい》格十人扶持という微禄をもらっている。国学の講義としての仕官であったが、身分は医師であった。そこで、あまり知られていない宣長の医療活動と国学思想への医学の影響を、服部敏良、高橋正夫各氏の研究を手がかりにみる。

宣長は、伊勢国松坂《いせ まつざか》(現在の三重県松阪市)の木綿《もめん》商小津《おづ》家次男として生まれ、幼名は富之助《とみのすけ》。兄の死後、小津家を継いだが、宝暦二年(一七五二)、二十三歳のとき、母のすすめにより医学修行のため京都へ遊学した。京都では鍼灸の大家で後世派医師堀元厚《ほりげんこう》(一六八六―一七五四)に『素問』・『霊枢』などの医書購読を学んだが、元厚が没したため、小児科医武川幸順《たけがわこうじゅん》(一七二五―八〇)に入門し、医術や本草書を学んだ。同時に、儒医堀景山《けいざん》(一六八八―一七五七)に儒学のほか古典を学び、国学への関心を高めた。なお、吉益東洞も堀景山を頼って上京したことがある。

景山没後、二十八歳で松坂に帰郷し、すぐに医を開業した。その決意を「これよりくすしのわざをもて家の産とはして(中略)もはら皇朝のまなびに心をいれて、よるひるいとはずはげみぬ」(『家の昔物語』)と述べている。まず医業を家産として懸命に励み、その余暇に皇朝の研究をするというものであった。そして彼はその決意通り、日中を診療にあて、夜を『源氏物語』などの古典研究や門人への講義にあてる生活を生涯つらぬいたのだった。

三十四歳のとき、賀茂真淵《かものまぶち》(一六九七―一七六九)との運命的出会いをした。『古事記』編纂の志をうちあけた宣長に対し、真淵は入門と指導を約束し、激励した。この出会いを励みに、以後、医業を続けつつ、三五年もの歳月をかけて『古事記伝』四四巻を完成した。

表8　本居宣長の年収

年	西暦	病人数	調剤数：服	謝礼：両以下略
安永7	1778	380	5505	73両余
安永9	1780	463	8429	95両余
安永10	1781	448	8165	96両余
天明2	1782	362	4750	35両余(盆後)
寛政4	1792	284	3739	28両余(盆後)
寛政5	1793	303	3828	54両余
寛政9	1797	228	678(盆後)	47両余
寛政11	1799	57(盆前)	629(盆前)	17両余(盆前)
寛政12	1800	111	1206	16両余(盆前)
享和元	1801	32(盆前)	141(盆前)	—

本居清造氏調査による.

宣長は『済世録《さいせいろく》』という診療簿をつけていた。そこには盆前と盆後に分けて毎日の病人名と処方、処方した薬の数、薬礼の金額などが記されている。安永十年（一七八一）の患者数が多いのは風病（風邪など）が流行したため、収入も九六両余となり、記録上では最高額となった。

しかし、医業が盛んになることはジレンマとなった。宣長は、安永十年十一月廿九日の日記に、「自十月より今月に至り風病《ふうびょう》大流行、諸国一同也」（『本居宣長稿本全集』第一輯）と書き、その三年後になって、名古屋の年上の門人田中道麿《たなかみちまろ》（一七二四—八四）に宛てた書翰で、「（安永十年）十月霜月両月の間、大いに風病流行いたし、甚だ俗用しげく、一向に学問事廃し、漸《ようや》く此間、少々手透《てすき》を得たり。夫故《それゆえ》、右の御返事甚延引致し候」（天明四年十月四日宛書翰）と、俗用（医療活動など）のため学問がまったくできず返信が遅れたことを詫び、伊勢の神官荒木田尚賢《あらきだひさかた》宛書翰にも「古事記伝中巻、ようよう近頃清書にかかり申し候、扨々《さて》はかどり不申、不堪嘆息候」（天明元年三月十九日付）と執筆のはかどらないことを嘆いている。医業が盛んになると、学問がまったく進展しないことのつらさをつい友人らに洩らしていたのだった。宣長は、この時期『古事記伝』中巻の執筆をすすめており、医業と国学研究という二足のワラジを履くことの困難さを、いっそう痛感していた。

寛政期になると、晩年のためかなり医業収入は減っているが、国学門人の謝礼などで医業収入を補っていたとみられる。

宣長は、家伝薬として虫おさへ薬、胎毒散《たいどくさん》、六味地黄丸《じおうがん》などを製造し販売していた。天明六年（一七八六）の記録にみる六味地黄丸の処方は、生地黄《じおう》一斤《きん》を酒五升でわり、山茱萸《ぐみ》・山薬各八〇目、牡丹《ぼたん》皮・茯苓《ぶくりょう》・沢瀉《おもだか》各六〇目に蜜を加えたもので、その宣伝文には「精製　六味地黄丸　百目代銀札五匁六味地黄丸効能ノ事ハ、世人ノヨク知ルトコロナレバ」、「同方ナレハ何れも同し事と心得、曾而此吟味ニ及ハザルハ粗忽ノ到也」と、宣長の六味地黄丸は同じ処方でも特別効能があることを宣伝している。

宣長の唯一に近いまとまった医論は、京都遊学時代の二十七歳のとき、大村藩へ帰る友人医師藤文興へ送った文にある。そこには、『素問』・『霊枢』が寿世の大法である、宋・元・明の医学を固守しているのは愚昧である、陰陽五行を排する後藤（艮山）・香川（修徳）らの説は千古に卓絶しているが謬誤がある、山脇（東洋）は識見があるが、無稽《むけい》（根拠のない）の言が多く、わずかに峻剤《しゅんざい》をよく用いるのみである、李東垣・朱震亨や張仲景などは一医人であり聖人や神のように考えることは誤りである、病は薄薬軽剤によって治すのではなく、病を征圧できるのは一気のみである、医師は真気《しんき》の趨勢《すうせい》を察し、薬石を順導補佐すれば、真気大いに振るい、汗《かん》・吐《と》・下《げ》の宜しきを得て病が癒える、治療の方術は気を助けることにある、気を養うことが医の至道である、古方医家は攻めることを失い、近方医家は補（強壮）を失っていることは悲しむべきことである、藤文興君よ、この理を察し、よく攻補の間を周旋し、偏せず固らないものが善医である、と述べている。

当時の宣長の気の考え方は、後藤艮山の一気留滞説の気に通ずる考えであるが、一方で偏せず、攻下薬（下剤）と補益薬（強壮剤）をよく使いなさい、とも述べ、古方派と当時の後世派の意識も、両様有していたといえる。また、寛政六年（一七九四）には、町内医師らと松坂への学問所設立も願い出ているなど、地域医療や地域の学問向上のための活動もしていた。

宣長に『方剤歌《ほうざいか》』があり、養育には「ようゐ湯除湿藿香人参や草菓烏梅に甘草としれ」と人参や甘草の使い方を示すなど、五三種の処方が歌となっており、方剤を簡便に覚える工夫でもある。病気の呼称変遷にも関心が高く、癩病をカタイというのは「乞児《かたい》より転れる言也」、瘡《もがさ》は『続日本記』にみえる天平七年（七三五）の流行を最初とし、「今の世にも、はいそうといふ、又いもといふ、されば昔もがさといへるは、いもがさの省きか」、風（風邪）をがいきというのは五、六百年前の記録にある（『玉勝間《たまかつま》』）と考証している。

宣長の学問態度は、「とてもかくても、つとめだにすればできるものと心得べし、すべて思ひくづをるゝは、学問に大にきらふ事ぞかし」（『うひやまぶみ』）と、その継続こそが大事であるとし、「すべて新なる説を出すは、いと大事也、いくたびもかへさひおもひて、よくたしかなるよりどころをとらへ、いづく《何処》までもゆきとほりて、たがふ所なく、うごくまじきにあらずば、たやすくは出すまじきわざなり」（『玉勝間』）と、新説を出す場合には、より確実な根拠にもとづく実証性を強く求めた。

この実証的な態度は政治論にも反映する。百姓一揆について「抑《そもそ》も此事《このこと》（一揆）の起るを考るに後にいづれも下の非はなくして、皆上の非なるより起れり」「とかくその因って起る本を直さずばあるべからず、その本を直すといふは、非理のはからひをやめて民をいたはる是也」（『秘本玉くしげ』）とあり、よく原因をつきとめ、もとを直すよう対処すべきであるという態度はまさに医師の病に対する治療そのものである。

さらに、宣長は死刑についても「これ（張本人）を刑しても何の益もなくあたら罪もなき民をころすはあはれむべき事なり」「ただ定法だに立ばよきことにして済《すま》すなり、近代はすべてかやうの軽薄無実の刑多きは甚だあるまじき事なり」（『秘本玉くしげ』）と、法を守るだけの軽薄無実の死刑は慎むべしと述べているのも、庶民の命に関わることの多かった医師宣長だからの言であろう。

宣長の門人にも著名な医師が見られる。名古屋の医師堀田元進《ほったげんしん》（一七四五―一八〇六）、尾張藩医加藤常庵《かとうじょうあん》（一七五一―一八一〇）のほか、名古屋の町医で井上専庵《せんあん》（一七四二―一八一二）がいる。専庵は井上士朗《しろう》で、尾張・美濃一帯に門人を有した。平田篤胤《ひらたあつたね》（一七七六―一八四三）も一時医業を生業としていたこともあり、篤胤の国学思想に西洋学術が入り込んでいるのは、医業と無縁ではあるまい。

5 『解体新書』の時代

オランダの巨擘《きょはく》―吉雄耕牛

吉宗の漢訳洋書輸入の禁の解禁以後、田沼時代の積極的重商主義政策により、長崎貿易も活発化し、それとともに、西洋文物や西洋医学書への関心が高まった。紅毛流《こうもうりゅう》外科医・通詞蘭学《つうじらんがく》の掉尾《ちょうび》を飾り、新たな長崎蘭学の牽引者となったのが吉雄耕牛《よしおこうぎゅう》（一七二四―一八〇〇）であった。

耕牛は、名を永章《えいしょう》、通称定次郎・幸左衛門・幸作、号を耕牛・養浩斎《ようこうさい》などという。享保九年（一七二四）にオランダ通詞家に生まれ、通詞の道を歩む。元文二年（一七三七）稽古通詞《けいこつうじ》、寛保二年（一七四二）小通詞《こつうじ》となり、寛延元年（一七四八）に二十五歳の若さで大通詞《おおつうじ》（最上級通訳）となる。飛び抜けて優れた語学力があったことが分かる。以後、寛政二年（一七九〇）まで、五〇年余の通詞職の間に、年番通詞《ねんばん》（通詞団の当番幹事）を十三度、江戸番通詞（江戸参府随行通詞）を一一度つとめ、最高級の通詞としての評価を得て、長崎奉行らの用務も担当していた。

寛政改革（一七八七―九三）における長崎貿易の制限などの流れのなかで、寛政二年（一七九〇）に誤訳事件に連座し、蟄居となったが、寛政八年に赦免され、翌年幕府蛮学指南を命ぜられている。

通詞職のかたわら、ムスクルス（P. P. Musculus）、エーフェルス（D. Evetz）やツュンベリー（C. P. Thunberg　スウェーデン人、在任期間一七七五—七六）ら商館付医師から医学・医術を学んだ。とくにツュンベリーから伝授されたウィーン大学のスウィーテンの水銀水（昇汞《しょうこう》・塩化第二水銀）は黴毒《ばいどく》治療薬として耕牛の医師としての評判を高めるものとなった。

フランス床屋外科医パレ（Ambroise Paré）、ドイツ人医師ハイステル（L. Heister　一六八三—一七五八）、ドイツ人医師プレンク（Joseph Jacob Plenck　一七三五—一八〇七）などの医書をはじめ、辞典類など原書の蒐集《しゅうしゅう》に努め、彼の家の二階の本棚には原書がずらっと並んでいた。

耕牛家塾成秀館《せいしゅうかん》へは、各地から入門者が訪れ、紅毛文字から西洋医学の診察法まで受講した。吉雄流医術は、楢林流医術と並び、紅毛流医術の双璧をなした。天明三年（一七八三）に尾張の医師野村立栄《のむらりゅうえい》（一七五一—一八二八）に与えた免状に、第一紅毛文字、第二紅毛方言、第三纏帛《てんはく》法、第四切脈法、第五腹診法、第六服薬法、第七刺鍼《ししん》法、第八治創《ちそう》法、第九療瘍《りょうよう》法、第一〇整骨法の一〇ヵ条の教程が記されている（『免帽降乗録《めんぼうこうじょうろく》』）。

阿知波五郎氏は、伊勢藩出身門人井上貞重《いのうえさだしげ》の記録を調査し、貞重は、寛政十年（一七九八）から同十二年までの二ヵ年の修学で免状をもらっており、吉雄塾の修了にはおよそ二ヵ年を要したことを指摘している。貞重の記した『滞崎蘭学実習冊』上・下冊をみると、オランダ語の短文を筆記し、読みをルビで記して練習している。当時のオランダ語学習方法はこのようなものであり、まだ文法にもとづいてのものではなかった。

耕牛は、油や膏薬や外科道具を独自に工夫し、『外療道具用方』に手術道具と用法が載っている。カテーテルも独自に使用していた。また『紅毛流金創之書』には、腹部損傷の腸脱には「焼酒《しょうしゅ》ヲ温メ手拭《てぬぐい》ニ浸シテ腸ヲ包ミ、疵口《きずぐち》ニ指ヲ入レテ」、患者を仰向けにして、病人の息に合わせて、引く息のとき中に入れる手術などを記している。外科手術の多くは四肢への外傷による切り傷の治療であったが、腕や足関節以下の四肢切断術や兎唇《としん》、鎖肛《さこう》などの手術記録もみえる。

讃岐出身門人の合田《ごうだ》求吾《きゅうご》（一七二三―七三）の『紅毛医言』には、熱病、疝気、狂犬病などの疾病と薬方が記され、公刊されれば、我が国最初の西洋内科書の意義があった。耕牛の代表的な医学著述が、耕牛死後に門人らにより刊行された『因液発備《いんえきはつび》』（一八一五）である。これはボイセン（H. Buysen 一六七八?―一七二四）の尿診断法を口述したもので、序文には多くの西洋医学書を参照したとあるが、本書はボイセンの本そのものであり、翌文化十三年に、美濃大垣の江馬《えま》蘭斎《らんさい》（一七四七―一八三八）も『五液診法』として著している。

耕牛がコーヒーを愛飲したことを、門人の岡永義は「耕牛先生、之を常用して五臓の治、神妙なり、又淋疾渋痛に、能《よ》く小便通ず」（『蠻産薬物新志』）と書き、また牛を飼い牛乳も来客にすすめたという（佐藤中陵『中陵漫録《ちゅうりょうまんろく》』）。彼の家には、ラクダや鰐《わに》やロイアールト（なまけもの）が住み、舶載の珍奇な動植物が来訪者の目を驚かせていた。医師 橘 南渓《たちばななんけい》（一七五四―一八〇六）は、「阿蘭陀《おらんだ》大通詞吉雄幸左衛門家は、亦《また》、阿蘭陀を学びて一座敷を別に敷瓦にし、其二階は板敷にして青漆塗《あおうるし》の梯子《はしご》欄干《らんかん》を設たり。余も吉雄家に尋しに、さながら阿蘭陀館に入りたるごとく有し」（『北窓瑣談《ほくそうさだん》』）と記し、豊後《ぶんご》の哲学者三浦梅園《ばいえん》は、「阿蘭陀琴、望遠鏡、顕微鏡、天球、地球、オクタント（八分儀）、タルモメートル（寒暖計）、其外《そのほか》奇物種々」（『帰山録』）と書いている。吉雄邸は輸入調度品や文物にあふれ、二階座敷は「オランダ坐敷」と呼ばれ、訪れた文人・墨客の多くが、感嘆の声を紀行文に記している。

耕牛は、江戸の草創期蘭学者に多大な影響を与えた。明和六年（一七六九）の江戸参府中には、杉田玄白（一七三三―一八一七）にハイステル外科書を貸与し、玄白の西洋医学書翻訳への関心をそそった。同年に長崎に赴いた中津《なかつ》藩医前野良沢《まえのりょうたく》（一七二三―一八〇三）は、吉雄耕牛と通詞楢林栄左衛門《ならばやしえいざえもん》に西洋の医術や言辞を学んでいる。

大槻玄沢（一七五七―一八二七）の長崎遊学の際に、いわゆるオランダ正月の賀宴を催し歓待した。感激した玄沢はのちに江戸で新元会を催している。玄沢は、耕牛を、オランダの巨擘《きょはく》（巨頭）と称した。平賀源内は耕牛から寒暖計を示され、『日本創成寒熱昇降記』にその模造の成功を記している。

まさに耕牛は当時日本最大のオランダの巨擘だった。だから玄白は前野良沢を通じて、耕牛に『解体新書』の序文を乞うた。耕牛はその求めに応えて、「阿蘭の国は技術に精なり。凡そ人の心力を殫《つく》し、智巧を尽してなす所の者は、宇宙にその右に出づる者なきなり。故に上《かみ》は天文医術より、下《しも》は器械衣服に至るまで、その精妙工緻は、観る者をして爽然《そうぜん》として奇想を生ぜしめざるはなし」（『解体新書』序文）と、西洋は天文医術から器械衣服に至るまで精妙工緻であると説いている。耕牛の西洋学術への厚い信頼を知ることができよう。

耕牛は、通詞の中野柳圃《りゅうほ》（志筑忠雄《しづきただお》　一七六〇―一八〇六）にも蘭学指導をしており、当時、万能の西洋科学知識の理解者・伝達者であったといえる。寛政一二年（一八〇〇）八月十六日、長崎の自邸で病没し、長崎の禅林寺《ぜんりんじ》に葬られた。享年七十七。

『解体新書』刊行―杉田玄白

享保の改革で奨励され、田沼時代に活発化した殖産興業・重商主義政策とそれにともなう実証主義的な精神の発達は、我が国医学に西洋医学導入の機運を盛り上げた。その嚆矢的役割を果たしたのが『解体新書』の刊行であり、その中心に若狭小浜藩医杉田玄白がいた。

玄白は享保十八年（一七三三）、若狭小浜《おばま》藩医杉田甫仙《ほせん》の子として江戸に生まれた。諱は翼《たすく》、通称を玄白、号を鷧斎《いさい》、晩年に九幸翁《きゅうこう》という。玄白の出産は難産であり母が亡くなった。死産と思われた赤児は息を吹き返し産湯《うぶゆ》につかった。誕生時に母を死なせた体験は、玄白のその後の医学進展への志を強くするとともに、一方で生き急ぎとも見られる内面的不安を生むことになった。

虚弱だが優秀な少年が、医者の子は医者という当時の慣習に従い、十八歳のころから、漢学を古文辞学派宮瀬龍門《りゅうもん》（一七二〇―七一）に、紅毛流医学を幕府奥医師西玄哲《にしげんてつ》に学び、医者への道を進んだ。宝暦三年（一七五三）に二十一歳で小浜藩医となり、同八年日本橋に開業した。二十二歳のとき、同僚の小浜藩医小杉玄適（一七三〇―九一）から、宝暦四年に実施された山脇東洋の観臓の話を聞き、感銘をうけた。

当時、関西では、山脇東洋が親試実験と解剖書を公刊し、吉益東洞は万病一毒説を主張し、臨床治療を第一として医学を革新していた。玄白は「その尾につかんは口惜しく、幸にも瘍医《ようい》（外科医）の家に生まれし身なれば、この業をもって一家を起こすべし」（『形影夜話』）と、外科医としての道を決意した。とはいえ、一流外科医への方法論が見いだせていたわけではない。漢方の外科書を編纂したり、平賀源内らと「和蘭実測究理のことどもは驚き入りしことばかりなり、もしかの図書を和解（翻訳）し、見るならば、格別の利益を得ることは必せり」（『蘭学事始《らんがくことはじめ》』）と歎息するばかりであった。

玄白は思い切ってオランダ語を学習したいと考えて、十歳年上の中津藩医前野良沢に連れられて、江戸長崎屋で大通詞西善三郎《にしぜんざぶろう》（?—一七六八）に会い、相談したが、日常的にオランダ人と接していないと困難であるといわれ、意気消沈する。

しかし、明和六年（一七六九）に、商館長の江戸参府に同行した吉雄耕牛からドイツ外科医ハイステル（L. Heister）の外科書（Heerkundige onderwyzingen　一七五五）を見せられた。玄白はその借覧を懇願し、徹夜で時間の許す限り写図して返却した。その写図を見ながら西洋医学への関心、蘭書への渇望は増す一方だった。

そんなおり、同僚の小浜藩医中川淳庵《なかがわじゅんあん》から『ターフェル・アナトミア』を紹介された。その解剖図を見て、「臓腑・骨節、これまで見聞するところとは大いに異にして、これ必ず実験して図説したるものと知り」（『蘭学事始』）、藩に購入を願い出て許可され、ようやく入手できた。

『ターフェル・アナトミア』の原著は、ドイツ人医師クルムス（Johann Adam Kulmus　一六八九—一七四五）の解剖解説書 *Anatomische Tabellen*（一七二二刊）で、好評だったこの書の第三版を、オランダ人外科医ディクテン（G. Dicten　一六九六?—一七七〇）がオランダ語版 *Ontleedkundige Tafelen*（解剖学図譜、一七三四年）として出版したものが伝来した。ただし、『ターフェル・アナトミア』の呼称は、書の扉にラテン語の「タブラエ・アナトミカエ（Tabulae Anatomicae）」のオランダ語「Tafel Anatomie」、各頁の見出しに Tafel とあるので、オランダ語でターフェルが「表」の意味で、ラテン語でアナトミアが「解剖学」の意味なので、オランダの解剖書との意味で使用していたものと考えられる。

そこへ、かねてから江戸町奉行に願い出ていた解剖の観臓許可が、とうとう玄白のもとに届いた。知人や良沢に知らせて、明和八年三月四日、江戸小塚原《こづかっぱら》刑場に集まった。玄白と良沢はそれぞれ『ターフェル・アナトミア』を手にして、青茶婆という刑屍人の腑《ふ》分《わ》け（解体）に立ち会った。

腑分けをおこなう老人は手慣れたもので手際よく内臓を切りわけていく。玄白らは質問を重ねた。緊張と興奮の数時間の腑分けが終わった。一同は、漢方の知識がほとんど間違っていることを思い知らされた。肝臓には漢方でいう切れ目はなく、肺の形も胃腸の位置も、刑場に散らばる骨を拾って図と比べてみても、全て『ターフェル・アナトミア』の通りだった。

帰途、玄白らは、「さてさて今日の実験、一々驚き入る。且つこれまで心付かざるは恥づべきことなり」（『蘭学事始』）と、『ターフェル・アナトミア』の翻訳を決意した。

翌三月五日に築地中津藩邸の前野良沢邸に集まった玄白らは、吉雄耕牛に蘭語を学んだ経験のある良沢を盟主にして翻訳を開始した。ときに良沢四十八歳、玄白三十八歳、淳庵三十一歳であった。しかし、アルファベットすら知らない玄白たちにとっては、小舟で大海を渡ろうとするような心地だった。一日中考えても一行も進まないこともあった。しかし、共同作業が効果的で、互いの研鑽により、初めはゆっくりだったが、しだいに翻訳の歯車は回り始めた。翻訳作業に、幕府医官桂川甫周《かつらがわほしゅう》（一七五四—一八〇九）、弘前藩医桐山正哲《きりやましょうてつ》（?—一八一五）、高崎《たかさき》藩医峯春泰《みねしゅんたい》（一七四六—九三）なども加わった。

玄白は、翻訳の大成するころには自分は草葉の陰かもしれないと、翻訳の完成を急いだ。最も若い甫周は、急ぐ玄白を草葉の陰とあだ名したという。翻訳の方針は、本文のみの翻訳とし、詳細な注は省略することにした。急いだのは、「医たるもの先第《まず》一に、臓腑内景諸器の翻然官能を知らずしては済す。何卒右其実を弁《わきま》へて互に治療の助になさばやと思へる本意ばかりなり」（『蘭学事始』）という、一刻も早く西洋医学の正確さを世に知らしめたいという意図からだった。

苦労に苦労を重ねて一年有余、本文の翻訳が大分できあがった。が、心配ごとがあった。それは、本草学者後藤梨春《りしゅん》（一六九六―一七七一）の『紅毛談』が、オランダ文字などを用いたとして数年前に発禁処分をうけていたことだった。

評判を確かめるのと、前宣伝も兼ね、要約図である『解体約図』を安永二年（一七七三）春正月に刊行した。若狭藩医杉田玄白誌、同中川淳庵校、若狭藩士熊谷儀克《よしかつ》画、玄白門人信濃出身有阪其馨《ありさかきけい》出版という役割で、約図は、趣意、臓腑、脈絡、骨節、人体生理の五枚一組からなる。約図の一組は一関の建部清庵へも送られた。

心配した『解体約図』へのとがめはなかった。一関の医師建部清庵は、「『解体新書』翻訳が成れば、新しい基礎的医学知識が日本のみならずアジアの漢字文化圏へ広がり、その全民衆がその恵みをうけることになるだろう」（『和蘭医事問答』）と、蘭書翻訳への期待と賞賛の手紙を送り、彼らを激励した。

安永三年（一七七四）、翻訳開始から三年半、とうとう『解体新書』五冊（本文編四冊、図編一冊）を、『解体約図』と同じ版元須原屋市兵衛方より刊行することとなった。

玄白は『解体新書』の凡例において、「解体の書を取りて、その成説に依りて解剖して視れば、則ち一も失ふ所なし」と西洋解剖書の正確さを述べ、「解体は瘍科（外科）の要にして、知らざるべからず」と解体が外科学の要諦であり、医術の上達は解剖学から始めなければ望みは達せられないと主張した。

したがって「蘭書の中において、特にこれを抜きて翻訳をなし初学に範す」と述べ、この翻訳について「ああ、余の業のここに及ぶ、実に天の寵霊《ちょうれい》を藉《か》るなり、あに人力の能《よ》く致す所ならんや、天下のこの道に心ある者には、則ち我れ竊《ひそか》に自ら郭隗《かくかい》に比す（言い出した人から開始したこと）、ここをもって四方の譏《そしり》を受くるがごときは辞せざる所なり」と、高揚した成就感をもって記したのであった。玄白は、当時我が国で最高の蘭学者吉雄耕牛の序文を掲載することで、『解体新書』の学術的信用を高めるとともに、甫周の父で幕府医官桂川国訓《くにのり》（一七二八—八三）を通じて、将軍ら幕府要路への献本もおこなうなどの細心の注意を払った。さいわい、どこからも行政的弾圧はなかった。

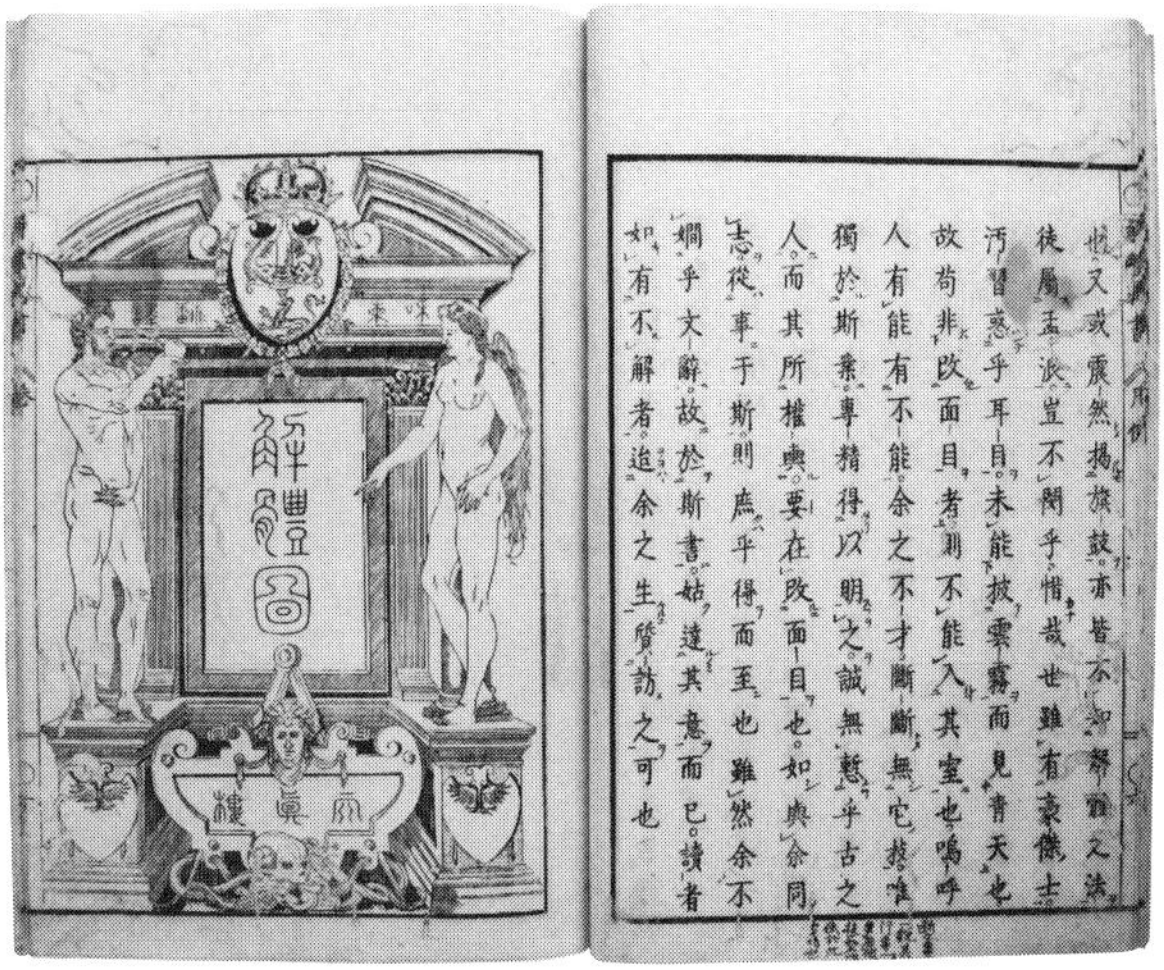

図10『解体新書』

　こうしてできた『解体新書』は、本文は原漢文で四巻二八編からなり、各編の表題は、巻の一に一．解体大意（解剖学総論）、二．形体名目（形体・名称）、三．格致《かくち》（体の要素）、四．骨節分類（骨・関節）、五．骨節、巻の二に六．頭及皮毛、七．唇口、八．脳髄及神経、九．眼目、十．耳、十一．鼻、十二．舌、巻の三に十三．胸及隔膜、十四．肺、十五．心（心臓）、十六．動脈、十七．血脈（静脈）、十八．門脈《もんみゃく》（静脈系毛細血管、肝門脈）、十九．腹、二十腸・胃、二十一．下隔膜及液道（腸間膜、乳糜管）、二十二．大機里爾《だいきりいる》（膵臓）、巻の四に二十三．脾（脾臓）、二十四．肝胆（肝臓・胆嚢）、二十五．腎及膀胱（腎臓・膀胱）、二十六．陰器（生殖器）、二十七．妊娠、二十八．筋（筋肉）となっており、人体各部の形体名目を記したものである。

本文とは別に序文と図を載せた序図巻がある。図は『ターフェル・アナトミア』の原図二八図の大部分を、秋田角館《かくのだて》出身の洋画家小田野直武《おだのなおたけ》（一七四九—八〇）が、ほぼ正確に図版化した。ただし、諸骨図は、『トンミュス解体書』（桂川家蔵）、『ブランカール解体書』（桂川家蔵）などから大部分引用されている。また男女が向かい合う有名な図は、スペイン出身の医師ワルエルダ（Juan Valverda de Hamusco）のオランダ語訳本（一五六八ないし一六一四年刊のアントワープ版）からのものと推測されている。

じつは『解体新書』翻訳には『ターフェル・アナトミア』以外に、多数の西洋医学書を参照していた。凡例では一〇種、岩崎克己氏の研究では一三種にも及ぶ。主なものは、前記のほか『カスパル解体書』、『コイテル解体書』、『アンブル外科書解体篇』、『ヘスリンキース解体書』、『パルヘイン解体書』、『ミスケル解体書』などであった。

和漢の説も引用され、各所に「翼按《あん》ずるに」（「翼」は玄白の本名）と注釈がつけられていることからも、『解体新書』は単純な逐語訳ではなく、玄白らの手によって再構成された書であった。

玄白は『解体新書』で「神経」という言葉を新造語としたが、原書のクルムス解剖書では、一八世紀前半のヨーロッパで流行していた神経液流動説（物質的な神経液が神経を流れて末梢《まつしょう》神経で作用する）を採用していなかったので、『解体新書』でも同説はほぼみえない。

『解体新書』刊行の意義の第一は、五臓六腑説に代表される漢方医学の人体観からの転換が進み、人体内外を客観的に観察する医学観が発達し、我が国医学に新たな医学的発展をもたらしたことである。新しい医学用語として、大幾里児《だいきりいる》（膵臓《すいぞう》）、門脈《もんみやく》、奇縷管《げーるかん》などを指摘し、神経、軟骨《なんこつ》、盲腸《もうちよう》などの語を適切に使用し、『蔵志』で分明できなかった大腸と小腸の区別についても、厚腸《こうちよう》（大腸）薄腸《はくちよう》（小腸）として区別した。第二に、通詞でない日本人による西洋医学書翻訳と公開の先駆となったことである。以後、西洋書の原書による学術研究、すなわち蘭学が医師を主軸として急速に進展し、西洋医学書のみならず自然科学書の翻訳へと展開することになった。第三に解剖学に続いて、医理にもとづく生理学、病理学が研究され始め、眼科学、産科学や臨床各科の近代医学への転機をもたらしたことである。第四に自然科学の探究方法として、学説を実験によって確かめる実証的方法論を広く提起し、本草学、物産学など、我が国自然科学の近代的転化をもたらす契機となったことである。第五に医学研究において共同研究を推進したことである。秘伝的であった医学研究成果を共同研究によって刊行・公開したことは、医師の意識変革を生み、各地の医師らによる共同研究会を活発化させるものとなった。

なお『解体新書』の出版元は須原屋市兵衛であるが、日本橋室町三丁目本のほか、わずかに室町二丁目本がある。

漢方医と戦う狂医―杉田玄白

苦心の末に刊行された『解体新書』であった。その評価が高まるとともに、一方で、漢方医学の側からの『解体新書』への批判も増した。また、長崎通詞らからは誤訳についての痛罵もあった。

玄白は、漢方医の友人の疑問に答える形で翌年『狂医之弁《きょういのべん》』を著して、漢方医への反駁をおこなった（未刊）。自らを狂医と評しているところに、巨大な漢方医学界と戦い、西洋医学を一番鑓で推進する尋常でない決意がわかる。

友人の疑問の第一は、日本は中国の文化圏にあるが、西洋は九万里の彼方で風俗も異なる、どうしてそのような国の医術が我が国に適用できようかというものだった。玄白は、「地なるものは一大球なり、万国これに配居す、居るところは皆中なり、何れの国か中土となさん、支那もまた東海一隅の小国なり」と答えている。中華思想に偏ってはいけない、世界は広いのだと。玄白はさらにいう。聖人の道は欺かないはずなのに、刑死人の臓は、中国医書のいうところと違うではないか、ゆえに欺く中国医書は聖人の道ではない、だから「これ予（玄白）の支那の書を廃して、ひとり和蘭の書を取る所以《ゆえん》なり」と。

友人は問う。それでは和蘭の書は欺かないかと。玄白は、肺臓や肝臓、心臓、脾臓、胆嚢などの中国古医書の諸説を例にあげ、それらは、刑死人を割ってこれを観たとき、いずれも誤りであって、「これを和蘭書に校《くら》ぶれば、一毫《いちごう》も失ふところなく」、和蘭書は欺かず正確であると述べ、そのほかの疑問にも、西洋医学の優位性を逐一述べている。

玄白は、「それ医術の本源は心身平素の形態、（人体）内外の機会《ようす》を精細に知り究むるをもって、この道の大要となす」（『形影夜話』）として、人体内外の様子を精細に知り究めることが医の本源であり、客観的治療につながると考えていた。よって『解体新書』は意義が大きいし、西洋医学が正しいと主張したのであった。また『解体新書』の誤訳については、意識していたので門人の大槻玄沢《おおつきげんたく》（一七五七―一八二七）に改訂を託している。

『解体新書』が刊行されて間もなく、玄白と蘭学草創に関する書簡をやりとりしていた一関の医師建部清庵は、三男の亮策《りょうさく》（由水　一七五五―一八二二）、次いで五男の勤（由甫《ゆうほ》　一七六三―一八三三）、門人の大槻玄沢を玄白の門に学ばせた。亮策は、玄白の天真楼《てんしんろう》で修業後、郷里で一関藩医三代目建部清庵となり、勤は玄白の養嗣子となり杉田伯元《はくげん》として杉田家を継ぎ、玄沢は玄白の学問における後継者となった。玄白は、美作《みまさか》の門人小林令助《れいすけ》（一七六九―一八五一）に宛てた手紙で「本科（内科）の事ハ伯元専一ニ心懸、外治之事（外科）ハ門人大槻玄沢訳申候」と書き送って伯元と玄沢それぞれが後継者として活躍していることを伝えている。まさに、草創期蘭学における玄白と清庵の出会いが、蘭学を興隆させることとなった。

玄白は、『解体新書』の翻訳が一段落した安永二年（一七七二）に、四十一歳で安東登恵と結婚した。登恵は一男二女をもうけたが、天明八年（一七八八）に病没した。五十九歳のとき後妻のいよが二女そめを出産している。寛政六年、六十二歳のとき養子伯元の長男恭卿が生まれた。享和元年（一八〇一）に小浜藩医勤続五〇年の賀宴が開かれ、その夏に玄白は、知友に『養生七不可』（一八〇一跋）という養生論を配付した。その内容は、一、昨日の非は恨悔すべからず、二、明日の是は慮念すべからず、三、飲と食とは度を過すべからず、四、正物に非ざれば苟《いやしく》も食すべからず（出所のわかる新鮮な食べ物以外は食べない）、五、事なき時は薬を服すべからず、六、壮実を頼んで房を過すべからず、七、動作（運動）を勤めて安（楽）を好むべからず、というものであった。玄白はこの養生論通りに長生きをした。文化四年（一八〇七）、七十五歳で養子伯元に家督を譲り、八十三歳のとき回顧録『蘭学事始』を脱稿し、大槻玄沢に校訂を依頼した。自らの誕生により母を失った虚弱児玄白は、翻訳グループの最年少桂川甫周が亡くなった八年後の文化十四年（一八一七）、輝かしい八十五歳の生涯を終えた。

玄白の思想の第一をあげるならば、蘭学の創始へ一番鑓を果たした自覚と誇りがあった。「一番鑓《いちばんやり》を入れ候《そうろう》には、槍玉《やりだま》に上り候覚悟に之無《これな》く候えば、相成《あいな》るまじく候」（『和蘭陀医事問答』）と覚悟を述べ、漢方医師らと闘い、蘭学創始に情熱を注いだ。第二に医者として人体的平等観を有していた。玄白は「古も今も何所《いづこ》の国にても、人間と云ふものは、上天子より下万民に致るまで男女の外区別種なし、然るを上下を分かちそれぞれの位階を立て、又その人々に名を命じ、四民の名目を定めしものにて、人なることは同じ人なり」（『形影夜話』）という。これは医者であるがゆえに生まれた平等観といえよう。第三に、医者は富者・貧者の別なく患者への平等な医療を施すという医学倫理を有し、かつ実践を重視した。「凡《およ》そ医業を立てんと欲する人は第一廉恥《れんち》の心を失はず」、「仮令《たとい》、如何様《いかよう》なる貧賤の者にても高官富豪の人にても療治は同じやうに心得、必しも志を二つにすべからず、幾重にも治療の要処を自得し、条理の立ちたる治術を施さんとのみ希《ねが》ふべし」、「医の業は習熟に在らざればその妙処は得がたし。此故に一人にても多く病者を取扱い、功を積みたる上ならでは、練熟することは成り難しと知れり」（『形影夜話』）と述べている。第四に、「真の医理は遠西和蘭にあり」（『形影夜話』）と、漢方医学的な東洋的世界観から脱却した思想が見える。彼の生涯は、本格的西洋医学書を我が国に初めて翻訳紹介した結果、「一滴の油これを広き池水の内に点ずれば散じて満池《まんち》に及ぶとかや」（『蘭学事始』）と蘭学が海内に広がり、パイオニアとしての誇りをもった生涯であった。

蘭学の化物—前野良沢

『解体新書』翻訳の盟主だった中津藩医前野良沢（一七二三―一八〇三）は、『解体新書』に名を残していない。なぜだろうか。学者肌の良沢は不完全な翻訳のある本書に名前を出すことを断ったという説や、功名心を求めないと太宰府天満宮に誓ったという説などがあるが、やはりその後の良沢の蘭語研究と翻訳への没頭ぶりをみるとき、完全な訳を求めたからという説が最も良沢の意に沿ったものと思える。

良沢は、名を達、諱を熹《よみす》、字を子悦・子章、通称を良沢、号を楽山、蘭化《らんか》という。筑前藩士谷口家の子として江戸に生まれたが、七歳にして父が他界し母も他家へ嫁いだため、母方の伯父で山城国淀藩医の宮田全沢《ぜんたく》により養育された。さらに遠い親戚である中津藩医前野東元《とうげん》の養子となり、東洞流医学の医師として過ごした。

中津藩主奥平昌鹿《おくだいらまさか》（一七四四―八〇）の命をうけて、長崎で吉雄耕牛や楢林栄左衛門高完らと交わり、蘭語学習に得るところがあった。蘭書も『マーリン字書』や『ターフェル・アナトミア』などを入手し、江戸に帰った。良沢は、江戸参府のカピタンや商館医を宿舎長崎屋に訪ね、蘭語学習を重ねていたところへ、玄白の『解体新書』翻訳に協力することになったのだった。

訳後は、玄白らと離れ蘭書翻訳に専念し、力の合成に関する『翻訳運動法《ほんやくうんどうほう》』（安永年間）、惑星運動の『測曜璣図説《そくようきずせつ》』（安永年間）、『蘭訳筌《らんやくせん》』を改訂した語学書『和蘭訳筌《おらんだやくせん》』（一七八五）のほか、カムチャッカの記録『東砂葛記《かむさつかき》』（一七九一）、ロシアの歴史『魯西亜本紀《ろしあ》』（一七九三訳了）など、医学よりも天文・地理・語学などへの関心をもって著述をおこなった。特に良沢の西洋観を示しているのが『管蠡秘言《かんれいひげん》』（一七七七）で、管から天を窺うような蠡《れい》（木を食べる虫、またその穴）のような秘言の意味であるが、西洋自然科学を本然学として紹介している。

薬物については、『諸家的里亜加訳稿《てりあか》』（一七八九再考）で諸家のテリアカ製法などを紹介している。テリアカは野獣の咬毒への解毒作用があると考えられたさまざまな薬物を練り合わせた内服薬で、杉田玄白にも関連著述があるなど蘭方医の関心の高い薬であった。『火《か》浣布《かんぷ》』（年次不詳）という記録では、火浣布（アスベスト・石綿）について、その性質・用途・製法などのほか、頭垢《ふけ》を去るなどの薬効にも触れている。美濃大垣の門人江馬蘭斎《えまらんさい》（一七四七—一八三八）に宛てた良沢書簡に、蘭斎から送ってきた薬物を見て、篤耨香《とくじょくこう》（テルペンティン、皮膚・粘膜の刺激剤）は杉田玄白の和蘭人説により真物であること、杜松子《としょうし》（発汗・利尿剤）については知らないこと、ドドネウスの本草書が手元にないので吟味できないから後で知らせると返信している（年次不詳三月十五日付書簡）。これらは、良沢の医薬に関する数少ない記録である。

藩医でありながら学問に没頭する良沢について、ともすれば日々の本務（医業）がおろそかになっていると、藩主奥平昌鹿に告げるものがあった。昌鹿は「日々の治業を勤るのもつとめなり、又其業のためをなし、終に天下・後世・生民の有益たる事を為さんとするも、取も直さず、その業を勤むるなり」（『蘭学事始』）と好む所にまかせ、「阿蘭陀人の化物」（蘭化《らんか》の号の由来）と揶揄しつつ、良沢を庇護した。昌鹿もまた傑出した人物であった。

良沢は、玄白のように社交的ではなく、友人も少なかったが勤皇家高山彦九郎《たかやまひこくろう》（一七四七—九三）や最《も》上徳内《がみとくない》（一七五四—一八三六）とは親しく交流があった。門人も玄白は一〇四人（『玉味噌』）と多くいたと伝えられるのにくらべ、良沢には大槻玄沢や江馬蘭斎《らんさい》らごく少数であり、玄白とは好対照の学者としての人生を送った。享和三年没。当初は下谷《したや》の慶安寺《けいあんじ》に葬られ、大正二年の慶安寺の移転とともにその墓は杉並に移っている。

良沢門人江馬蘭斎は、延享四年(一七四七)大垣藩士家に生まれ、藩医江馬家の養子となった。字は元恭《げんきょう》、通称は春齢《しゅんれい》。漢方医として名をなしていたが、壮年にいたり『解体新書』と出会い、衝撃をうけて蘭学を志した。四十六歳のときに、江戸に出て良沢や玄白に蘭学を学び、江戸の蘭学者と交友した。江戸在中の蘭斎に宛てた杉田玄白の寛政六年(一七九四)書簡に「御家蔵アーノルドゲワス、春泰、玄沢拝借いたし置き、来月は致返納候御約束」とあり、蘭斎が『アーノルドゲワッセン』(Aardgewassen『精見植物譜』一六九六)というアブラハム・ミュンチング(A. Munting)の珍書を所持しており、それを春泰や玄沢が借りていたことがわかる。蘭斎は「書物は勿論値段の高下を弁ぜず相調《あいととの》へ候もの多く之あり候」(『蘭斎日記』)という読書家・蔵書家で、家人に自分は食事をしなくなっても死なないが、読書ができなくなったら死ぬと話していた。

約一万語の蘭語を覚えて、三年後に大垣に帰郷して蘭医学塾好蘭堂《こうらんどう》を開いた。美濃初めての蘭学塾で当初は一般の理解が得られず、患者も少なかったが、寛政十年(一七九八)のこと、漢方医が治せなかった京都西本願寺《にしほんがんじ》門主の病を治癒したことから、名声があがり、患者や門人が集まった。主な蘭斎門人に小森桃塢《こもりとうう》(玄良　一七八二―一八四三)、藤林普山《ふじばやしふざん》(一七八一―一八三六)などがおり、大垣の蘭方医学塾はその子の江馬元弘《げんこう》(松斎　一七七九―一八二〇)、孫の元益《げんえき》(活堂　一八〇六―九一)へとうけつがれ、明治まで続き、『門人姓名録』には三三一人が記載されており、江戸後期から明治期の地方蘭学の担い手を多く育てた。

『解体新書』の人々

『解体新書』翻訳グループの最年少が桂川甫周（一七五四―一八〇九）で、宝暦四年（宝暦元年説もあり）に幕府医師桂川家三代国訓《くにのり》（一七三〇―八三）の子として生まれた。諱は国瑞《くにあきら》、通称を甫周、号は月池など。明和五年（一七六八）に御目見《おめみえ》医となり、ほぼ最初から『解体新書』翻訳グループに参加し、官医である父の立場を使い、刊行に尽力した。

父国訓や前野良沢に医学・蘭学を学ぶとともに、商館長らとの交流により、海外知識を深めた。スウェーデン出身オランダ商館医ツュンベリー（Carl Peter Thunberg 一七四三―一八二八、在日期間一七七五―七六）が安永四年（一七七五）に来日した。翌年の江戸参府のおり、甫周や中川淳庵は、ツュンベリーを訪ね、リンネの生物分類学法などを学んだ。

ツュンベリーは帰国後、スウェーデンのウプサラ大学に勤め、学長にもなった。『日本植物誌』（一七八四）、『ヨーロッパ・アフリカ・アジア旅行記（日本紀行）』（一七八八―九三）などを残し、甫周や淳庵らの協力も記している。吉雄耕牛に梅毒治療のためのスウィーテン液（〇・一パーセント昇汞液《しょうこうえき》）を伝授したことは、安全性を考慮した処方を我が国に伝えた医療的意義がある。耕牛からこの水銀駆梅液の処方を教授された玄白は流行医として医療活動を続けた。

甫周は、オランダ商館長ティツィング（Isaac Titsingh 一七四五―一八一二、在日期間一七七九―八四）や、福知山藩主朽木昌綱《くつきまさつな》や薩摩藩主島津重豪ら蘭癖大名《らんぺきだいみょう》とも親交を深め、江戸蘭学の中心的存在となった。

安永六年（一八七七）に奥医師《おくいし》となり、天明三年（一七八三）には法眼に就任したが、田沼意次失脚の騒動で、一時、寄合《よりあい》医師に格下げされた。その後、北辺警備の重要性から寛政五年（一七九三）に再び奥医師に就任し、『魯西亜志《ろしあし》』を呈上。翌年幕府医学館教授となった。

甫周の所蔵していた蘭書が、『解体新書』や宇田川玄随の『西説内科撰要』翻訳に貢献した。彼はフランスのレメリー（N. Lemery　一六四五―一七一五）の薬物事典を抄訳した『和蘭薬選』（未刊・稿本）を著した。我が国初めての洋薬研究書ともいうべき本書には、独角《どっかく》（一角、Unicrn）、木乃伊《ミイラ》（Momia）、肉豆蔲《ニクヅク》（Moschata）、泊夫藍《サフラン》（Crocus）など九種の洋薬についての産地や性状などの考察がある。ほかに『海上備要方《かいじょうびようほう》』（一八二九）などの医薬書も著した。

なお、実弟に森羅万象《しんらばんしょう》と号した戯作者・蘭学者の森島中良《もりしまちゅうりょう》（一七五六／五四―一八一〇）がいた。甫周の名は七代甫周国興《くにおき》（一八二六―八一）にも受け継がれ、七代甫周はオランダ語辞書『和蘭字彙《おらんだじい》』（一八五五・五八）を編さんし、文久元年（一八六一）に西洋医学所教授になっている。

玄白の後輩的同僚である若狭小浜藩医中川淳庵《なかがわじゅんあん》（一七三九―八六）は、小浜藩医の長男で江戸に生まれた。名は玄鱗《げんりん》・鱗《りん》、通称初め純安、のち淳庵。少年期から薬物研究に関心が深く、青年時代には、田村藍水らの宝暦七年（一七五七）物産会や源内主催の宝暦十二年の東都物産会にも出品し、宝暦十三年の『物類品隲』の校訂をおこない、明和三年（一七六六）には宇田川玄随らとともに薬品会を開催した。

淳庵は、『解体新書』後も薬物研究を続け、オランダ商館医ツュンベリーの江戸参府のおりに、桂川甫周らと、リンネの生物分類学法を学んだ。またオランダの薬局方書をもとに『和蘭局方《おらんだきょくほう》』の翻訳を手がけ、未完ではあったが、これがのちに我が国薬品の品質規格書である日本薬局方の原型となった。ほかにも『和蘭薬譜』（未刊）など医薬書の翻訳をすすめ、我が国洋薬研究の先駆者であった。

石川玄常《いしかわげんじょう》（一七四四―一八一五）は、諱は世通、字は子深。二十八歳の明和八年（一七七一）に京都で「名高之医」に医学を学んでいたところ、前野良沢らの翻訳事業を聞き、江戸へ向かい、『解体新書』翻訳の最後段階でグループに参加し、所持していた『ミスケル解体書』を翻訳の参考資料として提供したと見られる。当時はまだ町医者で、その後、天明八年（一七八八）に一橋《ひとつばし》家侍医となり、名声も高まり門人も多かったという。

ほかに、『蘭学事始』には、津軽藩医桐山正哲《きりやましょうてつ》（？―一八一五）、高崎藩医峯春泰《みねしゅんたい》（一七四六―九三）、烏山松円らの名が見える。桐山正哲は、津軽（弘前）藩医桐山家の第四代で、初め正倫、のち正哲という。天明八年（一七八八）に近習医《きんじゅうい》となった。『解体新書』翻訳に参加し、本草学者として活躍した。「洋学者相撲見立番附《ばんづけ》」に行司《ぎょうじ》として書かれ、天明元年（一七八一）の江戸躋寿館《せいじゅかん》（のち幕府の医学館）での第一回薬品会の会主を務めた。出品人一〇五人、出品点数九〇〇〇点にのぼる大規模な薬品会であった。六代正哲のとき弘前に勤務代えとなっている。

峯春泰は、名は観、字は子光、号を春泰という。高崎藩医嶺春安《しゅんあん》長男で、宝暦七年（一七五七）に家督を相続した。安永三年（一七七四）、京都の山脇東門に入門し、古医方と解剖を学んだ。『解体新書』出版後に前野良沢らに蘭学を学び、ボイセン（Henricus Buyzen）の尿診断書を『五液精要《ごえきせいよう》』として翻訳したが、未完のまま没した。春泰が江戸本石町《ほんこくちょう》に在住中は、隣に産科医の片倉鶴陵（一七五一―一八二二）がいたので、さまざまに交友を深めている。

6 蘭学の興隆

窮理学の才人―大槻玄沢

杉田玄白は、門人大槻玄沢（一七五七―一八二七）を「この男の天性を見るに、凡そ物を学ぶこと、実地を踏まざればなすことなく、心に徹底せざることは筆舌に上せず、一体、豪気は薄けれども、すべて浮きたることを好まず、和蘭の窮理学には生まれ得たる才ある人なり」（『蘭学事始』）と評している。実証的で、真面目で粘り強い着実な蘭学者玄沢を的確に言い表している。

玄沢は、名を茂質《しげかた》、字は子煥《しかん》、号を磐水《ばんすい》という。同藩医建部《たけべ》清庵《せいあん》に学び、安永七年（一七七八）、二十二歳のとき、杉田玄白の内塾生になることができた。二年間の江戸遊学は玄白らの配慮で延長が認められ、計四年間の遊学となった。

天明二年（一七八二）にいったん帰郷したがすぐに江戸勤番を命ぜられ、ふたたび江戸で天明四年まで蘭学修業にいそしんだ。この間に、師玄白の命をうけて、ドイツの外科医ハイステル外科書の蘭訳本翻訳に着手した。同時に、蘭薬としての一角（ウニコウル）、泊夫藍（サフラン）など六種の蘭薬解説書『六物新志《りくぶつしんし》』（一七八六序）、タバコに関する諸記録をまとめた『蔫録《えんろく》』（一七七八）、さらに和蘭語の初心者用辞書である『和蘭鑑』（後の『蘭学階梯《らんがくかいてい》』）の草稿もほぼ成稿した。

しかし、ハイステル外科書の翻訳を正確にするためには、やはり長崎での語学研修が必要と考えた。さいわい、前野良沢の門人で蘭癖大名の福知山藩主朽木《くつき》昌綱《まさつな》（一七五〇―八七）が援助してくれた。

玄沢は、天明五年十月七日に江戸を出発し、京都で柴野栗山、大坂で木村蒹葭堂《きむらけんかどう》と交流したあと、十一月十五日に長崎に着き、長崎通詞の本木良永《もときりようえい》（蘭皐《らんこう》　一七三五―九四）のもとに寄宿し、蘭書会読などで語学力を高めることができた。翌年三月末に長崎を離れ江戸に戻った。

その間に師杉田玄白らの斡旋が成功して、玄沢は江戸詰め仙台藩医に召し抱えられ、藩邸外居住を許されたので、天明八年（一七八八）に京橋に学塾芝蘭堂《しらんどう》を開いた。

この年に蘭学入門書『蘭学階梯』（上下二巻）を刊行した。朽木昌綱は序文で、「支那は一辺に僻在せるに、独り中国と称す」と、中国がアジアの一辺に存すると述べ、中華思想から脱却した世界地理観を述べている。玄沢は例言で「同臭（同学）の士来テ、此学ノ大法ヲ示サンコトヲ請《こい》テヤマズ」「蘭学トハ、即チ和蘭ノ学問ト云コトニテ、阿蘭陀ノ学問ヲスルコトナリ」と本書が同学の士の需によることを記し、蘭学の定義をおこなっている。

上巻でオランダの国情・科学・医術や蘭学発達史をのべ、下巻で「Aヨリ起テ、Zニ止ル」「アベセ」二十六文字の解説、「十ハ一ニ〇ヲ加ヘ、「テイン」ト云フ」などの数量や簡単な蘭語の読法などを解説しており、蘭学全般の初めての入門書としての意義がある。玄沢は、ハイステル外科書の翻訳については、寛政二年（一七九〇）には序章「誘導編」の草稿訳述を終えたが、さらに改訂を続け、ようやく文政八年（一八二五）に首巻と巻一―三を『瘍医《ようい》新書《しんしょ》』として刊行した。その巻一には、「遠西　老楞佐恊速的盧（ハイステル）著編　日本若狭杉田翼玄白起業　東奥大槻茂質《しげかた》玄沢翻訳　江都医官桂川国寧清遠参閲」とあり、玄白が起業し、玄沢が翻訳し、幕府医官で桂川甫周の孫である甫賢国寧《くにやす》（一七九七―一八四四）が参閲したことを記している。内容は外科学の理念や解剖学の重要性、応用器械などを説いたものであり、目次によれば、以後骨傷類・腫瘍類、包帯術式など全五〇巻という大きな構想であったが、玄沢名での刊行は本書のみである。

その後ハイステル外科書は、玄沢長男玄幹《げんかん》（一七八五—一八三七）や門人らにより精力的に翻訳がすすめられた。玄幹は包帯術の『外科収功《げかしゅうこう》』三巻（一八一三、一四）や、浣腸器《かんちょうき》・カテーテルなど一四種の医療器具の使用法を記した『要術知新《ようじゅつちしん》』（外題は『瘍医新書鈔訳要術知新』一八二四）を刊行した。玄沢門人で仙台藩医佐々木中沢《ささきちゅうたく》（一七九〇—一八四六）は玄沢の刺絡《しらく》編未定稿を増訳校訂した『増訳《ぞうやく》八刺《はっし》《やさすが》精要《せいよう》』三巻（一八二五）を刊行し、伊勢国津出身越邑徳基《こしむらとっき》（一七八四—一八二六）は『瘍科精選図解』（一八二〇）を著し、上肢や下肢の切断図などを紹介し、地域の蘭方医学に影響を与えた。なお、この図の挿絵は名古屋藩士で銅版画に優れた絵師牧墨遷《ぼくせん》（一七七五—一八二五）が描いた。

玄沢は玄白から『解体新書』の改訂も託された。玄白の催促に応えて、推敲に推敲を重ねて、寛政十年（一七九八）に『重訂《ちょうてい》解体新書』と名付けて、本文と名義解《めいぎかい》（用語の解説）を玄白に提出した。玄白は大変喜んで、本書を翻訳したのは三〇年前、学問が未熟だったので、慚愧《ざんき》の念をもって一日も早く翻刻し直したいと願っていたが、門人の茂質（玄沢）が代わりに改訂してくれた、という一文を付した。しかし、玄沢は、さらに改訂をすすめ、文化元年（一八〇四）に附録二冊をまとめ、文政九年（一八二六）になって『重訂解体新書』一三巻・付図一巻として刊行した。すでに玄白は文化十四年（一八一七）に死去し、玄沢も翌年に亡くなっているので、玄白・玄沢の生涯をかけた書ともなった。本書は、首巻一冊、本文（『解体新書』の一—四巻・四冊）、翻訳新訂名義解（六冊）、附録二冊の合計一三冊の構成である。

本書は酒井シヅ氏の調査により、旧版よりも文章が洗練され正確になっていること、濾胞《ろほう》（キリー

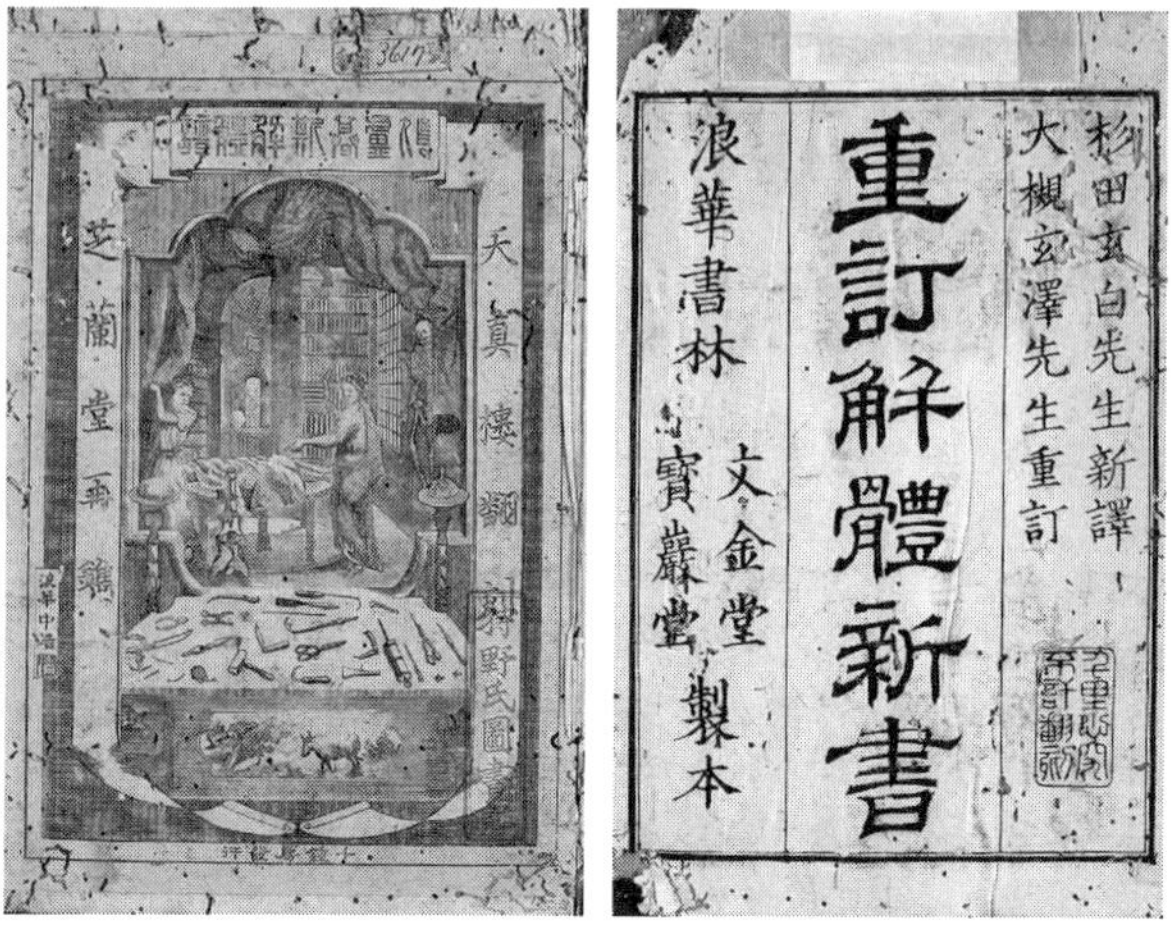

図11 『重訂解体新書』

ル）・摂護《せつご》（前立腺）・膣などの造語をおこなったこと、新たな西洋医学書も使用したことなどが明らかになった。

最初、付図の下図は桂川甫周月池の門人で淀藩医南《み》小《な》柿寧一《がきやすかず》（一七八五？—一八二五）が書いた。南小柿は、四〇体あまりの解剖と多数の西洋解剖書に基づく写実的な『解剖存真図《かいぼうぞんしんず》』を文政二年（一八一九）に著しており、その実証的な解剖図を玄沢が高く評価したからである。

しかし、最終的には、この原図をもとに京都の中伊《なかい》三郎《さぶろう》（？—一八六〇）が銅版画にしたてた。中伊三郎は、大坂の蘭方医中天游《なかてんゆう》（一七八三—一八三五）の従弟で、ベルギーの解剖学者ヨハン・パルフェイン（Johann Palfyn）の解剖書の翻訳書『把爾翕湮《パルフェイン》解剖図譜』（一八二二）の精密な銅版画を描いており、それに感動した玄沢は、木版画から銅版画での出版にきりかえたのである。できばえは、「原図、銅版画ナリ。京坂の伊三郎ナル者原図ニ倣ヒ、ソノ精巧、毫モ差異ナシ、余、コノ人ヲ得タルハコノ編ノ最大事ナリ」と激賞しており、確かに精密に描かれている。

このように『重訂解体新書』は蘭学研究の進展と時代を反映した新たな『解体新書』であった。そのため、吉雄耕牛の序文の扱いも変化している。玄白や玄沢らの蘭学の大恩人、大通詞吉雄耕牛は寛政十二年（一八〇〇）に世を去り、すでにこの世にいない。そこで杉田玄白への顕彰的評価を高め、相対的に長崎通詞への評価を低くして、耕牛の序文の一部を削除している。『重訂解体新書』が刊行された文政年間になると、大槻玄沢らの門流が江戸蘭学の主流をなし、かつて目標としていた長崎蘭学を超えたという自負がこのような改編記述をさせたのだろう。

ただし、寛政期前後は、蘭学を先駆的に学ぶ人々にとって、いまだ江戸蘭学は混沌としており、長崎蘭学のほうが学術的レベルは遙かに上をいっていた。とくに長崎オランダ通詞志筑忠雄《しづきただお》（一七六〇―一八〇六）は、ニュートン力学の紹介から、オランダ語文法の解説、ドイツ人のオランダ商館医ケンペルの『日本誌』（一七七七―七九）の最終章を『鎖国論』（一八〇一）として紹介するなど、天文・物理・地理・オランダ語などの学術分野でぬきんでていた。

寛政期以降ロシア船の沿岸進出に、世界地図の編纂の必要を感じた幕府は、志筑忠雄門人馬場佐十郎《ばばさじゅうろう》（一七八七―一八二二）を、文化五年（一八〇八）地図編纂のため召し抱えた。馬場佐十郎は蘭・仏・露の各国語に通じ、文化八年（一八一一）に天文方《てんもんがた》に蛮書和解御用《ばんしょわげごよう》が設置されると、玄沢らとショメル（N. Chomel）の百科事典（のち『厚生新編《こうせいしんぺん》』として刊行）の翻訳事業に従事し、そのかたわら江戸の蘭学者にオランダ語文法を教授したため、これ以後、江戸蘭学のレベルが急上昇し、蘭学が興隆した。

『厚生新編』の翻訳事業は、弘化二年（一八四五）ころまで続けられ、当初の大槻玄沢、馬場佐十郎のほか、宇田川玄真《うだがわげんしん》、大槻玄幹《おおつきげんかん》、宇田川榕庵《ようあん》、湊長安《みなとちょうあん》、箕作阮甫《みつくりげんぽ》、杉田成卿《すぎたせいけい》らがここで翻訳と研究を続けた。私学であった蘭学が、公学化し発達したのは玄沢の功績である。

玄沢の医学論は、『蘭訳梯航《らんやくていこう》』（一八一六）で、「人々其漢土《かんど》ノ方法ニテ錬磨円熟ノ業ヲナスモノアリトイヘドモ、彼ノ医流ハ診脈《しんみゃく》ト見証《けんしょう》トヲ主トシテ、其本ヲ究ル所ニ至リテハ甚《はなはだ》疎漏ナリヤト云フコトヲ、彼西洋実測ノ説ニ徴シテ知リ得タル所アレバ、コレヲ学ンデ其足ラザル所ヲ補ヒ、古来ノ諸術ニ相続ギ、内外相応《あいおう》ズルノ療法、精ニ精ヲ加ヘンコトヲ欲シテナリ」と述べているように、漢方医学の足りない所を西洋実測の説で補えばよいという考えであった。

だから、越中高岡《たかおか》の医師長崎浩斎《ながさきこうさい》（一七九九—一八六四）が入門した文化十四年（一八一七）の芝蘭堂では、二の日に『解体新書』、七の日に蘭書、三と八の日には『外科正宗』（明・陳実功著、一六一七）をテキストにし、三の日に繃帯《ほうたい》実技などの教育課程（『東都《とうと》雑事《ざつじ》録《ろく》』）で、西洋医学書と蘭語学習のみでなく漢方医学書の学習もおこなっていたのである。

誓約書を出した門人の名簿『載書』には、寛政元年七月二十七日に入門した佐野立見《さのりゅうけん》・堀内林哲《ほりうちりんてつ》・宮崎元長の三名から、文政九年十一月二十二日の二宮玄碩にいたるまでの三八年間で九四名の門人が署名記載されている。彼らの多くが郷里に帰り、地域医療に従事し、蘭学の裾野を広げた。ただし、初期に学んだ宇田川玄随《うだがわげんずい》（一七五六—九七）や橋本宗吉（一七六三—一八三六）らは記載されていない。芝蘭堂は玄沢死後も長男の玄幹、孫の玄東（一八一三—四三）が続け、江戸蘭学の一中心地でありつづけた。

因幡鳥取の町医者出身医師稲村三伯《いなむらさんぱく》（一七五九—一八一一）は『蘭学階梯』を読んで、蘭学に志し、玄沢に入門した。蘭日辞書の翻訳を志し、江戸にいた元長崎通詞石井恒右衛門、宇田川玄随、岡田甫説、安岡玄真らの協力を得て、フランソア・ハルマ（F. Halma）の蘭仏辞典（一七二九年版）をもとに、膨大なオランダ語彙をＡＢＣの順に並べ替える作業を開始した。寛政八年（一七九六）に日本最初の蘭和辞書『ハルマ和解《わげ》』の翻訳原稿ができあがり、以後三〇部ほどを順次刊行した。収録語数六万四〇〇〇語ほどで、全一三冊本と二七冊本とがあり、江戸版と中井厚沢《なかいこうたく》（一七七五—一八三二）らの関西版がある。

三伯はその後、実弟の負債事件にからみ、享和三年（一八〇三）に江戸から下総海上《うながみ》郡へ隠棲し、名前を海上随鷗《うなかみずいおう》と改名した。その後、文化二年（一八〇五）京都に移り蘭学を教授した。門人には、藤林普山、小森桃塢らが知られ、門人帳『社盟録《しやめいろく》』には一三六人が記載されている。

西洋内科学の祖—宇田川玄随

我が国西洋内科学の祖というべきは津山藩医宇田川玄随《うだがわげんずい》である。通称は玄随、名は晋、号は槐園《かいえん》、東海《とうかい》という。美作津山藩医の子として、宝暦五年（一七五五）に江戸藩邸に生まれた。漢学に優れ、漢方医学を業としたが、二十五歳のとき、大槻玄沢から蘭学の優れたるを説かれ、蘭学に志した。初めて知る蘭学は信実明徴で、実物によるものだったので、翻然として蘭学研究をすすめた。

しかし、『解体新書』以来、西洋外科書の翻訳は進展したが、西洋内科書の翻訳は皆無に等しかった。玄随は、我が国の疾医（内科医）への貢献ができないかと桂川甫周に相談したところ、甫周は蘭書一編を授けてくれた。これがオランダの内科医ゴルテル（Johannes de Gorte）の内科書であった。江戸にいた元長崎通詞で白河藩に出仕していた石井庄助（恒右衛門）に就いて、さらに蘭学学習に励み、一〇年の歳月を費やして、ついに寛政五年（一七九三）に、我が国最初の西洋内科書である『西説内科撰要』全一八巻のうち三巻を刊行した。江戸での刊行中の寛政九年に、玄随が四十三歳の若さで亡くなったため、版権が大坂に移り、京都の小石元俊の援助で文化七年（一八一〇）に全一八巻が完結した。

凡例で、親のごとく師のごとくである大槻玄沢から、古今いまだ聞かぬ西洋内科を専攻してこれを公にしたと西洋内科創始の意図を明確に示している。本書は七項目、五五編、三二〇章からなり、内科疾患を中心に、皮膚、泌尿器、眼、精神、産婦人科疾患なども記されており、簡明ではあるが、西洋内科の実態がようやく知られるようになった。新造語としては動脈、輸尿道《ゆにょうどう》、十二指腸などがあげられる。

また公刊がスムースにいくようにという甫周の配慮であろうか、甫周の序文とともに、漢方医学の総帥ともいうべき幕府医官の多紀元簡《たきもとやす》（一七五五―一八一〇）の序文も載せられた。これは漢方医の物議をかもし、のちの増補版では削除されている。

玄随は、『西説内科撰要』三巻の刊行後、その補訂のため『遠西名物考』など六種の著訳書を企てていた。『遠西名物考』は全四冊の予定で、その薬物編はオランダ医師ブランカールト（S. Blankaart）の内科書（一七〇七年版）の付録「薬方・製錬術編」をもとにしたもので、玄随がすでに西洋薬物・化学への関心を有していたことがわかる。

『西説内科撰要』は、養子玄真（一七六九―一八三四）や門人藤井方亭（一七七八―一八四五）らにより増訳され、京都の小石元瑞（元俊の子　一七八四―一八四九）や小森桃塢などの出版協力を得て『増補重訂内科撰要』として文政五年（一八二二序）から天保二年（一八三一）にかけて全一八巻が刊行された。巻数は同じ一八巻であるが、旧版より最新情報を入れており、さらに広く世に伝わった。

我が国最初の西洋内科書である『西説内科撰要』の影響は大きく、本書を読んで発奮した吉田長叔《ちょうしゅく》（一七七九―一八二四）が玄随に就学し、我が国最初の西洋内科専門医として文化九年（一八一二）、江戸中橋に開業した。長叔は、イギリス人医師ヨハン・ハクサム（John Huxham）著の蘭訳本を『泰西熱《たいせいねつ》病論《びょうろん》』（七巻、一八一四）として著した。また、遠く肥前佐賀蓮池藩の医師島本良順（?—一八四八）も『西説内科撰要』を読み、感激して蘭学に志し、長崎通詞猪俣家へ就学後、蘭方医として看板をかかげ、門人の伊東玄朴《いとうげんぼく》（一八〇〇—七一）や大庭雪斎《おおばせっさい》（一八〇五—七三）ら蘭方医を育てた。

玄随は、役者に似て色白で婦人のように柔和な言動により東海夫人などともあだ名された。訳著書に前掲書の他、『東西病考』、『西洋医言』、『遠西草木略』などがあり、宇田川家の初代として我が国西洋内科学の基礎を築いた業績は大きい。

『医範提綱』の宇田川玄真

玄随の没後、玄真《げんしん》が養子として跡を継いだ。玄真は伊勢国飯南郡《いいなんぐん》大石村農民安岡家に明和六年（一七六九）に生まれ、江戸に出て玄随に師事し、杉田玄白にも入門した。その才能が認められ、やがて玄白の養子となった。しかし、「放蕩」のため、玄白から離縁され、窮乏していたところを、玄沢門人稲村三伯らの援助をうけて、蘭書翻訳などの仕事で生計をたてていた。玄随死後、親族や門人で大垣藩医二代目江沢養樹（一七七四—一八三八）、桂川甫周、大槻玄沢らが協議し、玄真を稲村三伯の義弟としたうえで宇田川家を継がせた。玄真は名を璘、号を榛斎《しんさい》という。

宇田川家を継いだ玄真は、津山藩医としての医業よりも、「一書よく百医を導く」という信念で翻訳と著述に精励し、多くの弟子を指導した。玄真は、オランダの医師ブランカールトの『新訂解剖学』など諸種の西洋解剖書を訳して三〇冊にも及ぶ『遠西医範』を集成したが大部に過ぎて刊行されず、その

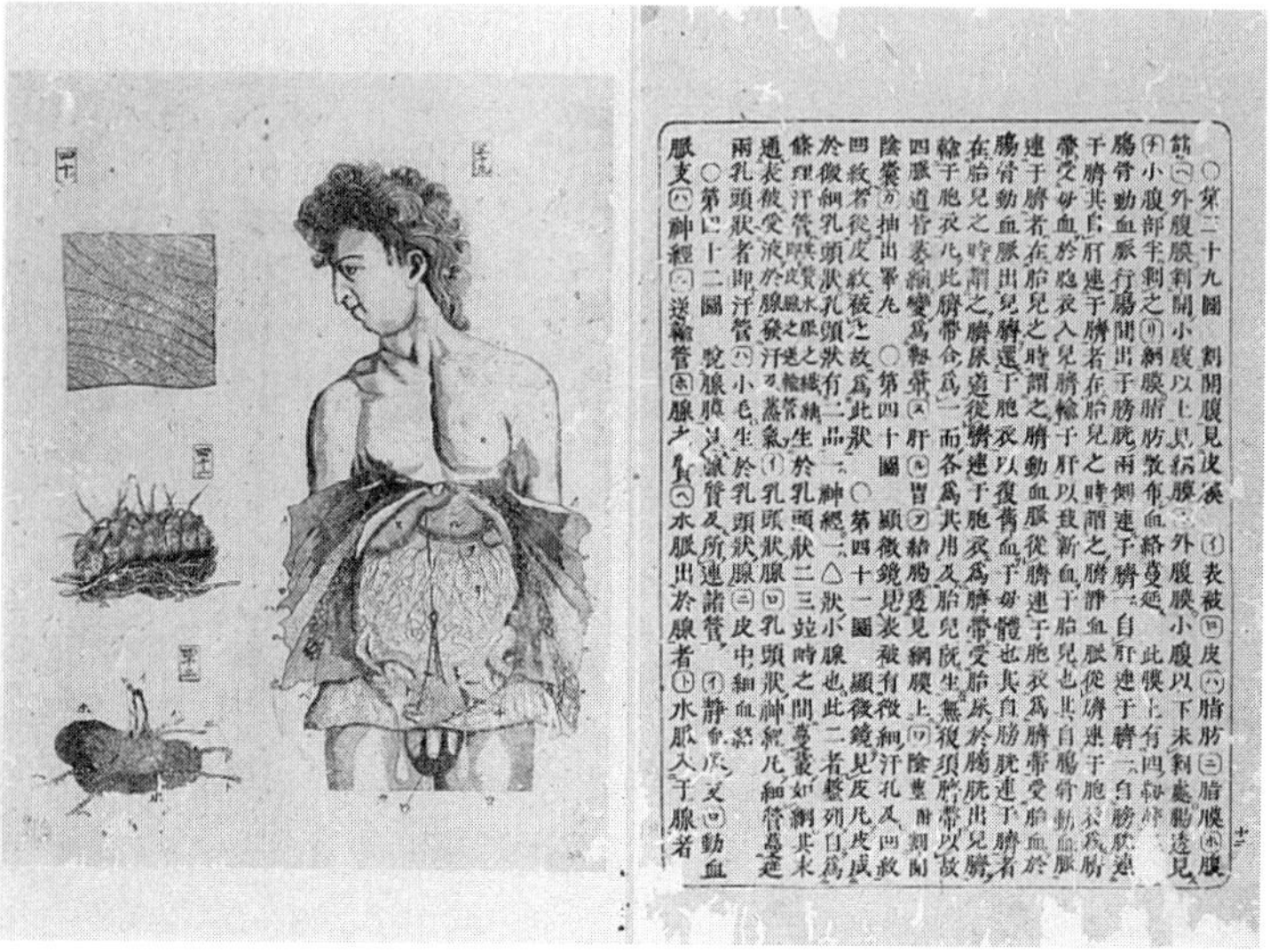

図 12 『医範提綱』

要点を講義したものを、門人諏訪士徳（藤井方亭）らが筆録し、榛斎宇田川先生著『和蘭内景医範提綱《いはんていこう》』（一八〇五、本文三巻、以下『医範提綱』）として刊行した。その付図『医範提綱内象銅版図』（一八〇八刊）は、洋風画家亜欧堂田《あおうどうでん》善《ぜん》（一七四八―一八二二）が描いたわが国最初の銅版解剖図である。本書は解剖学から生理学・病理学まで平易に述べており、精密かつ正確な銅版画とともに、当時最良最高の西洋医学書だったため、ベストセラーになり、幕末まで蘭学界の教科書的役割を果たした。

本書の構成を目録からみると、「題言六則　巻之一　総括　三腔十器　三腔提綱篇第一神経、脳髄　三腔提綱篇第二肺、気管、心、動血脈、静血脈、肺動血脈、肺静血脈、胃管、胸膜、横隔　巻之二　三腔提綱篇第三　胃、腸、乳糜脈、腸管膜、乳糜嚢、乳糜管、脾、門脈、肝、胆、膵、腎、輸尿管、膀胱、睾丸、輸精管、精嚢、

子宮、腹膜、網膜　巻之三　十器提綱篇第四　表皮、皮、腺、水脈、脂膜、筋、靭帯、骨、軟骨、繊維」とあり膵《すい》、腺《せん》など現在使われている解剖用語の多くもこの本で初めて使われたもので、我が国解剖学の基礎を築いた医書の一つとなった。

F・クレインス氏は、『医範提綱』において「凡ソ人身一切ノ生機活動ヲ為スコト、皆霊液神経ノ妙用ニ係ラザルハ無シ」（巻一）とあるように、神経をその中核においていること、神経液が身体内を機械的に循環するというブランカールト神経液説が受容されていることを指摘している（クレインス、二〇〇六）。

玄真は、玄随の西洋薬物学研究を推進し、養子宇田川榕庵《ようあん》の協力を得て、『和蘭薬鏡《おらんだやっきょう》』（初編三巻）、『遠西医方名物考《えんせいいほうめいぶつこう》』（本編三六巻、補遺九巻）を著した。『和蘭薬鏡』は、玄真が和蘭から和漢の本草書から和蘭薬の形状・薬効・製剤などを稿本として長く筺底にあったものを、榕庵が校訂をし、文政三年（一八二〇）に初編三巻を刊行した。

『遠西医方名物考』は、文政五年（一八二二）から文政八年にかけて、当時としては異常なほどの早さで刊行された。これは『西説内科撰要』の改訂版に間に合わせるためであった。補遺は天保五年（一八三四）に刊行された。西洋薬物をイロハ順に記載し、薬物の産地、形状、製薬法、薬効、用薬法などが記され、蘭方医学者にとって有為な書となった。巻三六には植物図五八、動物図七が載せられたが、これは、ワインマン（J. W. Weinmann）の『薬用植物図譜』などがもとになっていた。榕庵が中心となった補遺編七巻以降では、元素編として、窒素、水素、炭素などについて紹介した。なお、当時の多くの蘭学者は、元素のことを元質と訳していたのを、榕庵が初めて元素などの用語を使用した。

玄真は、文化十年（一八一三）、幕府天文方の阿蘭陀書籍和解御用に出仕し、『厚生新編』の翻訳に従事し、以後没するまで関わった。

玄真は、玄沢の仲介で玄沢門人の仙台藩医大森寿安《じゅあん》（一七四九―一八〇七）の依頼をうけてオーストリアのプレンク（J. J. Plenck）の蘭訳版眼科書“Verhandeling over de Oogziekten”（一七八七）を『泰西《たいせい》眼科全書《がんかぜんしょ》』（一七九九成稿・未刊）として翻訳した。この書写本を二冊つくり、杉田玄白と大槻玄沢に贈った。しかし、寿安による玄沢とのトラブルのため刊行されなかった。一方で、玄白の子の杉田立卿《りゅうけい》は、この書写本をもとにプレンク眼科書を完訳し、石川大浪《いしかわたいろう》（一七六六―一八一七）筆の眼球彩色図を挿図し、『和蘭眼科全書』（一八一五）として刊行した。これが一一八種の眼科疾患を説く我が国初めての西洋眼科書となった。本書は翌年『眼科新書』（一八一六）として改版され、西洋眼科の普及に役立った。

玄真は『西説内科撰要』の改訂など諸書の翻訳にあたり、天保五年（一八三四）に没した。六十六歳。

玄真の門人に美濃出身の坪井信道《つぼいしんどう》（一七九五―一八四八）、津山藩医箕作阮甫（一七九九―一八六三）、美濃出身植物学者飯沼慾斎（一七八二―一八六五）、掛川出身蘭方医戸塚静海《とつかせいかい》（一七九九―一八七六）らがおり、彼らもまた多くの門人を育てている。

化学・植物学者―宇田川榕庵

我が国の西洋化学および植物学の開祖といえるのが宇田川榕庵《うだがわようあん》（一七九八―一八四九）である。大垣藩医江沢《えざわ》家の長男だったが、師家の玄真のたっての望みで、文化八年（一八一一）、十四歳のときに玄真の養子となった。この年は、幕府が浅草天文台に蕃書和解御用を設置し、オランダ通詞馬場左十郎や蘭学者大槻玄沢を幕府訳官として、外国文書の翻訳に取りかかった年であった。

　蘭学者の家に養子に入った彼はすぐに蘭学学習を欲したが、玄真は、まず『素問』・『霊枢』・『傷寒論』などの中国医学書や本草学・名物学を徹底的に学習させた。それは、「家学漢土文章為主、文章不成則家学不能成」（『自叙』）という、医学は漢学が基本であるという玄真の方針からであった。玄随は、文化十一年（一八一四）になって、ようやく幕府訳官馬場佐十郎や尾張藩医吉雄俊蔵（常三《じょうさん》・南皐《なんこう》　一七八七―一八四三）らにオランダ語や文法を学ぶことを許され、蘭学学習に精励した。この漢学を基礎とする蘭学学習は、のちに植物学や化学の新造語に大いに役立つことになる。

　榕庵は、十八歳のとき『哥非乙説《こひいせつ》』（一八一六）を書き、コーヒー（オランダ語 Koffie）の産地や効用を紹介している。文政九年（一八二六）には、幕府蕃書和解御用の訳員となり、ショメール百科事典の翻訳に参加したことで、薬物研究から植物学・化学研究へと学問を広げた。

　薬物研究では、養父玄真の『和蘭薬鏡』初版三巻の文政三年（一八二〇）刊行に、校訂というかたちで参加した。榕庵の序に「家厳（玄真）夙く和蘭本草および薬説を採輯《さいしゅう》し、形状・主治・験方・製剤等類纂訳定し、已《すで》に数十巻に及ぶ」と記し、玄真の研究ぶりを紹介した。榕庵は、その後旧説を訂正増補し、文政十一年（一八二八）には『新訂増補和蘭薬鏡』一八巻として刊行している。江戸参府のため江戸に来たオランダ商館長ブロムホフ（C. Blomhoff　一七七九―一八五三）からも蘭学を学ぶなど熱心に学習をおこなった。

　植物学では、二十四歳のとき、我が国最初の西洋植物学書『西説菩多尼訶経《せいせつぼたにかきょう》』（一八二二）を書いた。菩多尼訶とはラテン語の botanica の音訳で植物学のことで、「花有二十四綱、細分別之、則有一百一十余緯」と花には二四綱あって、これらを細分化すれば一一〇目以上になると、スウェーデンの植物学者リンネ（Carl von Linné）の二四綱分類法などを初めて紹介し、西洋植物学の概要を述べ、葯《やく》、柱頭、花柱などの訳語を初めて使用している。

文政六年（一八二三）に来日したオランダ商館医シーボルト（Philipp Franz Balthasar von Siebold 一七九六—一八六六）は、ブロムホフからの情報をもとに、榕庵のすぐれた植物学者としての能力を見抜き、榕庵やその友人幕府医官桂川甫賢に新薬や処方箋を送ると共に、日本の植物標本を集めて送ってくれるように依頼している（一八二五年二月二十八日付シーボルトより榕庵宛書簡）。

文政九年（一八二六）、商館長の江戸参府紀行に随行したシーボルトと面会した榕庵は、多数の押し葉やヤマボウシやネムノキなどの植物図などを贈呈した。シーボルト三十歳、榕庵二十八歳の東西の若き学者の出会いであった。シーボルトは、顕微鏡のほか、最新の植物学書ドイツ語版クルト・シュプレンゲル（Christian Konrad Sprengel）の『植物学入門』も榕庵の懇情により贈っている。ドイツ語の『植物学入門』を手にして、榕庵は熱心にオランダ語力をもとに解読に努め、ドイツ語の単語メモは、「シュプレンゲル語彙」という日本最初のドイツ語単語集となった。

天保三年（一八三二）、玄真が退隠し、三十五歳で家督を相続した。榕庵はこれまでの訳述研究をまとめ、出版することに力を注いだ。榕庵の訳述は植物や化学だけでなく音楽やトランプ、西洋の歴史、地誌にも及んでいた。

とくに、植物研究では、多数の西洋植物学書を読んで、本格的西洋植物学書『理学入門・植学啓原《しょくがくけいげん》』（三巻付図一巻、一八三四）を著した。同僚の津山藩医箕作阮甫（一七九九—一八六三）が序文で、本書の意義について「亜細亜東辺ノ諸国、止本草有リテ、植学無キナリ、斯学有リテ、其ノ書アルハ実ニ我ガ東方ノ榕菴氏ヲ以テ濫觴ト為スト云フ」と、本書が西洋の植学（植物学）を初めて我が国に知らせるものとなったことを述べ、さらに、本草は名前の識別や薬効を明らかにすることが主であるが、植学は植物を解剖して花・葉・根・果実などの各器官の形や働きを解明し、植物の法則を調べる究理の学問であると説いている。書名に理学入門とあることが、本草学から究理学（自然科学）としての植学入門書であるという本書の主張を示している。

本書は、第一巻でリンネの二四綱分類や根・茎・葉などの栄養器官の形態・生理、第二巻で花、実などの生殖器官の形態・生理、第三巻で植物の生化学について記述し、巻末に彩色図が付されている。

本書で、元素、酸素、窒素、水素、炭素などという用語が、現在と同様の意味で定着し、細胞という新語が造られた。沈国威氏らによると、細胞は、『解体新書』では、胞膜や心胞と訳されていたものが、『重訂解体新書』で心胞は心嚢に改訂され、新たに濾胞（腺）や微小濾胞（粘膜）の語が生まれ、『解体新書』の小嚢（肺胞）が、『医範提綱』で細嚢、微細膜嚢に改められ、胞は生物のより小さい組織を表すものとなった。そこで榕庵は、個体の小さい組織を表す細と胞を組み合わせて細胞という新語を生み出したのであった。

榕庵が玄真の指示で、漢学を基礎としてしっかり身につけたことが、漢語の本質的字義を理解した適正な翻訳につながり、現代にまで通用するものとなった。

榕庵は、シーボルトとその弟子ビュルゲル（H. Bürger）が実施した九州地区の温泉分析に触発されて、文政十一年（一八二八）から天保十四年（一八四三）にかけて、熱海温泉や九州の嬉野温泉、塚崎温泉

（武雄温泉）、有馬温泉、諏訪温泉など全国各地の泉性、試性分析をおこなっている。

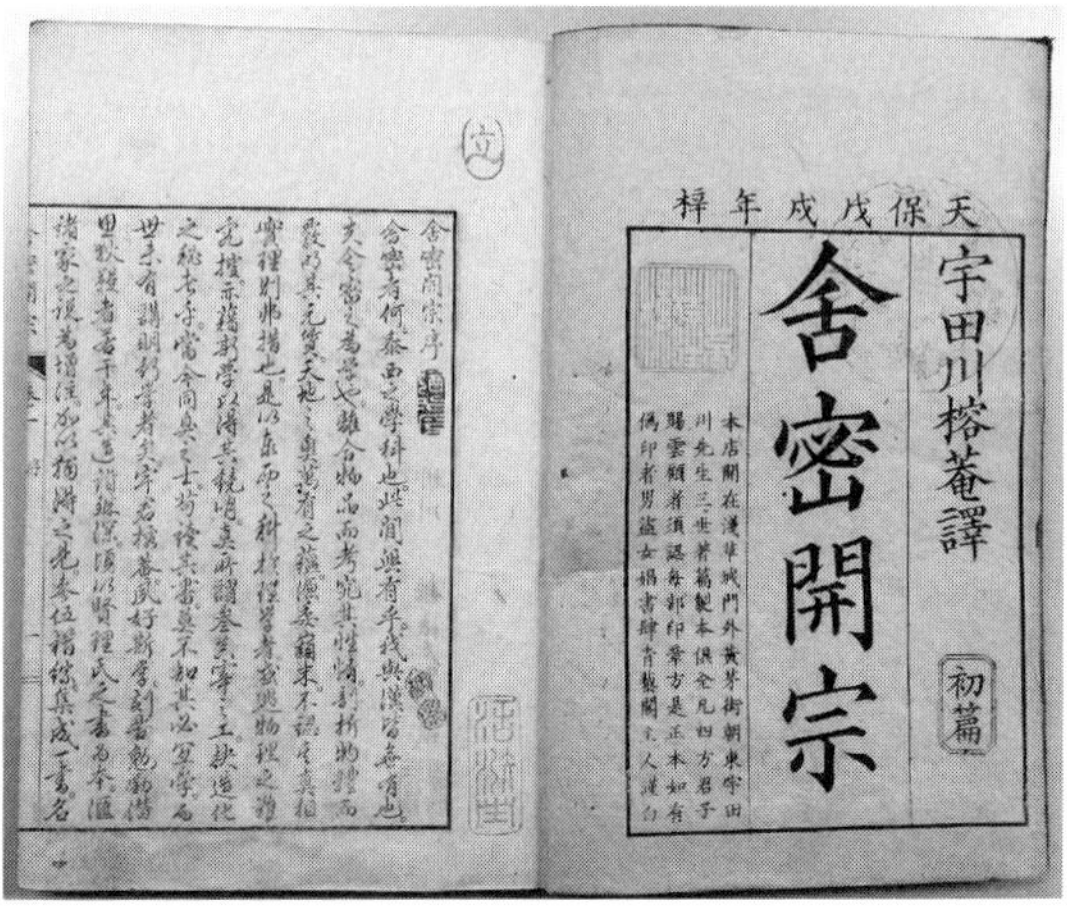

図13『舎密開宗』

榕菴の化学へのひたむきな情熱が、本邦初の体系的化学書『舎密《せいみ》開宗《かいそう》』（一八三七）に結実した。大半が仮名交じり文で、内篇一八巻、外篇三巻からなる。舎密はオランダ語の chemie（化学）の訳で、開宗は大本を開くという意味である。天保八年（一八三七）に初編・二編が刊行され、弘化二年（一八四五）までに順次成稿し、刊行された。

本書は、イギリスのW・ヘンリー（Willam Henry）の"An Epitome of Experimental Chemistry"（一八〇一初版）の独訳版を、オランダ人医師イペイ（A. Ypey）が蘭訳増補した書（一八〇三）を主要な原書としながら、フランスの化学者ラボアジェの化学論や、スモーレンブルグ（F. van Catz Smallenburg）の『蘇氏舎密』（一八二七—三二）などヨーロッパの最新化学と、榕菴自身の実験結果も取り入れたものであった。

榕菴は、『舎密開宗』序文で、化合によって「従来化工ノ造リ得ザル物ヲ造化シ出シ」、分離によって「未ダ曽《かつ》テ天然ニ特生スル事無キ物ヲ生下シ」と、自然に存していなかった物を造り出す化学の魅力を語っている。陰陽五行説とは異質な自然を観る眼が育っていた。

『舎密開宗』の内篇は理論化学で、巻一は総論として化学親和力、熱素など、巻二―九は気体・水・酸・塩基・酸素・窒素・水素など無機化合物・非金属、巻一〇―一五は金・白金・銀・亜鉛・水銀など金属、巻一六―一八は糖・有機酸・澱粉など有機化合物（植物）が書かれ、二九五章蠟で終わっている。外篇は分析法概論、鉱泉分析法などである。

榕庵の西洋学術への関心は、薬学・化学・植物学・昆虫学のほか、西洋歴史・地理・音楽・トランプなどへも及んでいた。が、弘化三年（一八四六）に四十九歳の若さで没した。化学に関する膨大な稿本が残されているが、『舎密開宗』などで用いられた元素、酸素、水素、窒素、酸、アルカリ、酸化、還元、温度などの用語は、現在も我が国化学や自然科学の基本用語として定着しており、榕庵は我が国近代化学の祖と位置づけられる。

7　解剖の広がり

解体学者―小石元俊

『解体新書』の刊行、西洋医学の人体観の広がりにより、人体内部を見る目が発達した。それをいくつもの解剖によって実証したのが京都の小石元俊《こいしげんしゅん》だった。

元俊は、寛保三年（一七四三）に山城国桂村に生まれ、通称元俊、字は有素、号は大愚という。父は浪人中であり、貧苦のなかで育った。のちに子の元瑞《げんずい》が元俊の行状を述べたものを門人が筆記した『先考大愚先生行状』（以下、『行状』）が元俊の伝記的記録である。十歳のとき、医を志し、大坂在住柳河藩医で山脇東洋門人淡輪元潜《たんのわげんせん》（一七二九—一八〇八）に入門した。医学を志したのは、父の「今の世に人を済《すく》ふと云事は医事の外には有べからず」（『行状』）という教えに従ったからで、この医は国医であるという精神は、元俊の生涯を貫く信念となった。

元俊は、医術で糊口をしのぎながら家計をささえ、父母に孝養を尽くした。二十歳のとき、やはり東洋門人で大坂で開業していた永富独嘯庵《ながとみどくしょうあん》に入門した。独嘯庵との出会いは元俊の才能をめきめきと延ばすことになった。元俊は、のちに元瑞に、私は三人の「異人」から学んだ、皆川淇園《みながわきえん》先生の字義・文理と、慈雲律師《じうんりつし》の仏理・道徳と、独嘯庵先生の英才・傑姿《けつし》である、と述べている。淇園（一七三四—一八〇七）は京都在住漢学者で、慈雲（一七一八—一八〇五）は、河内葛城山高貴寺の高僧である。

元俊は、西国を歴遊して医技を学び、明和六年（一七六九）、大坂に戻って開業した。治術にすぐれていたため、名声があがった。安永三年（一七七四）に『解体新書』が刊行され、人体内部への関心が高まった。元俊も解剖に関心をもち、山脇家でしばしば実施していた解剖にいつごろか参加して解剖技術を習熟した。

京都に移住した天明三年（一七八三）に、元俊は、京都の友人医師橘南谿《たちばななんけい》（一七五三—一八〇五）らと伏見で刑死人の解剖をおこない、翌年、画家吉村蘭洲《らんしゅう》（一七三九—一八一六）が実証的な解剖図『平次郎臓図』を完成した。図の序文に元俊は「医之未だ蔵《ぞう》を知らざるは、以て其の治を用《もち》うべからざる也」と書き、解剖の必要性を説いている。跋文に橘春暉《しゅんき》（南谿）が、解剖には、小堀家侍医吉田玄理・山本元順・盛本立宣・京医師橘南谿ら一二人、解手として原田雄伯・中川周蔵・飯田道安の三人、画工は吉

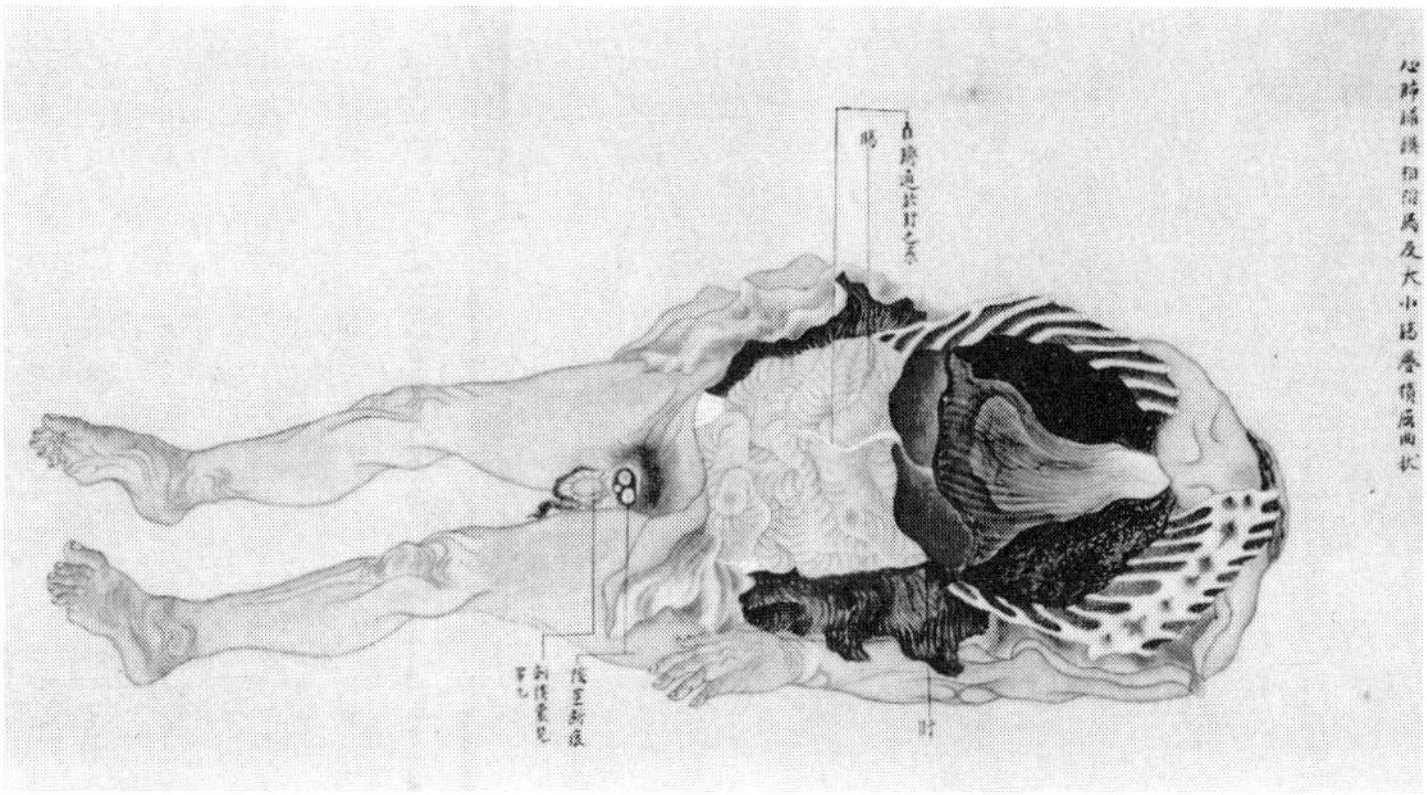

図14　平次郎臓図

村蘭州、村上大進、槇野周蔵《まきのしゅうぞう》の三人、総指揮は元俊、ほかに盛本音進・楢林祐意・その子祐輔・稲田友賢・山本令儀の合わせて一六人が参加したことを記している。

それらによると、解剖は胸部より始まり、「胸肋を排し、心肺に及びし時、其間水有るを見る。凡そ五、六合なるべし」、「脳に上下あり、上部は『解体新書』にいう大脳髄、下部は小脳髄である」、と書き、刑死人の胃が小さいことなどを述べ、「然も山脇氏以来の諸図と相対検せば、則ち其の精密之工、一等を加うるに止まるにあらざるなり」とあり、本書が従来の解剖図に比べて極めて精密であることを自負している。が、一方で、本図は西洋の医学書には劣る部分もある。その理由は、西洋は解剖を勇気ある行為とするが、我が国では断截は惨（残酷）とされるので、一日で解剖を終え、同時に模写もしなくてはならないので劣らざるを得ないと述べている。

解手の原田雄伯は長崎出身で舶載の外科道具をもち、解剖に長じていた。中山周蔵は京都の医師で元俊友人、飯田道安は岩国藩藩医である。

天明五年（一七八五）に、京都に来遊した杉田玄白や大槻玄沢との知己を得て、勃興しつつある江戸蘭学に強い関心をもち、翌年九月、畢生の医学書『元衍《げんえん》』稿を首に掛け、門人真狩元策《まがりげんさく》を召し連れ、二人で江戸に出た。江戸では大槻玄沢宅に寓居し、玄白、良沢ら草創期江戸蘭学者らと議論し医論を深めた。翌天明六年三月に玄白の養子伯元を伴い帰郷した。六ヵ月の滞在期間で、蘭方医学の実証性を体感した元俊は、帰京後、塾生に『解体新書』での講義をしつつ、『元衍』の推敲を重ねた。伯元は京都で儒学者柴野栗山《しばのりつざん》に入門し、栗山が翌天明七年正月に幕府儒官になると、伯元も江戸に戻り、栗山に再入門している。

天明八年になって、京都の大火により住居が類焼し、『元衍』も焼失してしまった。そのため大坂へ移り、医學塾衛生堂を開いた。その後、寛政八年（一七九六）から、京都釜座《かまんざ》通竹屋町に居住し、医学塾究理堂《きゅうりどう》を開き、子弟教育をおこなった。

寛政十年（一七九八）に、施薬院三雲環善（一七六二—一八〇五）と山脇東海が主催した解剖に、小石元俊も都督として参加した。この解臓図が、『施薬院解男体臓図《せやくいんかいなんたいぞうず》』で、この序に「（人身究理）を究む本は解剖に在り」と明確に解剖の目的が示されている。

観臓は、三雲環善が正面に座り、財満《ざいまん》孝之助（環善弟）・山脇玄智《はるとも》（東海弟）の二人が侍し、その側に、上田元長・青山玄泰・村上主税・楢林宗博・早川元亭・森全長・西郁了安（以上施薬院門人）ら七人が座り、施薬院家家臣と家奴、山本文吾（青山氏門人兼僕者）ら七人が立ち並び、淡輪貞蔵・近藤修敬（山脇氏門人）、上田元孝（元長子）、中神《なかがみ》右内（琴渓《きんけい》）、柚木太淳《ゆのきたいじゅん》（眼科医）、橘豊後目《さかん》（南谿）・藤左冲（長州人）、真狩元策（但州人）、中川元吉（大坂人）ら三九人が傍観し、総計五八人もの医師が観臓に参加した。

絵は、吉村蘭洲とその子孝敬（一七六九—一八三六）および円山応挙《まるやまおうきょ》の次男木下応受（一七七七—一八一五）が描き、美術界の写実派と医学界における実証とが融合したすぐれた解剖図となっている。小石元俊が臓器名称を日本語で注記し、橋本宗吉がそれを蘭語で書いており、本図は蘭学の影響が色濃く、『解体新書』の理解が進んだ結果、『平次郎蔵図』より格段に観察が精密になっている。

元俊は、大坂の町人天文学者間重富（一七五六―一八一六）とともに、大坂の傘職人であった橋本宗吉（一七六三―一八三六）の才能を見抜き、留学費用を共同出資し、玄沢に入門させた。宗吉は短期間の留学で蘭語に習熟し、帰坂後は、医学塾絲漢堂を開き、診療のかたわら、エレキテル研究や西洋医学の三方（製薬、処方、治療）書『蘭科内外三方法典』（一八〇五）を著し、我が国薬学史上多大な貢献をし、大坂町人蘭学の祖ともいわれる。

周防出身医師斎藤方策《さいとうほうさく》（一七七一―一八四九）も元俊の著名門人で、宗吉ら上方蘭学グループの中心人物である。方策は、元俊に学んだあと、大槻玄沢にも入門し、蘭語研究をすすめ、大坂に帰ってから家塾藍塾を開き漢蘭折衷の医学を教授した。また萩藩医にも登用された。医事に専念し、酒も飲まず謹厳実直な生活だったと墓碑銘に記す。

元俊は蘭語には詳しくなかったので、その人体理解は『解体新書』を主に、橋本宗吉に訳させたベルギーのパルヘイン解剖書の蘭語版（一七三三）訳書『巴爾靴員解体書和解』を参考にしていた。この宗吉のパルヘイン解剖訳書は、元俊の死後、大坂の門人斎藤方策と中天游《なかてんゆう》（一七七九―一八三五）が『把爾翕湮解剖図譜』（一八二二、二四）として図譜と説明文を刊行した。図は中天游の従弟中伊三郎が刻した銅版画で、絶妙な写実的図となった。伊三郎が幼時にやけどで右手の五指が萎縮して不自由だったのを天游が励まし、銅版画の名手にしたという。

元俊は文化五年（一八〇八）に没し、子の元瑞が究理堂を継いだ。元瑞は天明四年（一七八四）に小石家に生まれ、名は龍、字を元瑞、号を拙翁、檉園《ていえん》という。大槻玄沢に入門し、帰郷後は究理堂を発展させ、多数の門人を育てた。

元瑞の究理堂学規をみると、第一に孝養が入門の第一義であること、第二に医理を明らかにし治術を精ならんとする者は一に読書を以て階梯とすべきこと、第三に一日の日課は六時に起床し医書を読み午後六時に止め、夜は経書を読み、一〇時には就寝すること、第四に三法（漢方・家学・西洋方）の学習をすること、第五に究理とは朱子学や蘭法の究理ではなく、元真であり、これを実用から会得すること、第六は漢方では空談を去り、西洋書では実理をとり、微言（分子説の如きもの）を捨てること、第七は漢方は粗にして失多く、西洋の方技は精しくかえって誤る特色があること、第八は摂生をすることの八ヵ条を説き、漢蘭折衷の医学的立場を示している。

元瑞は、文政四年（一八二一）の山脇東門の女屍体解剖に立ち合い「解剖記」（『文稿百一集』所載）を記した。女の刑屍体を得るのは珍しかったので参観者は一六〇人に達した。東海門人の花房民部・渡辺公益・若林玄成の三人がとりしきり、宇野義平と元瑞は解剖指導、秋吉雲桂と新宮凉庭《しんぐうりょうてい》が補助、小関亮造（一八〇一—四二）と長友雅楽が執刀した。正午近くに、男と異なる部分から解剖が始まり、夕刻までかかった。宇野義平は京都の人で蘭斎ともいう。文化十四年（一八一七）に小森桃塢に入門し、のち『西医知要』（一八二五）を出した。秋吉雲桂は有栖川宮侍医で大塩平八郎とも交友がある。執刀の小関亮造は元瑞庶子で究理堂塾頭である。

元瑞は、処方の解説書の序に「吾門は内景を説き、病理を論ずるには、もっぱら喎蘭（オランダ）の説を主とし、薬治には漢方と蘭剤を雑取する」とあり、医説は内景論（解剖学）はオランダ説を採用しているが、薬治は漢蘭を混用するという漢蘭折衷の立場であった。

元瑞は、文政十二年（一八二九）から嘉永元年（一八四八）までの二〇年間、およそ一万人を越える患者の容態と投薬を丹念に記録した診療カルテ集『処治録』一五冊を残しており、これは江戸時代後期の庶民資料としても価値がある。門人や交友者もすこぶる多く、元瑞自身も風雅を好んだので、漢詩人頼山陽（一七八〇―一八三二）、南画家田野村竹田（一七七七―一八三五）らとも深く交友した。

小石中蔵（一八一七―九四）は、元瑞の二男で、坪井信道に学び、蘭方医として活躍し、嘉永二年（一八四九）にはシーボルト門人楢林栄建《ならばやしえいけん》（一八〇〇―七五）、江《え》馬榴園《まりゅうえん》（美濃国出身、本姓飯尾　一八〇四―九〇）、熊谷直恭《なおやす》（鳩居堂《きゅうきょどう》　一七八三―一八五九）らと有信堂《ゆうしんどう》という種痘所を創立した。有信堂は京都の町医と町人らの協力で運営され、それが現在の京都府立医科大学へとつながった。

解体眼科医―柚木太淳

近江生まれの柚木太淳《ゆのきたいじゅん》（一七六二―一八〇三）は、寛政期に活躍した京都の眼科医で、西洋医学を眼科領域に導入し、卓越した技術で多くの門人を得た。字を仲素、堯民、号を鶴橋という。初め京都の儒学者江村北海（一七一三―八八）に儒書を学び、内科を荻野元凱《おぎのげんがい》に、産科を賀川家で学んだが、漢方には虚談空論が多く、限界を感じていた。ときに、山脇東洋の刑死解剖、臓腑の真状を視察して、眼中諸症を療するためには、眼球構造だけでなく、人体の臓腑筋脈気血の真状を知らねばならないと考え、解体を切に願うようになっていたのである。

従来、京都で解剖を許可された者は藩医のみであった。一介の町医である自分に許可がおりるか、不安を抱きつつ申請したところ、さいわい寛政九年（一七九七）秋に解剖許可が出た。京都西郊刑場近くで男性の刑死体を自ら解剖し、臓腑経絡を審視し、積年の疑問が氷解した。

この解剖所見は『解体精義』に掲載する予定であったが刊行できず、この解剖の二年後に、解剖までの経緯、解剖の手順、用具、人員、役割などを詳細に記した『解体瑣言《さげん》』（一七九九）を刊行した。

解剖のための人員と役割は、主者柚木太淳（統括）、執事田泰三（塾生）（一人、幕営等諸事務統括）、刀者海吉王（塾生、海乗坊寿詮、若狭小浜藩医）・乾保教（針医）（二人、直接執刀者、性謹厚の者）、畫者林成章（林元察、京医師、江馬蘭斎門人）・江典郷（江村か）（二人、記録者、文筆の才ある者）、具監雨森士毅（高槻藩医子）（一人、解剖道具管理、調達）、画者井特（祇園井特、円山派画家）・白猷（特の社友）・明鈍雅（同上）（三人、絵図担当、真写に巧な者）、劔匠（汚染諸刃を交換し払拭する）、侍者（三人、執事の従役として雑用担当）と記されている。

解剖道具は、竹ムシロ、大刀（長さ一尺五分、包丁）、中刀（長さ八寸）、小刀（長さ三寸強、最も緊要）、剃刀《かみそり》（俗に言う髪剃）、陶器（胆汁を注ぐ）、水銃（臓器洗い用）、天眼鏡、顕微鏡（阮南渓の作を使用）、鑿《のみ》、鋸《のこぎり》、木槌《きづち》、量《はかり》、漏斗《ろうと》、水瓶、鯨骨（鯨鬚、筋脈を透すため）、竹管、尺（鉄尺）、麻縄、竹竿（臓腑掛け）、簾鉤（すだれつりかぎ）、小片木、木板（一四、五枚、臓腑記名用）、筆硯、紙（美濃紙およそ六〇枚）、秤、布巾（首覆い用）、酒觥（さけさかずき、祭奠用）、香（祭奠用）、その他油膜（天日・雨露除け）、布幕（四囲遮蔽用）、松板（諸物置き）、乾砂、小豆粉（手洗い用）、手巾（手洗い用）などであった。小豆粉を手洗いで使用する風習は、古く『延喜式』にみられ、解体という新医術においても、使われたことは興味深い。

また、新しい医療器具として天眼鏡や顕微鏡を使用していることに注目したい。太淳はこれらの鏡で、頭皮を剝いでその裏面の毛根を観察するなど、西洋医学機器を用いる新たな解剖術式を生みだした。

太淳は解剖の前日に諸生を集めて、明日の解剖に向けての心構えを説いている。

一、刑人は良師と謂える。敬欽の志を懐くべし、仏像を作るに一刀三礼の儀あり、諸子、これを思え。

一、場中静かなるを尊ぶ、異議あるは他日を論じて可なり。

一、刀・畫・書の者、各《おのおの》その職を守り、差誤を致すことなかれ。

一、天瞑（あかり）は蠟燭《ろうそく》・松明《たいまつ》を用ゆべし。失火の警戒を慎しまずんばあるべからず。

一、衣服は覆えば足る。鮮衣（あざやかな衣服）を着すべからず。飲酒は失敗を起こしやすいので、前日からこれを禁ず。

こうして、解体の前に刑死者の霊を祀る儀式をおこない、そののち、劊匠が刀者に刀を渡して、いよいよ解剖を開始するのであった。このような解剖手順については、平次郎解体に関わった医師橘南谿の『解体運刀法』を参考にしながら、新器具使用と在来風習を取り入れて解体作法を整備し、刊行したことにより、後世に多大な影響を与えることとなった

当時、解剖については、漢方医の側から依然強い反対論があった。太淳は、『解体瑣言』の解体論において、文生と田生という二人の門人の問答形式で解体の意義を説いた。田生は、刑死者は刑罰を受けているのにさらに屍体を解剖して軽侮を加えるのは許せない、と批判する。文生は、経書の医書にも人の死するや解析して視るべしとあると反論する。田生は、死人の構造から病理は分からない、花木を割く者が一片の花弁を見いだせないのと同じだと批判する。文生は、河の流れを見よ。渦を巻いたり激流

になったりさまざまな様相が生じる。河の水が涸れ、河底が現れると水流の個々相が生じる理由が初めて判明するではないか、人体の病気と臓腑の関係もこれと同じであるから、解体が必要なのだと主張する。これは、人体の構造が病理や生理の根底にあるという近代医学に通ずる考えである。

太淳の眼科書は刊行されておらず、門人の備前出身医師加門隆徳が文化元年（一八〇四）に編纂した『柚木流眼科書』が写本として伝えられた。そこでは漢方の説では不十分であること、眼病を八部門、六三症に分類し、眼球解剖図なども付して構造を説明している。太淳の時代には、まだ京都の蘭学は未熟であって体系的な西洋医学受容はなされていなかったが、彼は、蘭学勃興期において漢蘭折衷的眼科の医学革新をすすめた啓蒙家的医学者の一人と言ってよい。

実験的上方蘭学の展開

橋本宗吉の上方蘭学グループのなかでも、伏屋《ふせや》素狄《そてき》（一七四九―一八一一）が実験的医学を積極的におこなった。河内国の農家に生まれ、堺や大坂で漢方医をしていたが、五十歳を過ぎて『解体新書』や『西説内科撰要』などの蘭方書を読み、自分が人体内部を知らなかったことを恥じ、十六歳も年下の橋本宗吉に入門した。

寛政十二年（一八〇〇）、大坂葭島《よしじま》で、整骨家各務文献《かがみぶんけん》（一七五五―一八一九）らと双胎児を孕んでいた女性刑屍体を解剖した。素狄はこの屍体の腎動脈に墨汁を入れ、輸尿管から薄い水滴が出ることを確かめる実験をした。彼はほかにも犬や猫の腎臓を取り出して同様の実験を繰り返して、漢方医学での小腸の先の蘭門から尿が出るという説を否定し、腎臓が精液の製造機関ではなく尿の濾過器官であると判断した。

素狄はこのような腎機能実験のほか胸管流路確認実験、胆嚢・脺菅の十二指腸への出口確認実験、精液経路の確認など、独創的な人体生理実験をおこない、『和蘭医話』（一八〇五）を著した。ただし、現研究では三木栄氏により、薄まってでてきた液は組織液を含んだ水とされ、素狄の腎機能実験結果そのものは否定されているが、その実験精神は上方蘭学に共通するものであった。

小森《こもり》桃塢《とうう》は天明二年（一七八二）に美濃大垣藩士大橋家に生まれ、伏見の医師小森家に養子に入った。名は義啓、字は玄良、号は桃塢・鶉斎という。美濃大垣の蘭方医江馬蘭斎に入門し、二年間医学を修学した。伏見に帰り医業を開業していたところ、海上随鷗《うなかみずいおう》（稲村三伯《いなむらさんぱく》）が京都に移住したので、桃塢は、友人の山城国出身医師藤林普山《ふじばやしふざん》とともに入門した。

普山は、訳業を主に研究をすすめ、随鷗の『ハルマ和解』が大部であり、大坂の商人学者山片蟠桃《やまがたばんとう》（一七四八—一八二一）が一二両で購入したというほど高価だったので、よりハンディな辞書をということで『訳鍵』（一八一〇）を二〇〇部刊行し、蘭学研究者の便を図った。さらに、イペイの薬物書を和訳した『（和蘭）薬性弁』（一八二三）初編を、長崎修業から京都に帰った三十三歳の新宮涼庭（一七八七—一八五四）の協力で刊行した。

一方、桃塢は、蘭方による治療に専念し、随鷗が没した翌年の文化九年（一八一二）に普山とともに人体解剖を行なった。この解剖は桃塢門人波多野貫道が『解観大意』で紹介しており、その記すところによれば、『解体新書』で新知識として指摘された「奇縷管」（乳糜管《にゅうびかん》＝胸管《きょうかん》、リンパ管）が、この解剖において実際に観察しえたという。

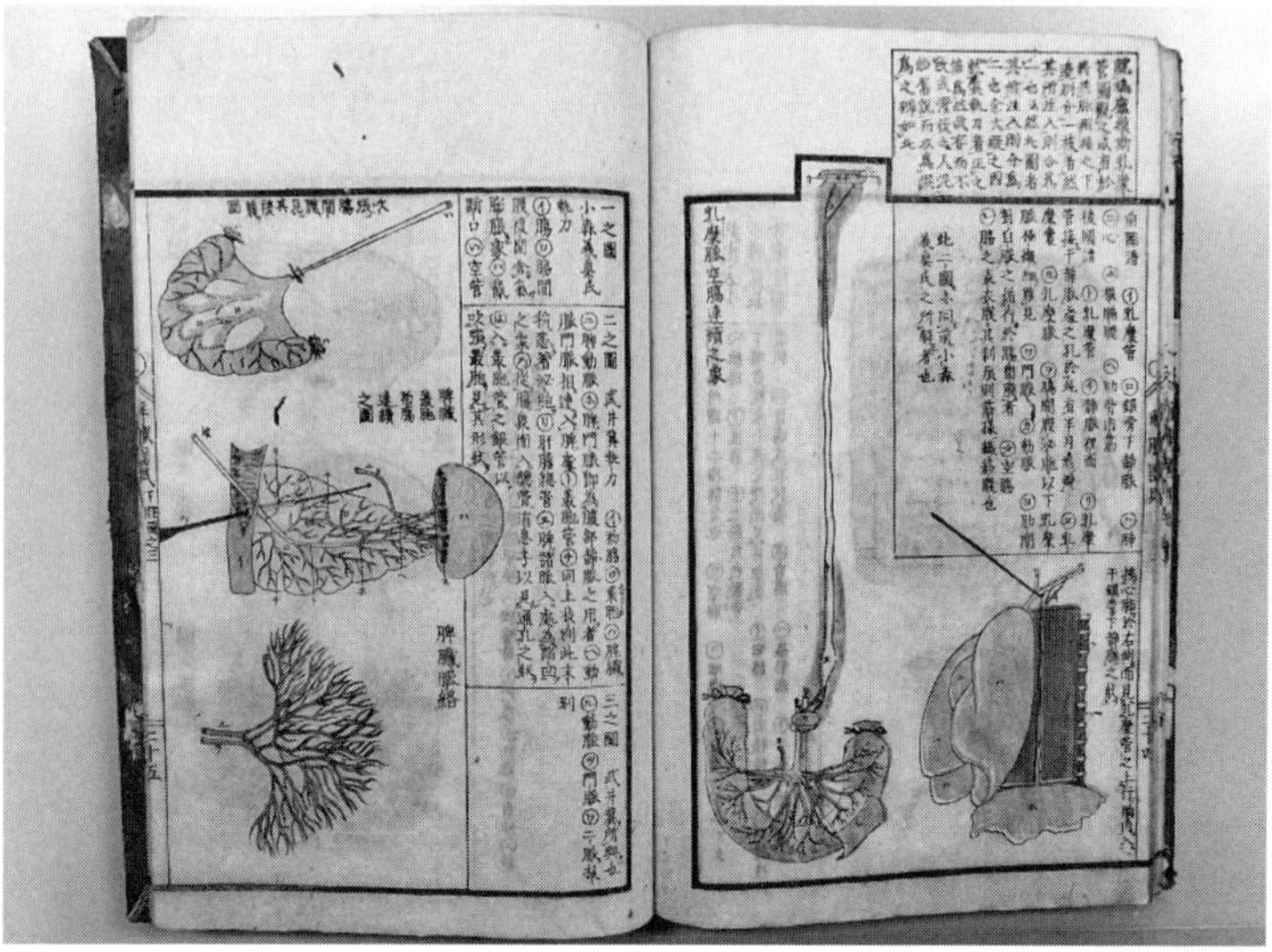

図15　池田冬蔵『解臓図賦』

さらにこの解剖からほぼ一〇年後の、文政四年（一八二一）十二月、小森桃塢門人の池田《いけだ》冬《とう》蔵《ぞう》（一七八五―一八三六）と藤田長禎によって京都の西刑場で二十三歳の男屍解剖が実施された。このとき、師匠の小森玄良や藤林普山も参観し、主解に小森義真（桃塢子）、辻文吉、中尾猷三、田良斎、池田三蔵、武井万蔵ら六人など解剖スタッフ四三人、手伝い二〇人、見学者六〇人、総計一二三人が参加するという江戸時代最大級の解剖となった。

しかも一日でおこなうため、小森が胃・大小腸・乳糜管を、武井が胸骨・肺・心臓・脾・膵など、分担共同して解剖にあたった。参観者のなかには尾張出身の伊藤舜眠（のち伊藤圭介　一八〇三―一九〇一）や、越後出身の森田《もりた》千庵《せんあん》（藤林普山・宇田川榕庵門人　一七九八―一八五七）らがみえる。この解剖では、乳糜管が確実に実視され、翌文政五年、池田冬蔵により刊行された

『解臓図譜』（一八二二）は、まだ陰陽説の影響も見えてはいるが、解剖図や解剖用具もよく描かれ、むしろ、当時の漢蘭折衷の状況のなかでは、受け入れられやすい解剖書であり、各地に普及し、解剖への理解と気運を高めた。

文政九年、桃塢はシーボルトを江戸参府途上と帰路にもてなし、解剖図を贈っている。同十年に桃塢の講義書『病因精義』五編一〇巻が出された。門人池田冬蔵の凡例に、「先生ノ医説尽ク西洋ノ学ニ本ト云ニ論ナシ」「先生汎ク衆籍ヲ渉猟シテ、而シテ諸説ヲ会通シ、コレヲ折衷スルニ己カ意ヲ以シテ、始テ一家ノ言ヲ立ツ」として、西洋諸家の説に通じて小森自身の説にしていると述べている。本書では特にプールハーフェの自然良能（自然治癒能力）を重視する説を採っている。同十年に『泰西方鑑』五巻を刊行し、西洋の治療につかう薬品三〇〇〇種を列挙した。

桃塢は、「医ノ道タル、治療以テ主務トス」（『病因精義』序）の信念通りに、正月三が日以外は診療を休まず、門人の指導にあたった。門人帳には『題言』と『素診館社盟録巻之二』があり、没年までに三五四人、以後万延元年までに二七人の計三八一人が知られる（三二四人説は誤り）。『題言』には四元説（水・火・気・土）が万物の根本であることが記され、陰陽五行説による儒学的自然観から脱却した医学思想がみられる。天保十四年（一八四三）没。

各地の解剖

米沢の解剖は、藩医堀内家が、明和元年（一七六四）と安永八年（一一一九）に二度解体をし、最初は骨格と関節、二度目は内臓を観察したと伝えられ、それを記念して解体供養碑が明治四年（一八七一）

に建立された。また、明治三年、藩医学校好生堂の医学生らが研究のために刑屍体の解剖を願い出て許されている。天明五年（一七八五）には、一関藩医らにより豊吉なる刑屍体の解剖が実施され、その解剖記念碑が一関市にある「豊吉之墓」（岩手県有形文化財）である。

江戸詰淀藩医南小柿寧一《みながきやすかず》（一七八五—一八二五）は、桂川甫周（月池）に蘭学を学び、四〇体余の解剖に立ち会ったといい、上方の小石元俊らの解剖図や蘭書を参考に、文政二年（一八一九）に『解剖存真図』乾坤二巻を描いた。序文は第六代桂川甫賢（国寧）が書き、跋文を大槻玄沢と玄沢門人佐々木中沢が書いている。図は、「第一剖頭皮見脳蓋《のうがい》」から「第四十三支体全骨」まで全八三図からなり、最後に懐胎牝猿解剖図が四図掲載されている。本図は江戸時代解剖図の集大成作品といえ、とりわけ脳の解剖図において脳内部を極めて正確に記載していることから、『解体新書』以後、脳の理解が急速に深まり、脳が精神の座であるという認識が確実なものになっていたことがわかる。なぜ懐胎した牝猿の解剖図を載せたかというと、ようやく理解され始めた正常胎位図の証明という意味があるのだろう。

この図を江戸参府の折に見たシーボルトが「此解剖図は非常なる勉励にして出来し居るを以て賞賛を獲得す」という意味の蘭文を書き入れた。また、大槻玄沢が寧一に、『重訂解体新書』の木版図を依頼したことは前述した。なお、年次不詳であるが、桂川甫賢より小石元瑞宛正月六日書簡は、この『解剖存真図』が小石元瑞らの要請により成立した可能性を伝えている（小石家文書）。

佐々木中沢は、寛政二年（一七九〇）陸奥国磐井郡上黒沢村生まれで大槻玄沢に学んだ後に帰郷し、一関藩医、仙台藩医学校助教となった。寧一の『解剖存真図』を補うべく、文政五年（一八二二）六月に仙台藩最初の女子解剖をおこない、卵巣《らんそう》の一つを煮て解剖もした。こうして女性生殖器などを中心とした解剖図『解体存真図《かいたいぞんしんず》腋《えき》』が、医学校学頭渡辺道可《どうか》（一七七二―一八二四）の序文を得て、畠山仙江、大槻江陰が七図を描き、できあがった。陰唇の造語は中沢によるという。が、この解剖は、漢方医からの反発が激しく、出版はままならず、この版下は長く伊達家の書庫に蔵されたままであった。さらに、文政七年（一八二四）に、仙台医学校に中沢を招いた渡辺道可が没すると、中沢は医学校を追われ、郷里に隠退し、のち仙台で開業した。コレラの症状や予防法を記した『壬午天行病説』（一八二二識）なども残している。なお、『解剖存真図』は、駿府町奉行をつとめた幕臣貴志孫太夫（一八〇〇―五七）が、幕末に書写したものも現存している。

大坂では上総飯野藩医宮崎彧が寛政八年（一七九六）に、大坂・合掌洲で三十歳男屍の解剖をおこない、文政七年（一八二四）には、産科医賀川秀哲《しゅうてつ》（一七八一―一八三二）が葭島刑場で女刑屍を解いた。秀哲没後に『南陽館一家言』（一八四一）を門人伊東丹山が刊行した。同書に秀哲が婦人七、八体を解剖して、子宮解剖図など生殖器や妊娠についての図説があり、子宮狭部の発見が特筆できる。「一家言」と名付けたのは、「不拘漢、不泥蘭、師実物、論実理、以立一家之言」と漢蘭にこだわらず実物、実理に基づくという意味としている。この言からも文政期には、実証的な考えが時代精神となっていたことがうかがえる。

福井藩では、明和六年（一七六九）に、半井彦、山室知将（一七二九―一八〇三）の二人が男屍を解剖して『減鑑』という記録を残した。山脇東洋の『蔵志』との比較がなされたが、まだ大腸と小腸の区別はついていなかった。その後、文化二年（一八〇五）に藩医浅野道有《どうゆう》（文驥《ぶんき》　一七六四―一八三〇）により医学所済生館が設置され、医学所講師医師らが同年に小山谷仏所で男屍体一体の解剖をおこなった。文政十一年（一八二八）には男女二体の解剖がおこなわれ、福井藩医勝沢愿（一八〇〇―六八）が『女屍解試略次』一冊を書き、解剖順序と客観的な所見を記している。

　津山藩では、寛政四年（一七九二）に、津山藩牢屋のお仕置き場で刑死体を宇田川玄随が解剖し、井《い》岡道安《おかどうあん》、島崎周栄《しまざきしゅうえい》ら藩医のほか、玄随門人の田外玄洞《たげげんどう》ら町医が立ち合っている。

　福井藩では、天保十年（一八三九）に一体、嘉永二年（一八四九）に一体、文久元年（一八六一）に二体の解剖をおこなっている。嘉永二年の解剖には橋本左内も参加して頭部解剖をおこなっている。文久二年には頭、軀殻《くかく》（からだ）、骨の三部門にそれぞれ執刀主任と助手を置いて分担して解剖し、細井東陽が記録し、翌年『解剖図記』三巻が、勝沢愿らの序文で出された。同書に「ローセノ説ニ云」「今此屍ニ就テ実験スルニ図ノ如ク獣屍ト甚差アリ、退テ考ルニ、イペーイの説甚穏ナリ」とあり、ローセ（T. G. A.Roose）著・緒方洪庵訳『人身窮理学小解《じんしんきゅうりがくしょうかい》』やイペイ著で広瀬元恭（一八二一―七〇）訳『知性論』（一八五七）の説などと照合し、実見しつつ、みずからの所見を高めていることがわかる。また福井藩では、解剖用の小屋をつくり、そこで解剖を繰り返すようにした。

　下野では諸葛琴台《もろくずきんだい》（一七四七―一八一三）が寛政年間に男屍の解剖をおこない、寛政五年（一七九三）に『解屍新編』を著し、河口信任の『解屍編』を修正した。壬生《みぶ》藩医斎藤玄昌（一八〇九―）や石崎正達らが、天保十一年（一八四〇）に男屍解剖を実施し、その所見と『医範提綱』との比較などから、絵師高倉東湖が『解体正図』を残した。本図は各所で転写され、中野正人氏の調査によれば、現在七本ほどの類本が知られる。

　天保期以降、解剖は急速に各地の蘭方医の間に広がった。越後の新発田《しばた》藩の「月番日記」（新発田市立図書館蔵）によると、天保二年（一八三一）に藩医坂上昌言が、医術修業のため、刑死人の死骸解剖を願い出て、穢多と相談のうえ実施してよいとの許可がでているので、この解剖は穢多が解剖し、医師が観察するという段階であった。

長岡藩では、天保三年（一八三二）に男刑屍体解剖を新川俊篤（順庵）が自ら執刀して、藩絵師辰巳教祇が解剖図を描いた。同藩ではこの少し前に新川順庵、小山良岱、千賀《せんが》寿説が長岡城下刑場で女屍解剖をおこない、藩絵師狩野伊教（辰巳教祇の師）が解剖スケッチを描いた。この巻頭に解体場図が描かれ、真ん中に斬首女屍がムシロに横たわり、それを取り囲む七人のうち、タスキ掛けの三人が執刀する藩医で、彼らに説明しているのが穢多の小政で、絵師が左の机に座っている。良岱の脇には計測用具や解体用具が置かれていて、まさに解剖が始まらんとする図である（『日本医事文化資料集成』第二巻）。解体場の様子が判明する貴重な図である。この後、解剖は胸もとから肋骨をきり開き、内臓から生殖器へという順序でおこなわれていった。なお、このスケッチ図よりも直前の場面の彩色図が東京大学医学図書館に蔵されている。

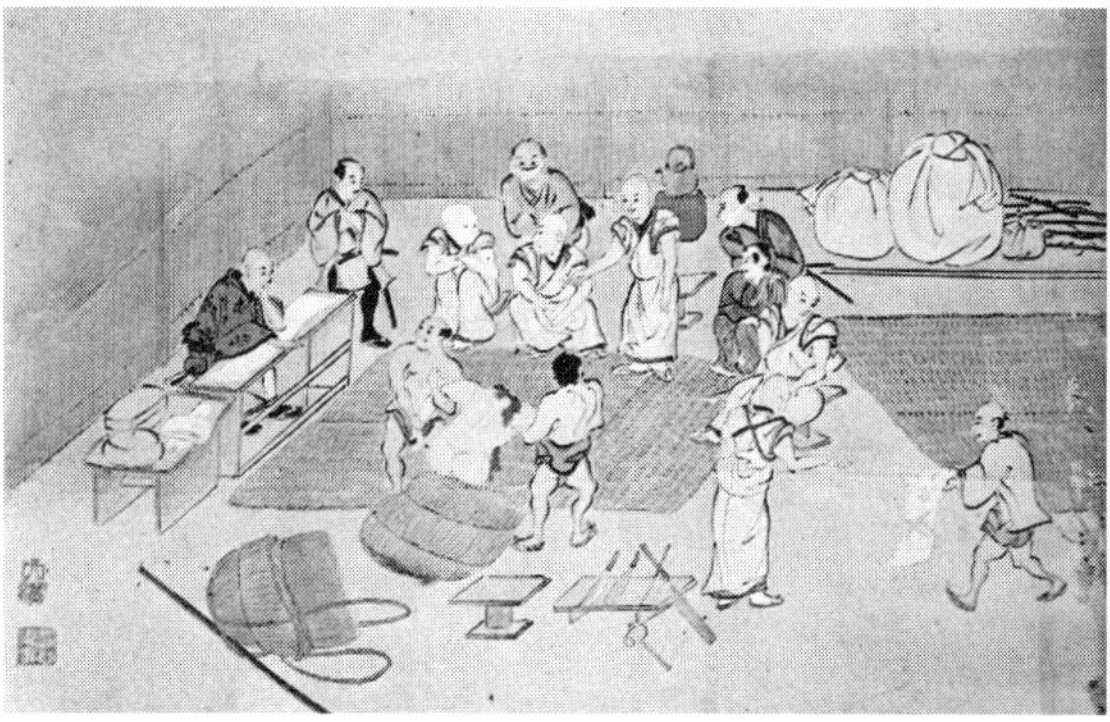

図16　女囚解剖場の図

『解体新書』は動物研究にも衝撃を与えた。一橋家の馬医菊池東水は、嘉永五年（一八五二）に我が国最初の馬の解剖書である『解馬新書』二巻を著した。本書は西洋馬術書を長崎オランダ通詞堀好謙訳『西洋馬術叢説』として訳したものに刺激をうけた東水が、馬の解剖を数度おこない、その所見を『重訂解体新書』の項目に従い記したもので、巻之一が舌編から生殖器、巻之二は眼球編から馬の解剖図などで構成されている。馬の神経は「脳髄及び脊髄に出づ」「凡そ身体諸部の知覚活動、以て運栄を為すもの、皆な此の経の官能なり」と記述されており、脳が動物においても精神活動の座にあることを示した江戸時代のほとんど唯一の文献といえる。

漢蘭折衷派の解剖書

解剖の知識が高まると、漢方医にも解剖により漢方医学との整合性を試みるものが現れた。野呂天然《のろてんねん》（一七六四—一八三四）は、名は真空、号は無量居士、如々庵という。若いとき幕吏となる志を得ず、三十歳にして医業に身をたてんとして、和漢洋の医書を渉猟し、しばしば刑死体や生獣を解剖し、訳述と医療に専念する志をもって京都に上り、儒と医の二門を開いた。解剖書『生象止観《せいしょうしかん》』（一八一五、八冊）では、解剖を生象と言い換え、項目は『解体新書』とは異なり、外貌編・形器編・胚胎形器編・気液編・区分編という、漢方の知識に基づく新分類でまとめている。門人但馬天民《たじまてんみん》（一七七九—一八六七）が書いた例言では、死象の骨を見て生を想うところから生象と名付けたとし、当時、ベサリウスが生体解剖をしたという説が伝わっており、この生体解剖は医の大本を誤ったものであり、西洋医学は細かな穿鑿におぼれているところは誤りであるから、漢蘭折衷をし、その粋を採るとした。本書には、解剖のとき、死体の肺は縮んでいるので、そのままでは生象を示すものではないなどの指摘があった。また、腸間膜を腏とするなど独特の用語は難解であり、彼の学風は広がらなかったが、西洋医学を漢方医学の目で捉え直し、独自な医学論を創造しようとする思索の一つとして注目しておきたい。

近江の医師三谷公器《こうき》（一七七五—一八二三）は、名は樸、号は笙州。京都の本草学博物学者小野蘭山の門人であり、鳥獣の解剖もおこなっていた。『解体新書』などにより人体内部が西洋医学によって明らかになっていくなかで、その解剖学知識を五臓六腑説に付会して、文化十年（一八一三）に『解体発蒙《かいたいはつもう》』を著した。享和二年（一八〇二）に京都の医師荻野元凱の門人らが実施した解剖に参加したときの所見をもとに、『施薬院解男体臓図』などの諸書からの知識も入れている。

公器は、西洋解剖学の綱要はすでに『素問』・『霊枢』など中国古医書に既述されていると主張した。動脈・静脈には「経脈・絡脈」をあて、神経は「液道」で脳や脊髄に入るものと説明した。五臓六腑説にある三焦と、知られていなかった膵臓について、上焦をゲール管（胸管）、中焦を膵臓、下焦を乳糜槽にあて、膵臓の説明を付会している。

脳が精神の座であるという認識が西洋医学書で紹介されたが、そのことはすでに「人精在脳」（『春秋元命包』）や、「頭者精明之府」（『脈要精微論』）とあり、古医書により説明されているとした。ただし、それだけだと心臓に心があるという従来の漢方の主張に矛盾が生ずるので、脳には精神の精（陽の霊気、神経液）があり、心臓には精神の神（目にみえぬもの、陰の霊気）があると論じた。なぜなら、鯉・鯰《ナマズ》などの魚の頭脳を砕けば「速死」するが、臓腑を剖《さ》いてもなお水に「浮游」するのがその証拠と主張した。

公器は、「蛮書《ばんしょ》ノ如《ごと》キ説得テ内景ニ纖細緻密ナリト雖《いえど》モ、未《いま》ダ五臓ヲ以テ百体ヲ統《す》ベ六経ヲ以《もつ》テ万病ヲ括ル如キノ簡易要妙ノ法方ノ有ト云事《いうこと》ヲ知ズ」と述べるとともに、本書の末尾に「吾邦ノ左衽之《オランダイガク》徒ニ告グ、当ニ須ク、欧羅巴ノ学ノ益明ナルノ日ヲ竢テ、而シテ後ニ我ガ古先ノ秘蹟ヲ信シタマフベキナリ」と漢蘭折衷の立場を主張している。文政六年（一八二三）、享年四十九で没した。

備後出身の大坂の漢方医小出君徳《こいでくんとく》は、十数回に及ぶ死体解剖の経験をもとに、天保七年（一八三六）に解剖書『導窾私録《どうかんしろく》』を刊行した。三谷公器の『解体発蒙』を簡潔化したものである。

鍼医で解剖書を書いたのが石坂宗哲《いしざかそうてつ》（一七七〇—一八四一）である。甲府出身で、江戸にでて名声があがり、幕府の侍医となり、法眼になった。寛政九年（一七九七）に幕府の命で甲府に医学所をつくり、官医・町医の養成につとめた。その後、江戸に戻り、文政九年（一八二六）、シーボルトの江戸参府のおり、自著『鍼灸知要一言』と鍼一式を彼に贈ったことでも知られる。天保十二年（一八四一）に没したが、その前年に解剖書『内景備覧』（上下二巻）という解剖書を著している。序文に「由テ知ル上古ノ医ハ、必ズ皆諸実験ニ証シテ、毫モ臆測之語無シ」として、オランダの学でいう内景の説は、すべて上古の医書に尽くされているので、神経や動脈・静脈などの異名を唱える必要はない、とある。

しかし、本書の内実は、西洋解剖書の知識がほとんどであるにも関わらず、一方で蘭学者を批判しているので、そういう形でしかこの時期、幕府医官の場合は、西洋医学の公表が困難だったのかもしれない。というのは、本書刊行前の天保十年（一八三九）には、蛮社の獄が起こり、高野長英《たかのちょうえい》や渡辺崋山《わたなべかざん》ら蘭学者が弾圧されていたからである。

阿波の鍼医《はりい》加古良玄（藍洲）は解剖諸書を読み、鍼医用の解体書である『解体鍼要《かいたいしんよう》』（一八一九）を著し、五臓六腑図の説明を漢蘭折衷でおこない整骨術にもすぐれていた。幕府医官多紀元簡《たきもとやす》は、良玄の整骨術を「天下六奇の一」として讃辞を贈っているほどである。

整骨術の新展開

人体内景を明らかにする西洋医学・解剖学の広がりは、整骨術を発展させた。京都の眼科医根来東叔《ねごろとうしゆく》（一六九八—一七五五）が著した『人身連骨真形図』（一七四一）は、西洋医学の直接的影響はみられないが、験骨により人骨図を実証的に描こうとした先駆的なものである。

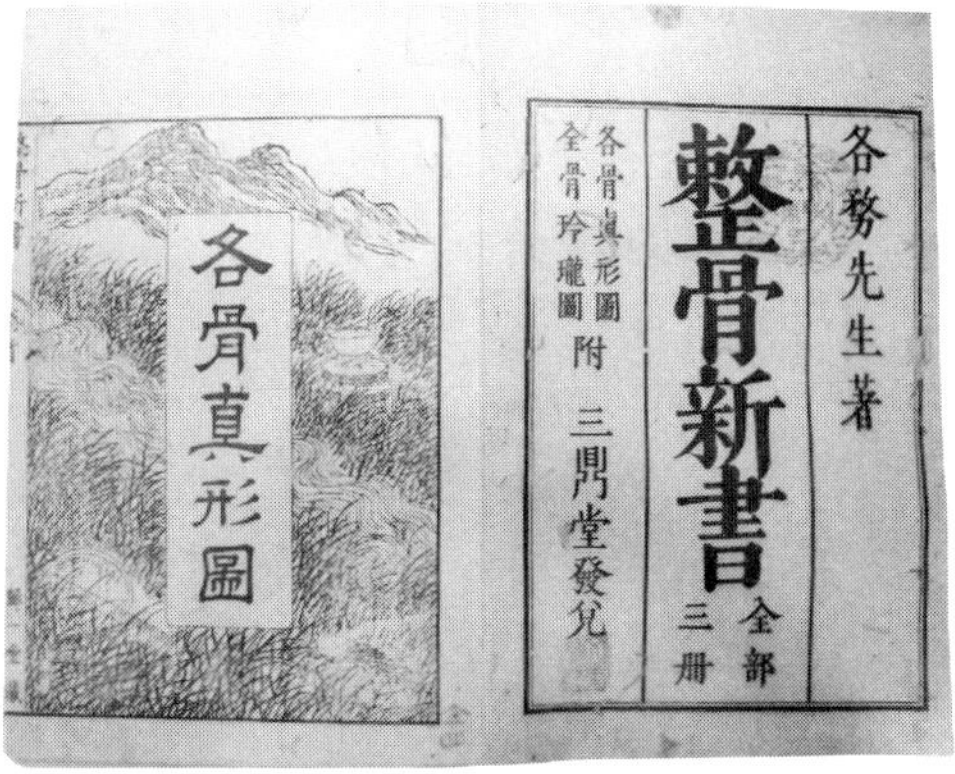

図17『整骨新書』

広島の町医師星野良悦《ほしのりようえつ》（一七五四—一八〇二）は、寛政三年（一七九一）に処刑された海賊二体を貰い請け、藩医恵美三伯《えみさんぱく》（?—一八二〇）とともに一体を解剖し、一体を蒸して骨格標本にした。『解体新書』を見比べて、工人原田孝次に精巧な人骨模型を造らせた。地元では気味悪がられたこの模型を、寛政十年（一七九八）に江戸へ持参した。同行者は門人の中井厚沢《こうたく》（一七七八—一八三二）、養子の土岐柔克（一七七七—一八五〇）で、これをみた大槻玄沢らはその精巧さに驚嘆し、「諸骨は身の幹」として身幹儀と命名し、蘭学社中で、西洋医学書の正確さを確かめあった。さらに幕府医学館でも披露できたので、良悦は、帰郷後、もう一体を造らせ、幕府に献納している。

良悦に次いで、大坂の接骨医各務文献《かがみぶんけん》（一七五五—一八一九）が実証的な木製全身骨格模型を文化七年（一八一〇）ころに完成した。文献は、初め賀川流産科を学び助産具を発明していた。寛政十二年（一八〇〇）、大坂葭島で伏屋素狄らと女性刑屍を解剖し、『婦人内景之略図』を残した。彼は真骨（人骨）に関心を深くもち、密かに夜中に刑場へはいりこみ、人骨を夫人とともに拾い集め、自宅の床に隠して実験観察し、文化元年（一八〇四）に『整骨撥乱（接骨発揮）』を著し、文化七年には『整骨新書』（三巻）と『各骨真形図』一冊、『全身玲瓏図』二葉を著した。『整骨新書』上巻には凡例と総論があり骨が二〇七個描かれている。中巻では腫瘍、器官、軟骨、折法、復法、筋肉・靭帯損傷など、下巻は副木や添え木、包帯、薬剤についての記述があり、近代医学につながる我が国最高の接骨医学書となった。文政二年（一八一九）に、これらの研究の実証的成果であるほぼ完璧な等身大の人骨模型を幕府医学館へ献じた。

文献の高弟奥田万里は、文政二年に二〇ヵ月余かけて精密な木骨を大坂の工人に制作させ、文献の亡くなった翌文政三年に『釣玄四科全書整骨編』二編を著し、師説を継承発展させた。文政五年（一八二二）には京都の工人に制作させた木骨を尾張藩医学館に献納している。これは座形のほぼ完全な形で現存しており、軟骨部を白く塗り分けているほかは、無地である。

産科学の新展開

賀川玄悦の治療経験を著述し、発展させたのが門人片倉鶴陵《かたくらかくりょう》（一七五一―一八二二）だった。相模生まれで、諱を元周、字は深浦、号を鶴陵という。幼少時に、近くの医師片倉周意の養子となった。鶴陵が十二歳のとき、養父の恩師で幕府医学館教授の多紀元孝《たきもとたか》（一六九五―一七六六）の学僕として入門した。

元孝の孫元簡とともに折衷学派井上金峨《いのうえきんが》（一七三二―八四）の塾に通学して漢学を学ぶことができた。鶴陵は前後一三年間多紀家に学び、元孝の子元悳から主に教育を受け、「広く文献をしらべ、そのよろしさを採る」学風を身につけることができた。読書のたびに丹念に覚え書きに記し、それを整理するという終生の習慣はこのとき身についた。また『傷寒論』が難解で読み進まずにうとうとしていると張仲景が夢に出てきて難解な部分を教授してくれたという逸話もある。

安永四年（一七七五）、二十五歳になった鶴陵は、多紀家を離れ本石町で開業した。自宅の隣に前野良沢の門人で蘭方医の嶺春泰が住み、春泰を通じ、蘭方の知識を吸収した。と同時に賀川流の産科があることを知り、鶴陵は京都へ行き、賀川玄迪に師事。その留学は百日に満たないものであったが、多紀の門で身につけた漢方医学の上にオランダ医学と賀川産科を吸収することができ、鶴陵が独自の学問的体系を成す重要な転機となった。

三十六歳のとき、梅毒に関する『黴癘新書《ばいれいしんしょ》』（一七八六）を出版し、四十三歳のとき『傷寒啓微《しょうかんけいび》』を出版した。四十九歳のとき、イギリス産科書の産科鉗子の図などの西洋産科学の諸説を引用した産科書『産科《さんか》発蒙《はつもう》』（一七九九）を出版した。第一章に初めて見た嚢児《ふくろご》（袋状の胎盤に覆われて出産した胎児、幸帽児とも）の術録がある。芋虫のように蠢いて生まれ出た産児を見て産婆が怪物といい、早く捨てるよう叫んでいたところへ鶴陵が到着した。見ると膜の中に赤子がいる。卵膜を切ったところ、男児がおぎゃあと泣きだし、家人は大いに喜んだ。産婆は怪物などと言ったことを謝った。鶴陵は咎めず残された胎盤や臍を油紙に置いて観察した。径六寸、紫紅色、裏面は蓮状である。臍の茎に三つの孔が通じているのを見つけた鶴陵は、一つは空気を輸し、一つは血液を注ぎ、もう一つは空気と血液を返す孔ではないか、と考えて記録している。観察眼の鋭い鶴陵であった。彼は双生児にも関心が高く、同書第四章に詳述している。

名医としてのほまれが高くなった鶴陵は、五十歳のとき、江戸城大奥の難産に立ち会い治療した。一介の町医が大奥での診療をすることは、多紀家の推薦があったとしても、極めて異例であった。それだけ鶴陵の産科技術が高く評価されていた。諸侯からの往診の依頼もふえ、一日に薬を求める数は百人に及んだといわれる。

鶴陵は医学論・治験集である『青嚢瑣探《せいのうさたん》』(一八〇一)を刊行し、「医は書を読まずして疾を治する能わず、疾を治せざれば書を解するあたわず、能くこの二者を兼ねてのちはじめて真の医と謂うべし」と、書を読み理解して疾を治するのが真の医というべきだと述べている。

六十五歳のとき、見知らぬ田舎の一医家からの手紙が舞い込んだ。差出人は水戸領大森元昂なる田舎医師で、そこには、先生の本を読んで末席門人の気持で治療し、奇効を得ているのですが、漢文ができませんので、国字を以て治験の九例を呈しますと書いてあった。鶴陵ははっとした。三年後『静倹堂治験《せいけんどうちけん》』(一八一八)を出版した。これは元昂の手紙をみて、今までの漢文体ではなく、誰でも読めるように国字体で書き改めた鶴陵の数十年来の治験集で、彼の編み出した三味線の糸を使った鼻茸離断術や、元昂の治験も記載し、最新の医術・治験を書物によって紹介することに生涯をかけた鶴陵の集大成となった。

文政五年(一八二二)、鶴陵は、会津藩七代藩主松平容衆《かたひろ》(一八〇三—二二)の重病の治療を頼まれ、七十二歳の老齢病軀をおして、雪深い会津若松へ向かったが、その甲斐なく容衆は二十歳で病没した。鶴陵もその半年後、静倹堂で惜しまれつつ世を去った。

賀川玄悦の鉄製鉗子を改良したのが、京都の産科医水原三折《みずはらさんせつ》（一七八二―一八六四）の探頷器《たんがんき》である。三折は近江国出身で、京都で古方派医師宇津木昆台《うつきこんだい》（一七七九―一八四八）に本道（内科）を学び、奥劣斎（一七八〇―一八三五）に産科を、海上随翁に蘭学を学び、帰郷して産科を開業した。当時、賀川流の鉄製鉗子は、医師が未熟な場合には母子ともに傷つける危険もあり、より安全な鉗子が求められていた。そこで三折は、鯨の髭は温めると軟化し、冷えると硬化するという性質を利用して、鯨の髭で円紐をつくり、その円紐を産道に挿入して、胎児の頷下にひっかけて挽出するより安全な鉗子を発明した。これが探頷器《たんがんき》である。

天保六年（一八三五）に、三折は京都に移り、この探頷器などの産科術を門人らに教授した。この柔軟な探頷器は、母子ともに救えるとして、賀川流産科以外ではこれが採用されるようになった。著書に『産育全書』（一二巻、一八五〇）がある。

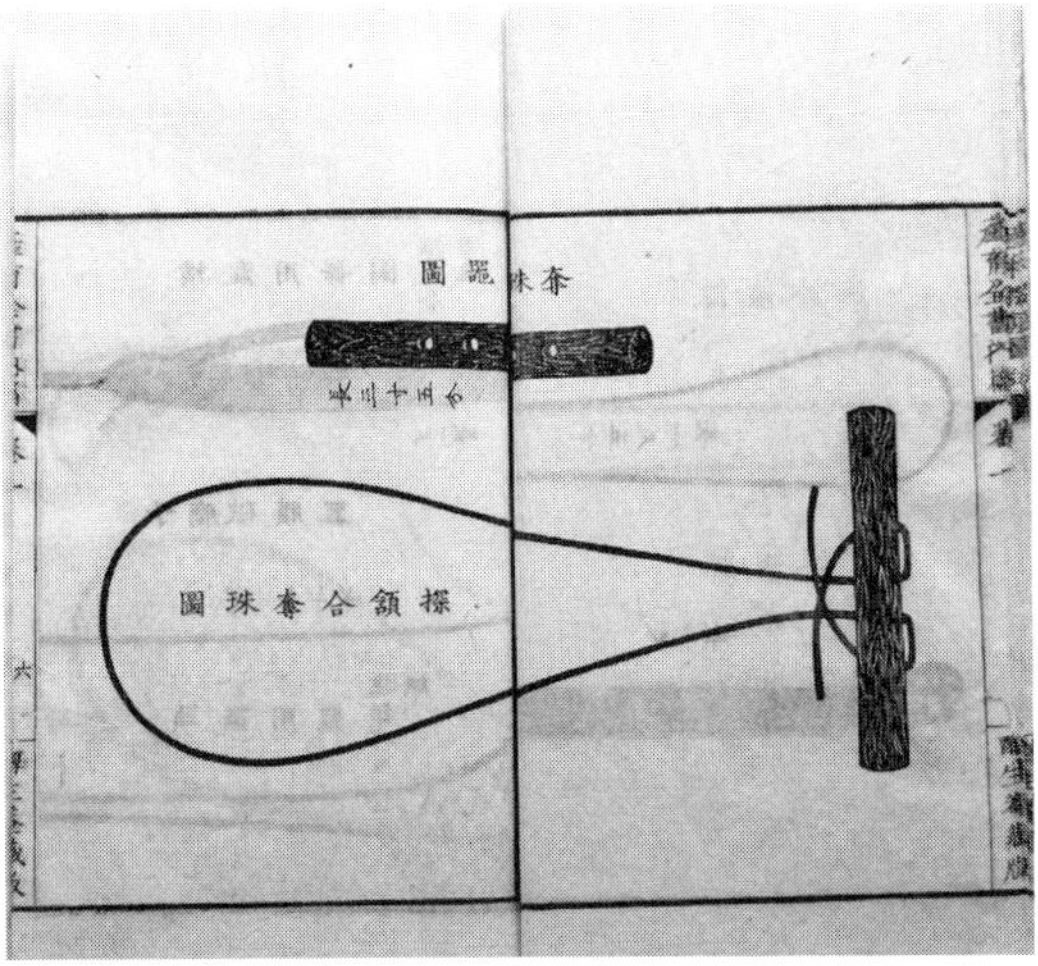

図18　探頷器（『産育全書』）

8 医学教育の新展開

幕府医学館と多紀氏

医薬の普及と医師による医療への需要増大により、一八世紀中ごろより医師が増加した。しかし一方で医学的力量の差が生じ、ヤブ医者と呼ばれる者も多く現れ、一方で町医・村医のなかから名医も生まれた。医学流派も後世派から古方派へと実証的研究が求められ、西洋医学も流入し始めてきた。こうした医師事情を背景として、幕府や藩も医師養成に行政として関わるべきという考えが生まれてきた。

幕府奥医師多紀元孝《たきもとたか》（一六九五―一七六六）は、通称安元、号を玉池という。明和二年（一七六五）、医学校の創設を幕府に願い出て神田佐久間町の天文台跡地に躋寿館《せいじゅかん》を設立した。医学修業者は幕府医師の子弟だけでなく、諸藩医、町医にまで門戸を広げた。元孝のあとは元悳《げんとく》（藍渓　一七三二―一八〇一）が継ぎ、数次の罹災にあうも、子の元簡《もとやす》（一七五五―一八一〇）とともに再建し、医学教育を続けた。

天明四年（一七八四）からは毎年二月から五月までの一〇〇日間、医生を寄宿させて無料で教育させるという医学教育法を実施した。

この百日教育の内容は、

一、『本草《ほんぞう》』『霊枢《れいすう》』『素問』『難経』『傷寒論《しょうかんろん》』『金匱要略《きんきようりゃく》』の六部の医書を学ぶこと、

一、経絡や穴処取りの技術を身につけること、

一、止宿の者はこの間、門外他出を禁ずること、

一、飲酒や勝負ごと、遊芸はもちろん、医学の助けにならざることは禁止のこと、
一、止宿の者は自分賄い（自炊）すること、
一、貧窮者には、名主や町役人らから証人や請人があれば、学館から食事や書物、夜具なども支給すること、
一、禁制を破った者は、吟味のうえ、退去のこと、
一、医学館での講説・会読の教授料は医学館から手当するので、受講者からは一切徴収しないこと、

というものだった。さらに医案会、疑問会、薬品会などをおこなう特色ある医学教育が評判を呼び、各地から多くの医生が集まった。

が、百日教育は莫大な費用を要し、罹災の再建費用もかさみ、多紀家の財産は蕩尽するにいたり、四年で中絶した。おりしも、元簡は老中松平定信に抜擢され、奥医師となった。そこで医政の将来を慮った元簡は、老中松平定信に幕府による医学教育を建言した。

定信への建言は容れられ、寛政三年（一七九一）には、躋寿館は幕府直轄となり歳費二〇〇両をもって運営することになり、初代督司に元悳が任命され、名称も江戸医学館と改められた。元簡は助教として、医官子弟教育にあたった。幕府が医学教育に直接関与するという我が国医制上の大変革であった。

多紀家のほかに医学館を担った人物に元孝門人の目黒道琢《めぐろどうたく》（飯渓　一七三九―九八）がいる。名を尚忠、字を恕公、号を飯渓という。会津の豪農出身で、七代目道三（曲直瀬玄佐）に入門し、塾頭となった。考証的学問・臨床的医術ともにすぐれ、町医であったが、寛政三年（一七九一）に躋寿館が幕府直轄の医学校となったとき、同館教授に招かれ、以後、三四年間の長きにわたって医学を講義した。

元簡は、寛政十一年に多紀家を相続し、一一代将軍家斉の匙医となった。しかし、享和元年（一八〇一）、幕府医官の選考のしかたを批判したため、同年十月、奥医師をやめさせられ、寄合医師に降格された。しかし、この時期に、医籍の蒐集、校訂につとめたので。同門から伊沢蘭軒《いざわらんけん》（一七七七―一八二九）、子の多紀元堅《もとかた》（一七九五―一八五七）、渋江抽斎（一八〇五―五八）、森立之《りっし》（一八〇七―八五）ら多くの書誌を研究する考証的医家が育った。文化七年（一八一〇）奥医師に再び召し出されたが、同年十二月に急死した。著書は多く、『医略抄』（一七九五）、『傷寒論輯義』（一八二二）、『素問識』（一八三七）などが版行されている。

漢方の牙城多紀元堅

元簡没後、幕府医学館の漢方考証学派の牙城を守ったのが、多紀《たき》元堅《もとかた》だった。寛政七年（一七九五）に元簡の第五子として生まれ、幼名を鋼之助、号は茝庭《さいてい》、通称を安叔《あんしゅく》という。母親の出自は事情があり隠され、母親と町屋で幼少期を過ごし、そのまま町医として活躍していた。やがて頭角をあらわした元堅は、天保二年（一八三一）に医学館講書に任ぜられ、同六年暮れに奥医師に召し出され、同十一年に法印となり、楽真院（のち楽春院）と称した。同十二年に医学館世話役となり、医学館の運営にあたった。元堅は、兄元胤《もとたね》（一七八九―一八二七）時代から刊行準備が始められた唐の孫思邈《そんしばく》の『千金翼方』の刊行事業をすすめ、医学館督司となっていた多紀元昕《もとあき》（元胤子　一八〇五―五七）を督励し、元堅の指導のもとに、森立之ら考証派医師を動員して嘉永二年（一八四九）に刊行した。『千金翼方』は、千金をもってしても代え難い命を救う緊急医方の意味で、三一門、二二三編からなり、それぞれ病因、薬方が記されている。

本書で孫思邈は「上医は未だ発せざるに病を治し、中医は将に発せんとする病を治し、下医は既に発したる病を治す」(『千金翼方』巻一・診候《しんこう》)と、医師のありようを述べている。元堅は、「曲直瀬玄朔掟十六条」の第十一条「貴賤に限らず精を入るべし。いかに卑賤の者なりとも、病者をば我が身の主君と心得べし」に心を打たれたといい、『時還読我書《じかんどくがしょ》』の下巻に「延寿院玄朔の遺戒は至って深切なるものなり、げに篤志の人と思わる。貧賤の疾をも意を用いて治すべし、主君へ奉公と思うべし、といえるは最も感服に堪えたり」と記しているように、玄朔に感服し、彼に劣らぬほどの仁術観と医療を施していた。

あるとき、将軍家慶の脈を診た後、将軍から法印という高き身分の者が下賤の歌舞伎役者を診察するのはなぜかと問われ、貴賤貧富を問わず病者の命を救うことが医師の本質と心得ます、と答えたというエピソードが、庶民出身元堅法印の面目を表している。

元堅は、さらに『医心方』を以て漢方医学の体系化を図ろうとし、幕府奥医師半井家の秘本を筆写し、万延元年(一八六〇)に完成した。こうした古典的医書の刊行事業は、医学館の後世に残る業績となった。

多紀家は仁術による漢方医術と医書の刊行事業を展開する一方で、医官の推薦権と医書出版の検閲権を有していた特権により、蘭書翻訳については露骨に制限を加える守旧派の牙城ともなった。

天保十一年(一八四〇)に蘭方医箕作阮甫《みつくりげんぽ》(一七九九—一八六三)が今日の医学雑誌の最初というべき『泰西名医彙稿《たいせいめいいいこう》』の出版申請をしたとき、多紀元晰が差し止めにかかった。その理由は、近年蘭書出版がおこなわれ、漢土の医学が年々廃れていく恐れがあるためという守旧的なものだった。また同十一年には、蘭方薬学者林洞海《はやしどうかい》（一八一三—九五）が『窊篤児《ワートル》薬性論』という西洋薬学書の出版願を出したが、一〇年以上もずっと許可されず、ようやく嘉永七年（一八五四）になって大槻俊斎《おおつきしゅんさい》（一八〇六—六二）の『銃創瑣言』の許可を契機に、許可がおり、安政三年（一八五六）から刊行することができたほどだった。

このように幕府医学館多紀家は、蘭書統制などで漢方守旧派の牙城となっていたが、安政四年に元堅が亡くなり、対外的にもペリー来航以後の西洋軍事技術および蘭学への関心増大の風潮のなかで、その牙城は揺らぎ始めた。

安政五年（一八五八）に将軍家定の病気（脚気衝心）が漢方では治せないと判断され、蘭方医である伊東玄朴（一八〇〇—七一）らが奥医師として幕府内に公的に入り込み、勢力を拡大した。多紀家など考証学派は、古書復刻などの熱心な反面で、実証的な医療の実践に欠けてしまったために、近代には西洋医学に敗れ去ることになった。

盲目の医師村井見卜

諸藩で最も早く医学校を設立したのが、熊本藩である。延享四年（一七四七）に家督相続した熊本藩八代藩主細川重賢《しげかた》（一七二〇—八五）は、質素倹約、殖産興業策をうちだし、財政改革をすすめ、宝暦四年（一七五四）に藩校時習館《じしゅうかん》を設立し、家臣や領民など身分に関係なく入校できるようにし、人材育成にも力を注いだ。

さらに、「幼児を失う悲しみや不治の病の苦しみから人びとを救う」ために、宝暦六年（一七五六）に、医学寮再春館を開設した。この師役（校長）に任ぜられたのが藩医村井見卜《けんぼく》（一七〇二―六一）だった。見卜は仁医の評判高く、復陽洞という塾を開いて医学教育をおこなっていた。ところが、四十九歳のときに、眼病を患い失明してしまった。今まで遠方までも往診できたのに、世の中の役にたてないのがつらいと悲しんでいた見卜に、重賢は再春館の教育を任せたのだった。

翌宝暦七年一月に再春館が開講し、壁書《へきしょ》という三条からなる教育方針が示された。

一、医の道は岐黄（岐伯と黄帝、ともに医家の祖）を祖述し、仁術に本づく、故に尊卑を撰ばず、貧富を問はず、謝儀の多少を論ぜず、専ら（医師の）本分を守るべき事

一、近世、治療を先にし、学業を後にするの輩、仮俗間に信ぜらるるとも、一旦の僥倖なり、学業を専にして療治の準縄《じゅんじょう》（おきて）とすべき事

一、師を尊ぶは古の道なり、会寮の諸生温順恭和、教授の誨論に背かず、紀律の条目にもとるべからず、かつ経史子集（儒学の基本文献）は教を時習館に受くべし、此寮に於ては唯自己の本業（医学）を学ぶべき事

右之通可相守也　　　宝暦七年正月

第一条の精神は、医は仁術であるから、身分や貧富にかかわらず、医学を志す者は手続きを終えればすべて入門を認めるという画期的なものであった。第二条は、治療ばかりで基礎的研究をおろそかにしてはいけないこと、第三条は、ここは医学専修であることを規定している。この方針が評判をよび、開校時の応募者は二三九名にものぼり、再研修医もあわせると二六九名に達した。

見卜は、再春館会約（きまり）をも起草した。そこには、重賢が「民ヲシテ夭死（幼い死）ノ悲ミナク、

札瘥《さつさ》（病死）ノ憂ナカラシメント」してこの再春館を設立した趣旨が書かれ、ゆえに医道を学ぶ者は、六事《りくじ》（運気・律原・経絡・本草・脈色、方法）を学び、四徳（孝・悌・忠・信）を身につけ、長幼の序を重んじ、規律を守ることとし、学科目を立て、日課を定めて修学させることとした。

学科目は、本道のほかに、外科として金創科（切り傷）・瘍瘍科（腫れ物、皮膚科）・整骨科（骨折等骨の治療科）があり、眼科、児科（小児科）、婦科（婦人科）・口科（歯科）・鍼科（鍼灸科）、按摩科の八科をおき、ほかに引経《いんけい》科と物産科がおかれ薬物などについて教授した。安永六年（一七七七）から試業も開始している。

見トは宝暦九年（一七五九）から闘草会を開いた。学生らに薬草を採取させて、採取品や薬品を陳列し、薬物を当てさせるなどの研修をさせた。本草学にも造詣のある見トは毎月晦日に薬品会を開いて、藩内の産物を教授した。見トは、目は見えなくても、その植物の特徴を聞けば、たちどころに薬草名を答えることができた。それが受講生からは、いっそう畏敬の念をもって迎えられた。

見トには子がいた。村井琴山《きんざん》である。享保十八年（一七三三）生まれで字は大年、通称椿寿《ちんじゅ》、号は琴山で、のちに吉益東洞の高弟になる。目の見えない見トは琴山に手を引かれて講義を続け、開講時に二〇〇人を越えた受講者は、三年後の宝暦九年には三〇〇人を越す盛況ぶりを示した。やがて見トが病気のため、教壇に立てなくなり、宝暦十年に死去すると、急速に衰えて一時は出席者が一〇名ほどに減少した。

琴山も、一時、講釈方になったが、藩校内の対立のため、再春館を離れ、京へ上り、山脇東洋、そして吉益東洞に師事した。東洞にであった琴山は「十数年の一代疑城、釈然として氷の日を得て解くるがごとし」（『皇国名医伝』）と、ようやく真の師に巡り会えた喜びを記している。いったん帰郷して後、明和六年（一七六九）に、再び吉益東洞の門をたたいた。研鑽に努めた琴山に対し、帰郷時には、東洞がわざわざ淀口まで見送りにきて手をとって、「京より以西の吾道はあなたに一任して不安なし」（『皇国名医伝』）と激励したという。琴山は、帰郷後、私塾で多くの門弟を育てるとともに、吉益流医学を九州各地に広め、東洞門の第一人者として名声が海内にとどろいた。門人には竹田の曾木墨荘《そぎぼくそう》などがいる。肥後藩は、やがて彼を一〇〇石で藩医として召し抱えた。文化十二年（一八一五）死去。八十三歳。『医道二千年眼目編』などの著述がある。

村井家の手を離れた再春館は、一時衰退したが、文化文政期になって、医師需要の高まりもあって再び隆盛した。しかし、その学は漢方医学中心で、かつ、見卜の目指した身分の上下なくの精神が衰え、様々な身分の者が修業するがゆえに、かえって身分格式が厳しくなっていった。そのため、熊本藩では西洋医学の公的導入は遅れ、明治三年（一八七〇）の熊本洋式医学校の設立までまたねばならなかった。

仙台藩は元文五年（一七三六）に藩士子弟教育のために、明倫養賢堂《めいりんようけんどう》を設立し、宝暦十年（一七六〇）に藩医別所玄李《べっしょげんり》（実有《さねあり》　一七二二—七二）らを教師に任命し、医学教育を開始した。寛政期に養賢堂学頭になった朱子学者大槻平泉《おおつきへいせん》（一七七三—一八五〇）が、文化十四年（一八一七）、養賢堂から医学校を分離独立させ、校内に施薬所を設けた。これは養賢堂医学講師の渡辺道可《どうか》の建議によるものであった。文政五年（一八二二）には医学校に蘭科を新設し、助教に玄沢門人佐々木中沢《ちゅうたく》、ついでシーボルト門人小関《こせき》三栄《さんえい》（三英《さんえい》　一七八七—一八三九）を招き、オランダ書の翻訳事業と教育をおこなった。嘉永三年（一八五〇）には、蘭学局を設け、蘭方医小野寺丹田を教師としてロシア学を講ずる洋学科も新設した。明治四年（一八七一）に廃藩置県により、仙台藩医学校施薬所が廃止された。

鹿児島医学館は藩主島津重豪の命により、安永二年（一七七三）に設立され、翌年竣工した。学規を定め、式日を定めて講習、討論会を開き、藩医、藩士、城下庶民にいたるまで希望者の出席を許可した。安永三年（一七七四）に神農堂《しんのうどう》も設置されている。

豊後岡藩では享保十一年（一七二六）に藩校輔仁堂《ほにんどう》を設置し、天明七年（一七八七）に博済館《はくさいかん》という医学校を、窮民養生所として設置し、寛政元年（一七八九）に養寿局《ようじゅきょく》を設置した。

秋田藩でも、天明七年に藩主佐竹義和《よしまさ》（一七七五―一八一五）が、儒学者村瀬《むらせ》栲亭《こうてい》（一七四四―一八一九）を招き、藩校御学館（のち、明道館、明徳館）を設立し、寛政七年（一七九五）に医学館（養寿局）を併設した。医学館には、医学頭、医学頭見習、会頭、会頭見習いをおき、漢方医学における全般の教授をおこなった。藩医の医学奨励のために、江戸・京都へ年数三ヵ年を限り遊学を許可していた。「医術は人命に係り至て重き事」という認識のもと、試験の合格者に免状を出すようにしていたことが注目される。文化四年（一八〇七）の記録によれば、町在で医療行為をおこなっているもの、十六歳以上の医師、新規開業予定医は、本科、唖科（小児科）、外科、鍼科、金瘡《きんそう》、眼科の試験と、『大学』、『中庸』、『論語』、『格致余論』などの素読と、医師としての御試し（試験）をうけさせた。

徳島藩では、藩主蜂須《はちす》賀《か》治昭《はるあき》（一七五七―一八一四）が寛政三年（一七九一）に寺島《てらしま》学問所を開き、藩士や庶民への儒学教育を始め、寛政七年には京都医師小原春造《おはらしゅんぞう》（一七六二―一八二二）を招き、医学教育を開始した。衰微を経て天保十四年頃、城下堀裏町に医学校を新築し、漢方医学を講じさせた。幕末の安政五年（一八五八）に洋方医学教授の一局を設け、漢方医学と洋方医学を兼修させた。明治二年（一八六九）の医学校では、漢方は『素問』・『霊枢』、『本草綱目』、『傷寒論』などの聴講・輪講・会読をし、洋方は一・六・三・八の日に『気海観瀾』、『医範提綱』、『西説内科撰要』などの講義を聴き、『博物新編』、『扶氏経験遺訓』などを会読し、『解体新書』、『和蘭薬鏡』などの質問をうけた。

紀州藩では、天明七年（一七八七）に、和歌山城内で藩医蝦敬父による医書講釈を開始し、寛政三年（一七九一）に、敬父を学頭として医学校である医学館を開設した。その医学則前文に、近頃はまともに医学を修業する医者が少なく、浪人や百姓が医者になって世間に横行しており、医者の質が低下しているので、藩医子弟や町医にも漢方を教授することにしたという。医師の需要の高まりにより、医術のレベル確保が課題となっていたことがわかる。医学館では、診候《しんこう》（診察）、経輪（経絡）、外傷、内傷など一〇局に分かれ、本草局を担当したのが小野蘭山門人の紀州藩医小原桃洞《おはらとうどう》（一七四六―一八二五）で、紀州藩の産物調査もおこない、本草学者で『水族志』の著者畔田翠山《くろだすいざん》（一七九二―一八五九）などを育てた。天保年間には施薬局を設け、貧民らへの施薬も実施している。

米沢藩では、上杉治憲《うえすぎはるのり》（鷹山《ようざん》　一七五一―一八二二）が折衷学派の儒者細井平洲に師事し、藩校興譲館《こうじょうかん》を安永五年（一七七六）に開校した。医師の人材育成に努め、享和元年（一八〇一）、藩医高橋玄勝を長崎の蘭方医吉雄献策（耕牛の子）のもとへ派遣し、蘭学を学ばせ、帰郷後、時の藩主治広《はるひろ》の侍医とした。寛政四年（一七九二）に藩医学校好生堂《こうせいどう》を藩医堀内忠明らの努力で設立するも、その後衰微したため、文化三年（一八〇六）に飯田忠林を総裁として再興した。忠明の子堀内素堂《そどう》（一八〇一―五四）が、江戸の蘭学者杉田立卿や青地林宗に蘭方医学を学び、帰郷し、以後、杉田塾の斡旋で蘭書やオランダ製外科器械が好生堂に整備される。また江戸の本草学者佐藤中陵（成裕、平三郎　一七六二―一八四八）を招いて薬草の栽培、製薬方を伝授させ、農民らの救荒食物の研究をさせた。文化十年（一八一三）に倹約のため、好生堂も一時廃止されたが、文政七年（一八二四）に再開できた。文政九年になって、江戸在府中の藩主斉定《なりさだ》が、シーボルト門人湊長安の治療で難病を快癒できたので、以後西洋医学への認識があらたまり、蘭学を学ぶ機運が高まった。

素堂は、小児科医として天保十四年（一八四三）に我が国最初の西洋小児科翻訳書『幼々精義』七巻を刊行している。素堂友人の伊東昇迪《しょうてき》（救庵　一八〇四―八八）は、初め江戸の土生玄碩に学び、玄碩のすすめで、文政十年（一八二七）に、シーボルトの江戸参府の帰途に同道し、長崎でシーボルトの外科手術や眼科を学び、シーボルトから眼科道具も贈られ、翌年五月に米沢に帰り、眼科医を開業した。素堂とともに、好生堂の西洋医学教育を推進した。

なお、昇迪は、弘化元年（一八四四）には、脱獄した高野長英をかくまったことを藩へ自首し、江戸町奉行所から尋問され、遠慮（謹慎）を申し渡されている。昇迪は、以後も米沢で種痘の普及などの地域医療活動を続けた。次男が明治期に内大臣などを歴任した伯爵平田東助《とうすけ》（一八四九―一九二五）である。

IV 江戸後期——西洋医学の普及

1 シーボルトと鳴滝学派

シーボルトの来日と外科学

文政六年（一八二三）に来日したオランダ商館医シーボルト（Ph. Fr. Von Siebold 一七九六—一八六六）により、我が国西洋医学、とくに外科学が新展開した。シーボルトは、一七九六年にドイツ医学界の名門の家に生まれ、ヴュルツブルグ大学で医学・植物学・博物学・地理などを学んだ。自然科学と東洋研究への関心を強くもち、一八二二年、オランダ領東インドの陸軍病院外科少佐となり、翌文政六年（一八二三）にオランダ商館医として赴任した。二十七歳であった。

当時、オランダはナポレオン支配から脱却し、ネーデルラント王国として国権の回復をめざし、植民地および交易国との貿易拡大とそのための市場調査が課題であった。シーボルトは政府のそういう国家的要請をうけて、日本の博物学的調査研究のために来日した。

出島内での調査は限られてしまうので、日本人への治療と医師への医学教育を理由に、文政七年（一八二四）、通詞塾での診療を開始し、同年中に長崎郊外に鳴滝塾《なるたきじゅく》を開くことができた。長崎在住最古参の美馬順三《みまじゅんぞう》（一七九五―一八二五）を初代塾頭とし、実地診療と臨床講義をしつつ、門人からは医学や日本の博物学に関するオランダ語論文を提出させて、博物調査をつづけた。

文政八年（一八二五）には、ドイツ人薬剤師ビュルゲル（Heinrich Burger 一八〇六―五八）もシーボルトの助手として来日した。画家も来日したが、シーボルトは、出島出入り絵師川原慶賀《かわはらけいが》（登与助《とよすけ》 一七八六―一八六二？）を重用し、写実的植物図を描かせた。

シーボルトは、江戸参府を日本調査と資料収集の絶好の機会とすべく準備を進めた。気圧計、寒暖計、組み立て式顕微鏡などの最新の測量具・医療器具・医学書などを用意し、日本人医師や蘭学者との情報交換や医術交流にそなえた。さらに、門人の高良斎《こうりようさい》（一七九九―一八四六）に訳させたシーボルトの使用薬品紹介書『薬品応手録《やくひんおうしゆろく》』を大坂で数百部印刷させ、江戸参府途中に受け取り、交流医師らへ頒布した。内容は欧州の新薬と常用薬品の紹介と日本での代用薬草の紹介である。高良斎は、本書で「敢テ帳中ニ秘セザルモノ、先生厚志」の善行により洋薬を広く公開すると、シーボルトの公開精神と我が国医療への貢献を讃えているが、じつはシーボルトは洋薬の販路拡大の目的で頒布したと『江戸参府紀行』で明言している。

文政九年（一八二六）の江戸参府時のオランダ人側人数は、商館長スチュルレル（J. W. Sturler 在日期間一八二三―二六）と書記、シーボルトの三人に制限された。が、シーボルトは門人高良斎、二宮敬作《にのみやけいさく》（一八〇四―六二）、画家川原慶賀らを伴い、途上での調査や医療行為、日本人医師との交流の仲介の労をとらせた。

江戸では、桂川甫賢、大槻玄沢らと本草や医学知識の交流をおこない、兎唇《としん》手術や開瞳薬使用実験や虹彩《こうさい》切除手術なども実施した。また天文方高橋景保（一七八五—一八二九）へは、クルーゼンシュテルンによる最新の世界地図を与え、最新の日本地図（伊能図）を所望したところ、あとで写しを送る約束を得て、のちに入手した。

長崎に戻った彼は、門人らと収集した地図や博物資料整理に熱中した。こうして箱詰めされた多くの荷箱ができ、帰国の時を迎えた。ところが、文政十一年（一八二八）九月、帰国する直前、その所持品の中に海外持ち出し禁止の伊能図などが見つかり、いわゆるシーボルト事件が起きた。厳しい吟味により、伊能図を贈った幕府天文方の高橋景保ほか五〇名ほどが処分され、景保は獄死し（判決は死刑）、シーボルトは翌文政十二年（一八二九）に国外追放処分をうけ、この事件は蘭学界に大きな衝撃を与えた。なお、この事件の発端はコルネウス・ハウトマン号の座礁により積荷から日本地図などが発見されたというのが通説であったが、梶輝行氏は、同号は和暦八月九日（西暦九月十七日）から十日に座礁し、同年十一月十五日（同十二月二十一日）まで離礁できなかったので、同船にはまだシーボルトの積荷がなく、事件は間宮林蔵と高橋景保の対立による景保の逮捕とその供述からの地図や葵《あおい》の紋服発見であることを主張した（梶輝行　一九九六・二〇〇三）。

国外追放処分を言い渡されたシーボルトは、門人高良斎や二宮敬作らに今後の研究交流と、愛人お滝との間の子おイネの養育を頼み、日本を離れた。

オランダに帰国後、日本で蒐集した多くの資料を整理して、日本に関する種々の著作に専念した。全七巻の『日本』（日本、日本とその隣国及び保護国蝦夷南千島樺太、朝鮮琉球諸島記述記録集）を随時刊行し、

『日本植物誌』、『日本動物誌』などをも刊行し、ヨーロッパにおける日本学研究に大きく貢献した。また日本の植物標本約一万二〇〇〇点をもとに出版された『日本植物誌』はアジサイの学名などをヨーロッパ園芸へも伝えた。動物標本は『日本動物志』として刊行され、スズキ、イセエビなどの学名が確定した。

シーボルトは開国後の安政六年（一八五九）、息子アレキサンダーとともに再来日をし、幕府の貿易顧問となった。文久二年（一八六二）に離日。一八六六年、ミュンヘンで没した。七十歳。

シーボルトの医学

シーボルトの我が国における医学的業績は、牛痘法《ぎゅうとうほう》や梅毒治療における水銀剤の適正量、開瞳薬の伝授などの最新の西洋医薬情報をもたらしたことと、眼科や外科手術を臨床的に実施し、多くの外科医、蘭学者を育てたことなど多大なものがあった。

シーボルトは文政七年から、吉雄《よしお》幸載《こうさい》（一七八八—一八六六）の青嚢堂塾《せいのうどうじゅく》や楢林栄建塾へ出張診療し、外科手術も実施した。シーボルトの外科手術を詳細に伝えるほとんど唯一の記録が、文政十年、青嚢堂塾での外科手術記録で『シーボルト治療方（以下治療方）』『シーボルト治療日記（以下治療日記）』である。吉雄塾の内塾生で信濃の農民出身医師宮原良碩《みやはらりょうせき》（一八〇六—八六）が記録した。『治療方』には、幸載従兄弟の猪熊仙輔の陰嚢水腫《いんのうすいしゅ》手術、稲佐村お岩の咽頭部腫瘍《いんとうぶしゅよう》治療、肥後熊本臣西浜正蔵の痔瘻《じろう》手術、長崎平戸町町人西浜正三郎の咽頭発痛治療、長崎浜ノ田町河内屋九郎右衛門の咽頭発腫手術、肥後国熊本細川家臣野口律兵衛少年の頭部腫瘍手術など六例の外科手術が記録されている。

『治療日記』はこの野口律兵衛少年への腫瘍外科手術で、シーボルトと助手のビュルゲルが執刀した。手術は五月二十七日に始まり、野口少年の頭皮を尖芒刀《せんぼうとう》で切り開き、まるい刀で九寸ほどの脂肪瘤《しぼうりゅう》を切り取り、頭皮を縫い、手術はおわった。少年の経過は最初は良好にみえたが、三日後の六月一日に死亡した。

この外科手術は、シーボルトの外科手術を知るよい機会なので、多くの門人がこれを見学にきていた。『治療方』には「文政十亥五月廿七日、シイボルト出療之節参候諸生之人数、(戸塚)静海《せいかい》、(岡)研介《けんかい》、(中尾)玉振《ぎょくしん》、(松本)雲徳、(鈴木)周一、(二宮)敬作、(高野)長央(長英)、(石井)宗謙、(伊東)救庵、已上九人」とある。ほかにも吉雄権之介塾(ママ)から九人、楢林栄建塾から七人、鳴滝塾から当番で診療にきたのが日高涼台《りょうたい》ら九人、内門弟十二人などが記され、彼らもこの外科手術を見学した。こうして我が国最初の本格的臨床医学がシーボルトにより展開した。

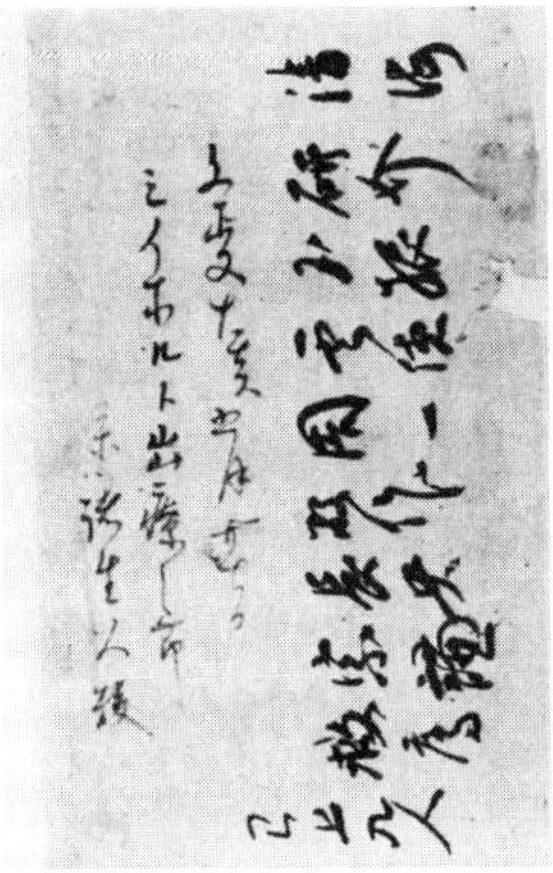

図19　外科手術見学鳴滝塾生
(『シーボルト治療日記』)

シーボルトの薬方が『薬品応手録』に掲載され、さらにシーボルト薬方集、処方録、験方録《けんぽうろく》などとして、各地の蘭方薬に関心のある医師らに伝えられ、代用できる国産品が多く判明した。現存するシーボルト薬方集は、沓沢宣賢氏らの調査で四五点見いだされており(沓沢　二〇〇三)、九州地区から東北までほぼ全国的分布がある。それぞれ筆写者の関心や地域的特徴もうかがえる。

豊後の村上玄水筆写と推される「失以勃児杜《しいぼると》経験集《けいけんしゅう》」は、シーボルトの治療記録で、梅毒の治療にゲレイスメルキュール（灰白水銀膏）を使用していたことなど、八ヵ所に梅毒治療の記録がみえる。また新薬としてジギタリス（ゴマノハグサ科植物ジギタリスの葉、強心剤など）、ヒヨシアムス（ナス科ヒヨス、ベラドンナ〈ヨーロッパ産のナス科植物、有効成分にアトロピンを含む〉とともに、散瞳薬として使用した）、カヤフート油（テンニン科高木の蒸留油、風邪薬）などもあげられている。

シーボルトが来日時に持ち込んだという一八方薬剤は、その一が下剤で酒石塩（葡萄酒発酵中に生じる結晶）、センナ（マメ科植物の葉）、芒硝（硫酸ナトリウム）など、その二が胃の内容物を吐かせる吐剤で、アンチモニー、細辛《さいしん》、ゼーアユイン（ユリ科海葱《かいそう》の鱗茎）など、その三は傷口などを引き締める収斂剤で、ロオテロオザ（赤バラ花蒸留油）、明礬（ミョウバン）、阿煎薬（アセンヤク）など、その四が利尿剤で、ゼーアユイン、テレメンティナ（松ヤニの蒸留油）、ジギタリス、カンタリス（昆虫のハンミョウ）などが知られる。

このほか、麻痺剤として、アヘン、ヒヨシアムスを使用した。アヘンは麻薬であるが、麻痺作用が優れているので、鎮痛の目的で使用し、術後治療などに用いた。ヒヨシアムスは、ベラドンナ（ヨーロッパ産のナス科植物、有効成分にアトロピンを含む）とともに、散瞳薬として使用した。

薬学研究ではシーボルトの助手をつとめたドイツ人薬剤師ビュルゲル（一八〇六？―五八、在日期間一八二五―三九）の功績が大きい。文政八年（一八二五）に来日した彼は、化学・鉱物学・薬学などを主に担当した。

彼は江戸参府のときには、桂川甫賢、箕作阮甫、渡辺崋山ら蘭学者と交流し、シーボルトの日本退去後も、出島商館の医師として出島にとどまり、多くの動植物標本をオランダに送り届けた。我が国はカエルなどの両生類の宝庫でもあり、カジカガエルの学名が Buergeria buergeri であるのは、ビュルゲルの功績に由来する。天保三―五年（一八三二―三四）にいったんジャワへ渡り、日本茶の種子や苗木を農事試験場に移植してもいる。離日後は、ジャワ、オランダに帰国したが、シーボルトとも疎遠になり、のち一八五八年にインド旅行中に亡くなった。

シーボルト門人の活動

シーボルトの門人は、呉秀三『シーボルト先生　三』には、門下として直接教えをうけた者として五七人をあげてあるが、ここには再来日のときの門人も含まれ、またその就学事実のたどれない者もいるので、鳴滝塾時代門人は四〇人ほどと見られる。それも江戸参府前で塾を去った湊長安、伊東玄朴《いとうげんぼく》、児玉順蔵《こだまじゅんぞう》（一八〇五―六一）らと参府後の資料整理や鳴滝塾を支えた高野長英（一八〇四―五〇）、高良斎、岡研介《おかけんかい》（一七九九―一八三九）、二宮敬作、武谷元立《たけやげんりゅう》（一七八五―一八五二）、石井宗謙（一七九六―一八六一）、戸塚静海《とつかせいかい》、賀来佐一郎《かくさいちろう》（一八〇一―五七）らとにわけられる。野口少年の脳腫瘍除去手術に立ち会った、鳴滝塾生のうち陸前石巻出身の鈴木周一（一七九九―一八三八）は、シーボルトの離日のとき、高良斎、二宮敬作らとともに、研究情報の交換を依頼された。

初代塾頭になった美馬順三は、阿波徳島藩出身で、シーボルト来日以前から、長崎にて中国語、蘭学、医学、天文学を学び、文政六年、シーボルトに師事し、鳴滝塾では初代塾頭となり、岡研介とともに初期鳴滝塾の指導的役割を果たし、ヤマブキショウマなどの植物標本をシーボルトに提供したり、賀川玄悦の『賀川産論《かがわさんろん》』、石坂宗哲の『鍼灸知要《しんきゆうちよう》』をオランダ語に翻訳し海外に紹介した。文政八年（一八二五）に、コレラにかかり、三十一歳の若さで急逝した。墓碑銘は岡研介が「人となり剛健にして厳厲、動すれば必ず礼を以てす」と書きその死を悼んだ。

順三後に、二代塾頭になった岡研介は、寛政十一年（一七九九）に周防国に生まれ、広島の蘭方医中井厚沢（一七七五―一八三二）に蘭学を、日田の広瀬塾、福岡の亀井塾で漢学を学び、長崎へ出てシーボルトに入門した。オランダ語の会話が得意の俊才で、後年、江戸の学友坪井信道の誘いで江戸に向かう途中、大坂で同郷の蘭方医斎藤方策（一七七一―一八四九）と意気投合し、大坂で開業した。のち岩国藩医として大坂を離れたが、この頃から精神病におかされ、四十一歳で郷里で没した。著書に『生機論』がある。兄岡泰安（一七九六―一八五八）は研介の手引きでシーボルトに入門後、帰郷して岩国藩医として眼科治療に優れたが、安政五年のコレラにかかり亡くなった。

湊長安は奥州石巻出身で、江戸で吉田長淑《ちようしゆく》らに入門。文政五年（一八二二）の商館長の江戸参府に刺激され、同年秋に長崎吉雄幸載塾にはいり、来日したシーボルトに学ぶ。単身で出島への出入りを許され、シーボルトの江戸参府では先行して植物採集をして、シーボルトに提供した。長安筆記『至母爾篤筆略記《しいぼるとひつりやくき》』はシーボルトの数少ない臨床講義記録として貴重である。天保九年（一八三八）没。

二宮敬作《にのみやけいさく》は、文化五年（一八〇四）に伊予国西宇和郡の農家に生まれ、苦学して長崎に留学しシーボルトに師事し、外科の名手となった。四国出身美馬順三や高良斎を敬慕する念が強く、シーボルトの帰国に際し、娘イネの養育を頼まれ、イネとともに帰郷し開業。イネを産科医として教育した。安政五年（一八五八）のシーボルトの再来日で長崎へ出て、文久二年（一八六二）に長崎で病没した。

児玉順蔵は備前国池田藩医家の出身で、長崎に遊学し、シーボルトに師事した。シーボルトに命じられた植物採集に出て、旅費を使い果たし、長崎に帰れずに、福岡の医師武谷元立《たけやげんりゅう》のもとに三年も留まり、元立らのシーボルトへの就学を促した。のち備前で開業し蘭学を広めた。晩年は大坂にでて緒方洪庵らと交流し、文久元年（一八六一）に同地で亡くなった。

シーボルト事件後、門人もつぎつぎと長崎を離れた。筑前の医師武谷元立、百武萬里《ひやくたけ》（一七九四—一八五四）、原田種彦（一七八四—一八七一）らも長崎を離れ、元立と萬里は天保十二年（一八四一）に福岡で初めての人体解剖をおこない、福岡蘭学をリードした。元立子の祐之《すけゆき》（一八二〇—九四）は、緒方洪庵の適塾《てきじゅく》に入門し、のち福岡藩医として藩の殖産興業策を推進した。種彦の子の禎造（一八一一八—七一）は河野家に養子にはいり、藩の精煉所で活躍し『舎密便覧《せいみびんらん》』（一八五九）を刊行した。

戸塚静海は寛政十一年（一七九九）遠江掛川藩医家に生まれ、宇田川玄真門から長崎鳴滝塾に来た。シーボルトの課題に答えた「製塩法」や「灸方略説」などの蘭文論文がある。シーボルト事件に連座したが、無罪となり、高良斎にかわって塾頭として天保二年（一八三一）の解散時まで鳴滝塾にとどまった。帰郷後、天保三年に江戸で開業。外科医としての名声が高まり、伊東玄朴、坪井信道とならぶ江戸の三大蘭方医の一人と評され、天保十三年には薩摩藩医として召し抱えられた。

安政五年の神田お玉が池種痘所設立にも参加し、同年には、伊東玄朴、竹内玄同とともに幕府奥医師にもなった。文久元年（一八六一）に種痘所が西洋医学所となるとその教授に就任し、維新後の明治九年（一八七六）に亡くなった。

散瞳薬と高良斎・土生玄碩

シーボルトが信頼した高弟の一人に眼科医高良斎《こうりょうさい》がいる。寛政十一年（一七九九）に阿波国に生まれ、本姓は山崎氏、徳島の眼科医高錦国《きんこく》家に養子に入った。眼科を養父に、本草学を藩医乾《いぬい》純水《じゅんすい》（?―一八五八）に学んだ。純水は、小野蘭山門人で徳島藩医学学問所講主小原春造の門人で、良斎に対しては蘭山の『十品考』、『本草綱目啓蒙』などで教授した。良斎は、十七歳のとき、夜に刑場へ出かけ、形屍体を切り取り、自宅で解剖することを何度もしたともいわれる。このエピソードの真偽は不明だが、人体の内部を正確に知りたいという欲望と長崎留学が宿志であったことがうかがえる。

養父の兄である高充国《じゅうこく》（一七七一―一八三四）は、杉田玄白門人といわれ、大坂道修町《どしょうまち》で洋方眼科医として開業しており、良斎はその影響をうけ、蘭学へ関心を抱いた。十九歳の文化十四年（一八一七）、念願かなって長崎通詞吉雄権之助塾に入門し、オランダ語や西洋医学を学んだ。良斎は文政五年（一八二二）に一時帰国したが、文政六年（一八二三）にシーボルトの来日を知り、文政六年再度長崎に至ってシーボルトに入門、その学才により助手的役割をつとめた。シーボルトの使用薬品を翻訳したものが『薬品応手録』であり、開瞳薬ベラドンナについても記述がある。江戸参府に随行し、シーボルトの手術や調査の手助けをし、文政十年までに、シーボルトの医学研究のよりどころであるオランダ人コンスブルック（G. W. C. Consbruch）の『西医新書』四二巻を翻訳している。

シーボルト事件で禁錮刑をうけるが、六ヵ月で釈放され、シーボルトの離日にあたり、二宮敬作とともにイネの養育を託された。天保二年（一八三一）に徳島に帰り開業。天保七年（一八三六）大坂北久太郎町へ転居して、家塾超然堂（のち照淵堂など）を開き、「天下無有怪」の扁額を書斎にかけ、実証精神をもって治療のかたわら蘭学教授と蘭書の和訳に精励した。門人録には六八人が記されている。訳書の多くは伝写されたが『蘭法内用薬能識』（一八三六）や『駆梅要方』（一八三八）を刊行した。が、『駆梅要方』は天保改革に伴う蘭書出版統制の強化により、初学のものが猛毒の水銀を誤用するおそれがあるとして、天保十二年に出版禁止第一号となった。さらに、『眼科使用』『女科精選』の出版申請をしたが、シーボルトの名があることを咎められた。良斎にとって恩師の名を削ることなど思いもよらないことであったので不許可になった。蛮社の獄以後、良斎への監視の目も強まったが、「生民公済」の理想を抱いて、蘭方医学を庶民治療にいかしつづけた。弘化三年（一八四六）脳出血のため四十八歳で急死した。

良斎が文政十年に長崎で購入した眼球模型のほかに、シーボルト記念館に現存する眼球模型がある。これはシーボルトから高良斎へ譲与され、良斎門人の小城藩士でのち神道家の柴田《しばた》花守《はなもり》（一八〇九—九〇）へ譲与されたものと、古賀十二郎氏が『西洋医術東漸史』で紹介していたが、花守の著書『開化古徴』（一八七三）にも、花守が良斎に学んだことが記録されており、眼球模型の由来が新たに補強された。

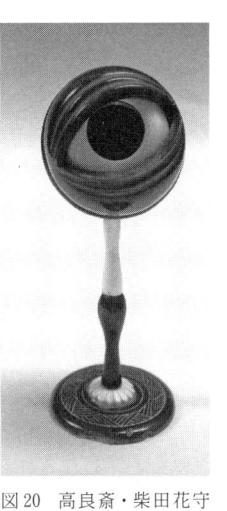

図20　高良斎・柴田花守由来眼球模型

シーボルトの眼科学の発展に寄与した功績は、開瞳薬ベラドンナの紹介と虹彩切除手術であった。シーボルトからベラドンナの教授をうけた幕府眼科医が土生《はぶ》玄碩《げんせき》（一七六二—一八四八）である。名を義寿、通称玄道、のち玄碩、号は桑翁という。

安芸国高田郡の土生家は代々眼科医であり、玄碩は十七歳のとき、眼科学修業の旅に出たが、各家の秘伝主義のため得るところ少なく、やむなく京都に出て、漢方医学塾古方派医師和田東郭について学び、解剖にも出会ったという。

この後一旦帰郷後、大坂に出て眼科医三井元孺《みついげんじゅ》、同高充国などに就き、西洋眼科の新知識を得て大坂で開業した。このときに白内障の手術法を会得し、穿瞳術も発明したという。享和三年（一八〇三）に広島藩医となり、文化五年（一八〇八）広島藩主娘の教姫の眼病を全治させたことから名声を得て、江戸芝田町で開業した。盛名があがり、文化七年に江戸幕府の奥医師となり、文化十年法眼となった。

文政九年（一八二六）にシーボルトの江戸参府時に面会し、白内障手術のための開瞳薬の教授を乞い、将軍家より拝領の葵の紋服を贈呈して、開瞳薬がベラドンナであることを教授された。玄碩は、尾張からベラドンナ（じつはハシリドコロ）を取り寄せ、開瞳効果を確かめ、白内障手術に成功した。

しかし、贈った紋服がシーボルト事件で発覚し、玄碩は投獄され、晩年の大半が受刑の身となった。息子の玄昌も奥医師を免ぜられたが、天保八年（一八三八）に家慶の眼病を治療した功績により、復帰が認められ、玄碩も許されて父子ともに名眼科医として盛名をはせ、財をなすとともに、迎翠堂《げいすいどう》塾に多くの門人が入門した。

なお、玄碩の蓄財ぶりは有名で、青柳精一氏の調査によれば、「この世で最も大切なのはお金である」と公言してはばかるところがなく、入獄前に、密かに多額の財貨を油樽二本に詰めて深川の某所に埋めて、入獄中の生活費をそこから取り出させ、なお、赦免のための賄賂もそこに貯めておいたという。

学事に生きる蘭学者―高野長英

高野長英《たかのちょうえい》は受難の蘭学者である。名を譲《ゆずる》、のちに卿斎、長英と改めた。仙台藩支藩水沢藩士の後藤家に生まれ、幼時に母の実家の医家高野玄斎の養子になった。養父玄斎は杉田玄白の門人という。長英は養父と同じく江戸での学問を望んだが、当時、養家は貧しく江戸遊学の費用は出せなかった。思いあぐねた長英は、養家の無尽金十五両を無断で携帯するかたちで、実兄後藤湛斎の江戸遊学に同行した。長英十七歳のときである。

長英は一関出身蘭方医戸田建策《とだけんさく》の内弟子になったが、師の凡庸を吹聴したため、追い出されてしまった。そのため玄白養子伯元《はくげん》のもとで学ぶことにした。しかし、伯元は長英の住み込みでの入門を許可しなかったため、同郷出身者で日本橋で薬種屋を営む神崎屋源蔵方や兄の師である川村右仲方に身を寄せて、按摩などをして生計を立てながら通学した。

江戸での生活が一年を過ぎたころ、苦学生長英にも朗報が届いた。加賀藩医の吉田長叔《よしだちょうしゅく》（一七八二—一八二七）が内弟子での入門を許可してくれたのだった。吉田長叔は、『西説内科選要』を読み、西洋内科を志し、宇田川玄真らに蘭学を学び、臨床実験をへて、江戸中橋に西洋内科医を開業していた。長英は良師に出会い、蘭学修業が急速にすすんだ。当時の西洋内科の課題の一つは、西洋薬の輸入が困難なことから、西洋薬物と同等の効果のある薬草や薬種を見いだすことだった。長叔の命で関東への薬草採取にもでかけ、薬用植物の知識も得た。

文政年間になると、蘭学の学習法も進歩し、大槻玄沢らのような経験にもとづく蘭書購読（古読法）ではなく、蘭文法を学んで蘭書を購読する新読法が普及し、長英もまた新読法により蘭書購読が急速に進展し、充実した吉田塾での修業の日々が続いた。

しかし、文政六年（一八二三）、二十歳の長英に試練が訪れた。江戸に開業していた実兄後藤湛斎が病没し、兄の跡を継いで開業したとたんに、その家が類焼してしまった。さらに、就職を世話した若者が主人の金を盗んで逃げてしまい、その借金返済のため、長英は、武家屋敷に奉公するはめになった。このときの心境を「屈辱に耐え」と郷里への手紙に書きつづっている。奉公人生活もようやくメドがついたある日、郷里から出てきた旧友と出会い、彼を武家屋敷に世話したところ、給料を前借りして行方知れずになった。旧友にも裏切られ、落胆していた長英に、信頼していた恩師吉田長叔が病没するという悲運が追い打ちをかけた。

前途を案じている長英へ、ようやく一人の友人が手をさしのべてくれた。長崎オランダ通詞家出身の今村甫庵である。甫庵が長崎に帰るとき、同道しないかと誘ってくれた。シーボルトという蘭医が医学教育をしているという、あこがれの地であった。しかし金がない。実家に借金の無心をしたが、度々の無心に養父は怒って絶縁してしまった。そのとき神崎屋や友人が多少の金子を用立ててくれた。

こうして長英は長崎に旅立つことができた。文政八年（一八二九）、長英二十二歳の再出発だった。シーボルトは優秀で貧乏な学生を内塾生にするつもりだったので、甫庵のはからいでさいわい鳴滝塾に入塾できた。

シーボルトの来日の主目的は日本調査だったから、門人らに蘭文での論文をいくつも課した。長英に最初に与えられたのはクジラについての論文だった。長英は「鯨魚及び捕鯨に就きて」を提出した。シーボルトは長英の高い能力をみて、ドクトルの称号を与えた。以後、「日本に於ける茶樹の栽培法及び茶の製法について」、「日本婦人の礼儀作法及婦人の化粧並に結婚風習に就いて」など、次々と論文を提出した。シーボルトの門人が提出した蘭語論文は四二編知られるが、最も多いのが長英の一三編で、ついで高良斎七編、石井宗謙四編（『シーボルト研究』一九三八）で、長英が断然多い。長英もこの論文提出で、我が国博物学や風俗伝統への理解を高めることができた。長英にとって、新知識を吸収しているという実感がわく学問的に充実した時期であった。

長英に「分離術」や「遠西水質論」などの化学関係訳稿があるが、オランダの化学書「シティキュンデ」について、長英は郷里への手紙のなかで、「此書は天文・地理・人心・器械・諸物、大よそ分離術に加わり候品は残らず究理つかまつり候書、医家必要の書にて、和蘭にても二十六年以来より分明に相知れ、至て奇書に御座候」と述べ、化学がオランダでも最新の学問であるので、我が国でその先駆者になろうとする長英の意欲を読み取ることができる。

ところがまた長英に転機がやってくる。文政十年に養父玄斎が亡くなったのだった。翌年にそれを知った長英は、養父が亡くなった以上、郷里に戻って玄斎の娘と結婚して高野家を継ぐ義務があったが、一周忌までに戻るからといって帰郷しなかった。

さらに文政十一年十月に、シーボルト事件が起こり、多くの同門者が逮捕された。長英は、いちはやく長崎を脱出して、ほとぼりがさめるまでと熊本など九州各地を転々とし、広島で講義などして滞在していた。このとき長英が持参していたオランダ文字での学問訓が「水滴は石をも穿つ」であり、学問を続けることを強く意識していた。

いつまでもたっても戻ってこない長英を連れ戻しに、はるばる水沢から使者が広島へやってきた。長英は田舎に戻って医者を継ぐか、学問を続けるかの二者択一を迫られた。使者と京都まで同行した長英は、苦悩のすえ、使者へ手紙を託した。その九月二十四日付けの手紙には「深く思慮致し候ところ（中略）自ら学事を専らにして生涯を過し申したく候」という結論が書かれていた。これは、水沢が田舎だから嫌ということではない、禄が低いから不快ということではない、私は学事（学問）のために生涯を過ごしたいという苦しい胸の内を吐露したものだった。使者はやむなく水沢へ一人で帰った。長英は、藩医という士分をすて町医として学問に生きると決断した。

長英は、天保元年（一八三〇）、江戸に戻り麴町に新宅を構え開業した。当初は知られなかったが、しだいに、最新の西洋医学を学んだ新進気鋭の蘭学者としての評価が高まり、患者も学塾大観堂への門人も増加した。新薬の調合を神崎屋に教え、過去の恩に報いることもできるようになり、薩摩藩や宇和島《うわじま》藩、田原藩からも蘭書の翻訳の依頼が来た。学問に生きる決意をした長英にとって大観堂時代が最も充実した日々であった。天保二年には、幕臣で数学者内田弥太郎（一八〇五―八二）が入門した。長英二十七歳、弥太郎二十六歳であった。弥太郎は、翌年『古今算鑑』を著し、世に認められるようになった。

天保三年に念願の西洋生理学書『（西説《せいせつ》）医原枢要《いげんすうよう》』（内編五巻、外編七巻）一巻を刊行した。西洋生理学書としては岡研介の『生機論』（一八三〇自序、未刊）が最初であるが、本書は、フランスのデ・ラ・ファイエ（G. de la Faye）やドイツのブルメンバッハ（J. F. Blumenbach）らの生理学書を長英が体系づけたもので、長英はこの序文で生理学の意義を説いている。西洋医学に従事する者は、まず解剖書、次いで人身窮理書（生理学書）を読み、人体の形質・諸器の主用を詳らかにして、活器、運動営為して性（ママ）命存活する所以を明らかにできるのだ。『解体新書』印行以来、西洋医学書が次々と出版され、輸入書も日に倍する勢いである。しかし、医学の基本原理である格物究理の学（生理学）に関しては、西洋でも精確詳明になったのが、わずかにこの四、五〇年であるため、いまだ訳定の書がない。そのため、西医を唱える者も窮理を知らないため、異常の疾病にあい、奇変の病症に対し、思慮茫洋（ぼんやり）として向かうところを知らない。だから、生理学書が必要であるという。この時期にできた長英の著訳書約四〇種のうち二八種が医学書である。この時期、彼は西洋新知識の医学者としてまさに学事に邁進していた。

上州吾妻《あがつま》郡四万《しま》温泉に福田《ふくだ》宗禎《そうてい》（一七九一―一八四〇）という医師がいた。四十歳を過ぎて蘭学に志し、天保二年（一八三一）に長英を自宅に招き、蘭方の手ほどきをうけ、オランダ人外科医ゲッセルの外科書を通信教育での翻訳を試みた。長英は、天保四年七月から約一ヵ月、上州中之条町伊勢町の富豪の医師柳田禎蔵《やなぎだていぞう》（一七九五―一八五五）宅で『医原枢要』の出張講義をおこなっている。近くの横尾村名主家の高橋景作《けいさく》（一七九七―一八七五）も蘭方医を志し、江戸の大観堂に入塾し塾頭になるほどの力量を高めた。天保六年に帰郷後、養蚕や農業も営みながら、在村蘭方医として診療や寺子屋教育もおこなった。

天保飢饉の惨状後、長英は天保七年（一八三六）に救荒書《きゅうこうしょ》『二物考《にぶっこう》』と『避疫要方《ひえきようほう》』を刊行した。二物はジャガイモとハヤソバで、これを長英に教えたのが上州の門人福田宗貞と柳田禎蔵で、『二物考』の序文を長英と紀州藩士遠藤勝助《しょうすけ》（一七八九―一八五一）、跋文を内田弥太郎、挿絵を渡辺崋山が描いている。『避疫要方』は、飢饉後の疫病の発生時に、医者でなくても対処できる方法を書いてあり、上州門人高橋景作が校閲してできた。この救荒関係書が長英らと上州の村医らの協力で刊行されたことに在村蘭学の確かな存在と地域医療を支える役割を見ることができる。遠藤勝助は、紀州江戸藩士で、尚歯《しょうし》会《かい》という知識人グループを主宰していた。

長英と田原藩家老渡辺崋山との仲介をしたのが、庄内藩出身小関三英で、西洋内科医吉田長淑に学び、帰郷後、また江戸で翻訳などの学究生活をしていた。渡辺崋山の海外認識は、長英や三英らの翻訳知識から得たものが多い。崋山の海外認識が深まるにつれ、崋山のもとに海外事情に関心をもつ知識人が集まってきた。

ところが、林家出身の幕府目付鳥居《とりい》耀蔵《ようぞう》（一七九六—七三）は、蘭学者で幕府韮山《にらやま》代官江川《えがわ》太郎左衛門《たろうざえもん》（一八〇一—五五）と江戸湾海防問題で対立しており、江川に外国事情を紹介する渡辺崋山に対しても捜査の目を向けていた。天保八年（一八三七）におこったモリソン号撃退事件に関して、渡辺崋山は『慎《しん》機論《きろん》』、高野長英は『戊戌夢物語《ぼじゅつゆめものがたり》』で幕政批判をしたとされて、天保十年（一八三九）に逮捕された。これを蛮社の獄という。崋山はやがて自害し、長英は永牢となった。佐藤昌介氏の研究によれば、蛮社の獄は、渡辺崋山らの幕政介入を防ぎ、開明派官僚江川の失脚を狙った鳥居耀蔵の陰謀であった。

獄中手記「わすれがたみ」には「蘭学を業として蘭学に死し、忠義の事を致して忠義の事に死せば、理に於て恨むる所なく、義に於て恥る処なし。然れ共、我夢物語に死する、遺憾なきに非ず」と無念の境遇への悲痛の叫びがある。赦免の願いもことごとく斥けられ、五年余の牢獄生活ののち、とうとう弘化元年（一八四四）に脱獄した。

脱獄後の詳細経路は不明であるが、蘭方医大槻俊斎《おおつきしゅんさい》を訪ね、その後上州へ渡り、水沢で母との対面を果たし、米沢藩医堀内素堂《そどう》（一八〇一—五四）やシーボルト門の同藩伊東昇迪のもとに立ち寄り、江戸に潜伏後、伊予の二宮敬作の手引きで宇和島に渡り、伊達公のためにオランダ語兵書『三兵答古知幾《たくちいき》』を翻訳したりしたあと、江戸に戻り、沢三伯という偽名で潜伏していたところを、嘉永三年（一八五〇）に幕吏に見つかり自害（殺害説もあり）した。四十七歳の生涯であった。

受難の蘭学者高野長英であったが、彼の著訳書『(西説)医原枢要』は我が国最初の本格的西洋生理学書としての評価が高い。また、彼の上毛での西洋医学講義などは、門人の在村蘭方医高橋景作らに伝写され、それがさらに景作の漢学の師である信濃国春日村の漢蘭折衷医伊藤忠岱《いとうちゅうたい》(大助、鹿里　一七七八—一八三八)に伝写された。忠岱は『刺絡聞見録《しらくぶんけんろく》』(一八一七)、『傷寒論張義定本《しょうかんろんちょうぎていほん》』(一八一八)、『大学国字解』(一八三六)などの刊本もある吉益南涯門の漢蘭折衷医である。『高野氏眼科精要』、『高野氏総病論医原枢要聞書』、『高野氏平体《へいたい》論牛痘接法』などの長英関係医学書写本が、忠岱子孫家に多数現存している。これらは当時、さらにその周辺の在村医らに伝写され、明治期まで当該地域における在村蘭学の知的資源となって地域医療を支えるものとなった。

農民出身蘭方医—伊東玄朴

長英と対照的な生き方をした、シーボルト門下での出世頭が、肥前国農民出身蘭方医伊東玄朴《いとうげんぼく》(一八〇〇—七一)である。肥前国神崎郡仁比山《にいやま》村の農民執行《しぎょう》重助の子で、幼名を勘助《かんすけ》、勘造という。郷里の漢方医に学んだのち、二十三歳で佐賀の蘭方医島本良順《しまもとりょうじゅん》に、蘭学の手ほどきをうけ、さらに良順の蘭学の師匠で長崎通詞猪俣《いのまた》伝次右衛門の下僕となり、一心不乱に勉強したので馬鹿カンと揶揄されながらもその勉強ぶりが認められ、シーボルトの鳴滝塾で学ぶことができた。この頃「滝野」姓といわれる。

文政九年(一八二六)、シーボルトの江戸参府に先立ち、師の猪俣伝次右衛門、男子源三郎、娘照とともに江戸に出発したが、途中で伝次右衛門が病死したため、娘照を託された。江戸に着き、源三郎は天文方に出入りし、玄朴は江戸に在住した。

文政十年、高橋景保から源三郎に託されたシーボルト宛の書状と包み（じつは伊能図といわれる）を、勘造が肥前に帰るついでに長崎まで持参し、シーボルトに渡してから、熊本の友人宅にしばらく滞在して、江戸に戻った。

文政十一年、本所番場町で開業、照と結婚。玄朴二十九歳、照十七歳だった。医業は馬脾風（ジフテリア）の治療に優れた医師として評判が高くなった。ところが、同年にシーボルト事件が発覚し、江戸と長崎で吟味が始まり、高橋景保は獄中病死し、源三郎も亡くなった（自害もしくは病死説あり）。玄朴は、母方の親戚の佐賀藩士伊東仁兵衛の義弟として、伊東玄朴と改名し、難を逃れ、医業を続けることができ、蘭医としての技量も認められ、天保二年（一八三一）十二月に、一代限りの佐賀藩医に召し抱えられた。

天保四年、江戸下谷御徒町《おかちまち》に象先堂《しょうせんどう》を開業した。表口二四間、奥行三〇間余で、診察所、調薬所、門弟寄宿所などの室もある堂々たる塾であった。玄関にかざられた「象先堂」扁額は、友人の大槻磐渓《おおつきばんけい》（一八〇一—七八）の撰で越前鯖江藩主間部《まなべ》詮勝《あきかつ》（一八〇四—八四）の筆であった。

象先堂塾則は、

一、蘭書並翻訳書之外雑書読候事一切禁止

一、飲酒雑談堅無用

一、外出一月五回之外決而不相成、若不得止事遅刻止宿之節者請人より印鑑付之書状持参之事

一、入湯結髪者一々奥え相届札差出帰塾之上無失念札請取可申事

一、毎朝五ツ時迄奥え札差出、夜四ツ時請取可事

右件々相背候節は、廿日禁足並調合処当直可相勤、若及再三者退塾之事

という厳しいものであった。

束脩《そくしゅう》（入門時に納める金銭）は、幕末の事例をみると、入門時に、金二〇〇疋（一両＝四〇〇疋）と扇子一箱を玄朴へ、奥方へ鼻紙料金一〇〇疋と金五〇疋、若先生と塾頭、塾中へ各金五〇疋ずつ、下僕に五〇疋を納めるきまりで、同時代の坪井信道塾と比べ高額と云われた。

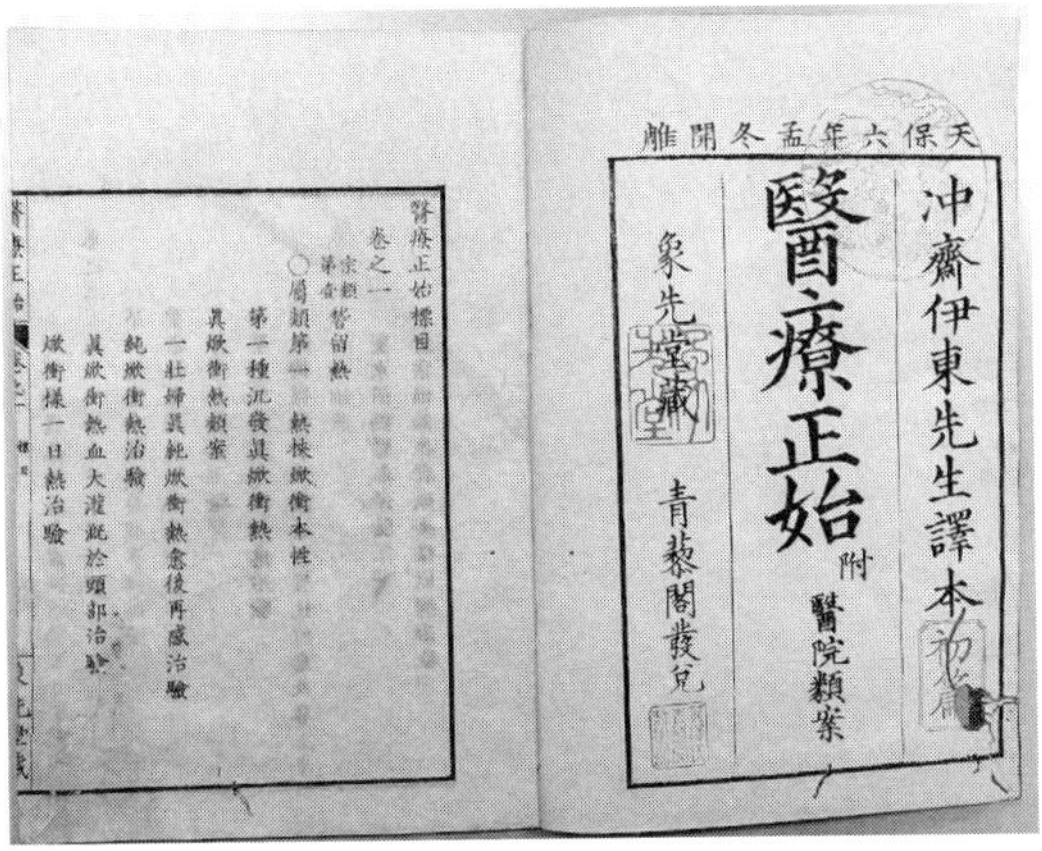

図21 『医療正始』

また蘭学者で古河藩家老鷹見泉石の弘化元年（一八四四）日記に、象先堂へ治療代のほかに、ローイウエイン（赤葡萄酒）代を一両二分支払った記事がある（『鷹見泉石日記』）。

肥前佐賀藩は、長崎警備をしていたため、商館員らから、オランダ渡りの商品を長崎貿易とは別の「除き物」として合法的に直接入手できる特権があった。佐賀藩医となった玄朴も、おそらく長崎からの異国品を有利な条件で入手できるつてがあり、それらを蘭癖家に販売する副業もしていたとみられる。

玄朴の医学的業績の一つが『医療正始』の刊行である。同書はプラーグ大学教授ビスコフ（I. R. Bischoff 一七八四―一八五〇）の著書“Grundzüge der praktischen Medizin"（一八二二―二五）の蘭訳本を翻訳したもので、各個の疾病を詳細に論述した精緻な訳書であり、安政五年（一八五八）に二四巻が完結した。ただし、同書は玄朴が箕作阮甫（一七九九―一八六三）に翻訳料を払って依頼し、文章は大槻磐渓が推敲したものといわれる。

玄朴の最大の功績は、漢方医との対抗のなかで蘭方医の立場を公的なものに高めたことにあった。天保年間からの外科だけでなく内科における蘭方医の増加に対し、漢方医の立場を守るため、幕府医学館多紀元堅を中心に、蘭方書への出版制限を加え、嘉永二年（一八四九）には、幕府奥医師の外科・眼科以外の蘭方を禁止する命令を出させ、蘭方医への統制を強化していた。

しかし安政四年（一八五七）、蘭方排斥の旗頭である幕府医学館の多紀元堅が二月に、法眼多紀安良が十月に亡くなり、情勢が変化した。安政五年（一八五八）、将軍家定の病気（脚気衝心とみられる）が重篤で、やむなく蘭方医を治療に参加させざるを得なくなったため、七月三日に蘭方が解禁となり、同時に、奥医師に伊東玄朴と戸塚静海が任命された。玄朴は、この機に乗じ、さらに蘭方医の増員を要求し、七月七日付で竹内玄同《たけのうちげんどう》（一八〇五―八〇）、伊東貫斎《いとうかんさい》（一八二六―九三）をも奥医師にすることに成功した。実は、家定は前日の七月六日に亡くなっているのだが、その死を伏せる必要がある事情を察知して蘭方医を大量に登用させた玄朴の政治的判断の勝利といえよう。また同年のコレラ流行に伴い、同年十月に蘭方医松本良甫（良順養父　一八〇六―七七）、吉田収庵らを奥医師製薬掛に就任させたのも玄朴のはからいである。

玄朴のもう一つの医学的業績は種痘の普及である。天然痘《てんねんとう》予防にジェンナーの発明した種痘（牛痘種法）が有効であることは、シーボルトが牛痘漿による種痘を実験した（善感せず）のでよく知っていた。

甥で門人の佐賀藩医池田洞雲が訳したモスト（G. F. Most）著『牛痘種法編』（城島禎庵校、一八三一）の校閲をしている。モストはドイツの医師で、その医学書の一部が大槻俊斎により、『銃創瑣言』（一八五四）として刊行された。

玄朴は、仲間の藩医とともに佐賀藩主鍋島直正に種痘の必要性と導入を建言して、嘉永二年（一八四九）佐賀藩が初めて牛痘苗接種に成功し、その痘苗が佐賀、江戸に伝播し、玄朴を通じて、大槻俊斎《おおつきしゅんさい》（一八〇六―六二）や桑田立斎《くわたりっさい》（一八一一―六八）らに伝わった。幕府医学館は蘭方を圧迫したが、五十九歳の玄朴は江戸の蘭方医八三人を糾合して、安政五年（一八五八）五月に、お玉が池種痘所の設立に成功した。

この二ヵ月後に、玄朴は幕府奥医師に任ぜられ、文久元年（一八六一）には幕府奥医師最高の称号である法印となった。種痘所は設立半年後に焼失したが、銚子の豪商浜口梧陵らの援助で再建され、やがて幕府直轄の西洋医学所となった。文久二年に西洋医学所教授、同三年に奥医師を免ぜられ、明治四年（一八七一）に横浜で七十二歳の生涯を終えた。

玄朴は多くの門人を教育した。象先堂門人録に記載されている四〇六人のなかには、佐渡出身地理学者柴田収蔵《しばたしゅうぞう》（一八二〇―五九）、啓蒙思想家津田真道《つだまみち》（一八二九―一九〇三）、外交官松木弘安《まつきこうあん》（寺島宗則一八三二―九三）、洋学者神田孝平《かんだたかひら》（一八三〇―九八）、陸軍軍人武田斐三郎《たけだあやさぶろう》（一八二七―八〇）、蘭方医青木研蔵《あおきけんぞう》（一八一五―七〇）ら、幕末から明治にかけて活躍した医師・蘭学者らが名前を連ねている。

西洋診断法の紹介者、坪井信道

玄朴と江戸の蘭方医学界を二分するほどの人気があったのが、坪井信道である。信道は寛政七年（一七九五）に美濃国に生まれた。名を道、号を拙誠軒、略して誠軒という。若いとき両親をなくし、兄浄界に養われた。初め漢方医学を学び、西国へ赴き、文化十二年（一八一五）の暮れ、漢学者広瀬淡窓（一七八二―一八五六）の紹介で中津の医師辛島正庵《からしましようあん》（一七七九―一八五七）宅を訪れた。時に信道、二十一歳だった。正庵宅で宇田川玄真の『医範提綱』を見て、西洋解剖学の精髄を知り、衝撃をうけ蘭方に志したという。まず広島の蘭方医中井厚沢（一七七五―一八三二）の門に入ったのち、江戸に出て玄真に入門することができた。が、通学生としての入門許可であった。そのため信道は、未明に玄真塾に行き、夜五つ（八時頃）まで勉学し、帰路は按摩を営みながら、日々の糧を得て通う毎日だった。この努力が認められ、内塾生となり、玄真の訳述を助けること八年、文政十二年（一八二九）、三十五歳の春になって、江戸深川で安懐堂を開業することができた。

信道の訳業で当時の蘭学界に大きな影響を与えた仕事は、玄真からライデン大学教授のブールハーフェ（Herman Boerhaave）の医学書を与えられ、『万病治準』（訳稿本、二一巻、一八二六訳了）として訳稿したことである。ブールハーフェの観察と実験と計測にもとづく医学論は、蘭学を単なる実用的学問と捉えていた蘭学者には大きな驚きを与えた。

つづいて、『万病治準』の要約本である『診候大概《しんこうたいがい》』（一八二六序、稿本、一巻）で、脈拍の計測、体温計での測定法など、蘭方医学に基づく診断法の大概を紹介した。とくに、診脈七では、「平人の脈一分之間、大率得六十動、過則為数、不及為遅」と、時計で脈を正確に計測する法を紹介しており、富士川游氏が我が国最初の本格的診断書と評価したのも首肯できる。

塾では『診候大概』をテキストに、オランダ語の文法や、脈拍の数え方、体温の測定法、患者の病状・診断などを教授し、ディスカッションをおこなうなど、近代的な医学教育をおこなったため、多くの俊才が輩出した。

天保二年（一八三一）、信道三十七歳のとき、水戸藩医で蘭学者青地林宗《あおちりんそう》（一七七五―一八三三）の長女久米と結婚した。青地林宗は日本初の西洋物理学書『気海観瀾』（一八二七）を刊行し、日本物理学の祖と称された。また蘭学の訳書における用語の統一なども提唱した。

門人もしだいに増え、手狭になってきたので、天保三年（一八三二）には冬木町（現江東区）で日習堂を開業した。信道塾の規定では、束脩《そくしゅう》は金五十疋、扇子料金五十疋、奥方へ金五十疋、塾頭へ金五十疋、塾監は二人で各人へ半紙二帖、他同僚諸子へ半紙二帖、下僕一人へ銭二百文、右の外中元と歳暮に塾生一人毎に黒豆一升宛を呈す、というもので、伊東塾よりは少し安かった。

信道は、嘉永元年（一八四八）に胃癌が原因で亡くなった。五十四歳。塾は養子の坪井信良（一八二三―一九〇四）が継いだが、安政二年（一八五五）の大地震で倒壊し、翌三年の大津波により壊滅的被害をうけ、同年に塾を閉じた。

信道の著名門人には、長男の坪井信友《しんゆう》（一八三二―六七）、養子の坪井信良、大坂の蘭方医緒方洪庵（一八一〇―六三）、周防出身蘭方医青木周弼《あおきしゅうすけ》（一八〇三―六四）、化学者川本幸民《かわもとこうみん》（一八一〇―七一）、蘭学者杉田成卿《すぎたせいけい》（一八一七―五九）、越中出身金沢藩医黒川良安《くろかわまさやす》（一八一七―九〇）らがおり、我が国西洋医学普及に活躍した人材を輩出した功績も大きい。

2　日本外科学の発達

麻酔外科の開拓者―華岡青洲

全身麻酔による乳癌手術に成功した華岡青洲《はなおかせいしゅう》（一七六〇―一八三五）は、紀伊の医師華岡直道の長男で、諱は震《ふるう》、字は伯行、通称は雲平、号は青洲、随賢という。天明二年（一七八二）、二十三歳で京都に修行に出た。内科を京都の古方派吉益南涯《よしますなんがい》に学び、カスパル流や伊良子流などの紅毛流外科術を大和見立《やまとけんりゅう》（一七五〇―一八二七）に学んだ。

呉秀三氏の調査によれば、彼は「他人の治し能わざるものを治せんことを目途とすべし、他人の治し能うものを治し得ざるが如き終生の恥辱なり」（略伝）という意欲で学習を続けた。京都修行中に、永富独嘯庵《ながとみどくしょうあん》の『漫遊雑記』に西洋では乳癌の梅核の段階で切除して治療する、これを後の人に告げるとあるのを見いだし、乳癌手術を知った。

天明五年（一七八五）に帰郷し、外科診療に励むとともに、麻酔による乳癌手術への応用を考え、中国古代の外科医華陀《かだ》が実施したという麻酔手術の文献研究をし、また整骨医がマンダラゲの麻酔作用による治療をおこなっていることも応用研究した。曼陀羅華《まんだらげ》の実（チョウセンアサガオ）、草鳥頭《そううず》（トリカブト）を主成分とする麻酔薬の研究実験を二〇年も繰り返した。動物実験を続けたあと、人体実験で行き詰まったとき、実母の於継と妻の加恵が協力を申し出た。数回の実験により、母の死と加恵の失明という犠牲を経てようやく安定した薬効をもたらす通仙散《つうせんさん》（別名麻沸湯《まふっとう》）を生み出した。

当時、女性の乳房は急所とされ、乳房を切れば死ぬといわれていた。青洲四十六歳の文化元年（一八〇四）、大和の藍屋利兵衛母勘女六十歳が来院した。診察すると乳癌であった。青洲は意を決して、勘女に麻酔による乳癌摘出手術を説明した。勘女もこの青洲の決意に応え、手術を承諾した。青洲は同年十月十日に、勘女に全身麻酔を施して、無痛のまま乳癌の摘出に成功した。じつはすでに末期癌であったらしく、この四ヵ月後の翌年二月二十六日に勘女は亡くなるのだが、この我が国初（じつは世界初）の全身麻酔による乳癌摘出手術の成功は、全国へ伝わり医学界へ衝撃を与え、各地から門人や患者が参集することになった。

呉秀三氏の翻刻した華岡家『乳巌姓名録』（『華岡青洲先生及びその外科』所収）には、文化元年から嘉永元年（一八四八）までの一六六五人もの乳癌手術施行者名が記され、松木明知氏の紹介する異本『乳岩姓名録』（『華岡青洲と「乳巌治験録」』所収）には明治二年まで一七七人が記載されている。両本とも天保六年（一八三六）までは「青洲先生の治療セシモノ」で一五六人が記載されているが、松木氏によれば、最初の三人は手術を拒否し、再発手術者が六人、三発手術者が二人のため、青洲が手術を実施した患者数は一四三人とされる。患者の出身地分布は、関西を中心に、加賀、美濃、飛騨、伊豆、防州岩国などの遠国からの患者も散見する。手術にあた

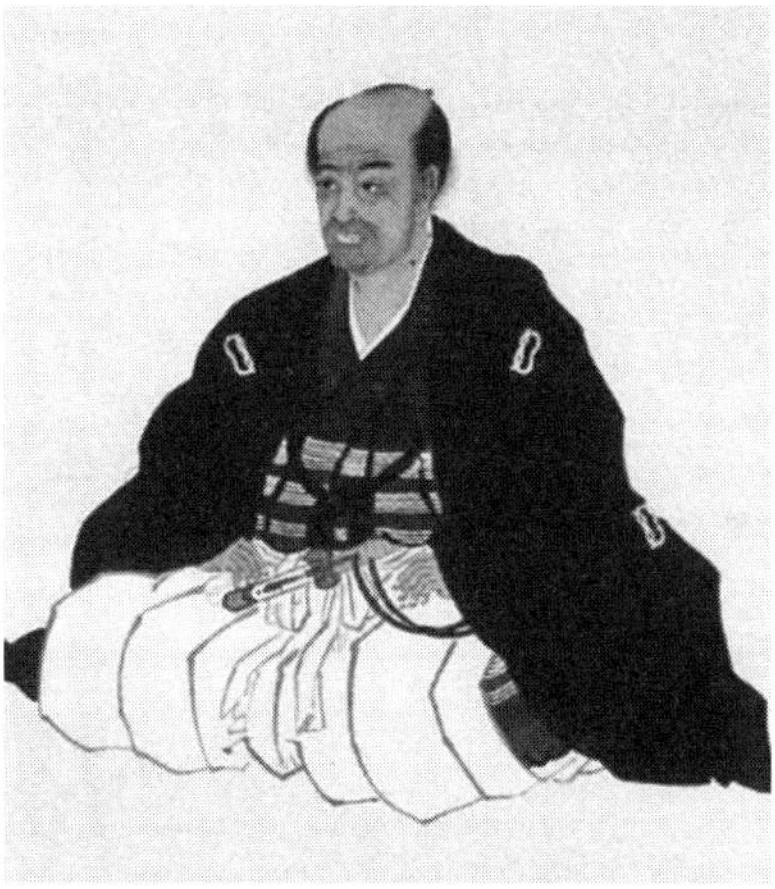

図 22　華岡青洲像

り承諾書にあたる請書も提出させていたようである。

麻酔薬通仙散《つうせんさん》の配合は、宗田一氏によれば、曼荼羅華六、草烏頭二、当帰（セリ科の多年草）二、白芷《びゃくし》（ヨロイグサ）一、川芎《せんきゅう》（セリ科の多年草）二、天南星《てんなんしょう》（マムシグサ）一、五、水（大人二合、子一合）という。それを患者の体力、症状などに応じて分量を調合して投与していた。

麻酔薬のルーツは、紅毛流外科系アヘン硬膏が膿瘍の切開時に使用され、マンダラゲが鎮痛目的で使用されていた。漢蘭折衷派の京都の花井仙蔵とその門人大西晴信が麻酔薬を通仙散とほぼ同じ配合で使用しており、青洲はそれを独自に改良したとみられる。また、麻酔薬とは別に青洲の考案した処方薬に、十味敗毒湯、中黄膏、紫雲膏などもある。

経験を積んだ青洲は、術前の診療のしかた、術後の覚醒促進のために塩・茶・三黄瀉心湯《さんおうしゃしんとう》を投与、術後回復のための人参養栄湯《にんじんようえいとう》の投与などの患者管理の術式を整え、麻酔薬による外科手術法を開拓した。同時にコロンメスなど外科道具も工夫し、製造は京都寺町の鍛冶真龍軒安則に特注した。これらを使って乳癌手術のほか、兎唇手術をおこない、膀胱結石《ぼうこうけっせき》、骨折整復、骨癌、脱疽《だっそ》など従来は困難だった外科手術を次々と成功させた。

嘉永五年（一八五二）に筆写された『疔瘡辯名《ちょうそうべんめい》』附録の外療道具値段によれば、肉切鋏、五寸五分、料一五匁、肉切鋏、五寸、料一〇匁、コロムメス金柄、料四匁、男カテイテル、一名導水管、上四五匁・中三二匁・下一二匁など華岡流外療道具九〇点が、大坂南堀江の阿波屋甚助細工所で製造可能になっていた。華岡流外科の広がりを示すものだろう。

出雲母里藩領出身医師大森泰輔《たいすけ》（一七七一―一八五七）は、六十三歳の天保四年（一八三三）に大坂合《ごう》

水堂《すいどう》へ入門し、翌年春林軒に学んだ。彼は、青洲塾の諸外科手術の様子や、青洲が二〇〇人余への免唇手術をしたこと、麻沸湯は四歳以下の患者には使用しなかったことなどを、『南遊雑記』ほかに記している。

青洲は、医の心構えとして、内外合一・活物窮理を弟子に伝えた。内外合一とは、外科に志す者はまず内科に精通することという意味で、活物窮理は「医ハ唯活物窮理ニアリ。人身ノ道理（生理学）ヲ格知シテ後《のち》疾病ヲ審《つまびらか》ニスルニアラザレバ則チ極致ニ至ルコト能ハズ」という意味であった。修学を終えて故郷へ帰る弟子たちに肖像や、この文字や自作の漢詩を書いて与え、離れていても研鑽するよう励ました。青洲は臨床記録以外には著書を残さなかったが、門人たちによる金創、瘍科、梅瘡などについての写本が流布した。

紀伊平山の学塾兼医院を春林軒といい、その入門定式も文化二年から定まり、薬種商人や定宿らを中心とする請人によって全国各地から門人が参集した。が、あまりにも春林軒が手狭になったこともあり、のち青洲弟の鹿城（一七七九―一八二七）が文化八年（一八一一）に堺の診療所を開き、文化十三年（一八一六）には大坂中之島で合水堂を開いた。現存門人帳には天明八年（一七八八）から万延元年（一八六〇）までに、陸奥から壱岐、対馬まで六八ヵ国からの一八八七人が記載されている。

名医との評判が高くなった青洲に対して、紀伊藩は、何度も藩医として招こうとしたが、民衆治療をしたいという理由で、その都度断ったため、特別に在野での勝手勤めを許され、藩医待遇も受けた。天保六年（一八三五）に、七十六歳で没した。

青洲のあとの春林軒は次男の修平《しゅうへい》（鷺洲・四代随賢）、孫雲平《うんぺい》（厚堂・五代随賢）らが継ぎ、合水堂は鹿城のあとは、その子良平《りょうへい》（積軒）を青洲の婿準平《じゅんぺい》（南洋）が助けて継続した。

華岡門人本間玄調、鎌田玄台

青洲門人帳の最初に「天明八年　京師　中川修亭」とある。中川修亭（一七七一―一八五〇）は、天明八年の京都大火で罹災し、かねての知り合いである青洲を頼り紀州春林軒へやってきた。門人第一号といわれるが医友ともいえ、青洲の麻酔薬情報提供に協力し、『麻薬考』を撰し、駆梅用水銀剤の研究をおこない、『昇汞丹製造秘録』なども書いた。

本間玄調《ほんまげんちょう》（一八〇四―七二）は、常陸医家出身で、字は和卿、通称玄調、号を棗軒《そうけん》という。初め江戸で漢方医原南陽《はらなんよう》（一七五三―一八二〇）に漢方を学び、同じく江戸で杉田立卿《りゅうけい》に蘭方を学び、二十四歳の文政十年（一八二七）に華岡青洲に入門した。青洲は六十八歳の晩年だった。青洲のもとにいたのは二ヵ月ほどで、その後、シーボルトの種痘術を学ぶために長崎に向かった。ところが玄調は、三十二歳のシーボルトについては、岳父への書翰で、「蘭医シーボルトと申す者、頗《すこぶ》る奇妙なる事も有之候へども、華岡の上に出候人物とは存じ申さず候」、「天下の第一の英傑は華岡一人に存じ奉り」と書いている。おりしもシーボルトが野口律兵衛少年の腫瘍摘出手術に失敗した時期にあたっていたからだろう。それゆえ玄調は、シーボルトよりも青洲の外科手術を我が国第一と評価し、その後も青洲を生涯の師と仰ぎ、創意工夫して華岡流外科手術の大成と発展をはかった。

江戸で開業し、積極的な外科手術治療により、水戸藩医に抜擢され、藩校弘道館医学館の医学教授にもなった。徳川斉昭の侍医をつとめ、門下生に華岡流外科術を教授し、自ら、麻沸湯を用いて乳癌や痔瘻、脱疽による下肢の切断手術などを多く実施した。彼は天保八年（一八三七）に『瘍科秘録《ようかひろく》』一〇巻を刊行している。本書では、自らが悩んだ痔疾治療のほか、乳岩（癌）、黴瘡《ばいそう》（梅毒）、あるいは尻尾の生えた子供の手術など多くの外科手術例を図示し、秘伝的だった華岡流外科を初めて公開した意義がある。さらに二〇年後には『続瘍科秘録』五巻（一八五八）を刊行した。ここには安政四年（一八五七）に、岡部辰蔵三十五歳の右脚脱疽を大腿部切断によって治癒させたことも記されている。華岡流外科では初めての大腿骨切断手術で、これは玄調の外科技術の向上と止血法の体得によってなしえたものである。両書には、玄調の工夫した外科道具なども図解されている。

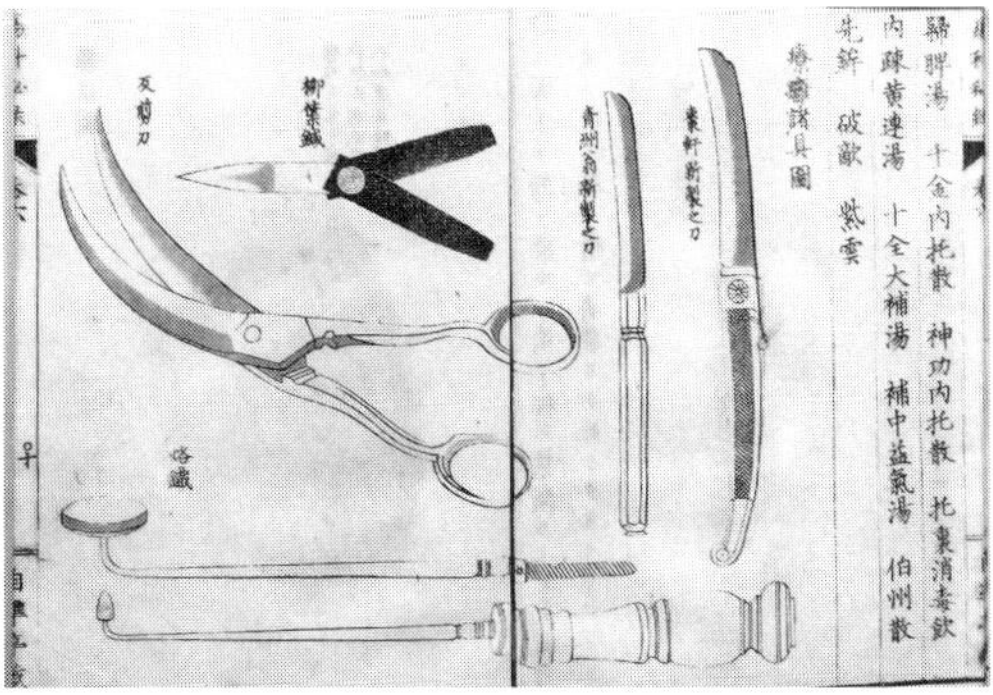

図 23　玄調（棗軒）の外科道具（『続瘍科秘録』）

　玄調は、『種痘活人十全弁《しゅとうかつじんじゅうぜんべん》』一冊（一八四六）を著し、嘉永三年（一八五〇）から種痘の普及につとめた。『内科秘録』（一八六四）は、医学の基本として「医は任重く責深き業にてその術を得るときはよく人を活かしその功大なりとなす。もしその術を失うときはまたよく人を害してその罪深きとなす」と医の心構えを説き、脈法では「望聞問切の四診に按服を加へて五診と為す」とし、内景では解剖学について記しているなど、多くの症例の治療法と治験を、仮名交じりで記したものである。

　麻沸湯については、安政四年（一八五七）に門人富田透へ秘法として与えた伝授書には「麻薬　風茄児（マンダラゲ）九分五厘、芎藭《きゅうきゅう》（川芎）四分五厘、当帰同上、白芷一分五厘、天南星同上、烏頭炒同上、右六味以水二合煎取一合八杓」とあり、六味は青洲と同じでも少し玄調の工夫が見られる。明治五年（一八七二）没。水戸桂岸寺に眠る。

伊予大洲《おおず》藩医鎌田玄台（桂州　一七九四―一八五四）は、自らの外科手術における麻沸湯の使用法などを口述し、門人松岡肇に筆記させた。これは『外科起廃《げかきはい》』（一八三九序）として嘉永四年（一八五一）に刊行、公開された。五九例の術例のまえに、麻沸湯論として、麻沸湯を使って外科手術をおこなう術前管理の診断や導入の維持・観点、投与後の管理などの手引きを述べており、華岡流麻酔外科手術の全容がわかる。

麻沸湯には投与前後の三診があり、麻沸前の三診は、投与してはいけない患者を判断する方法で、一、虚弱で顔色蒼白、手足が痩せ、微熱往来、陰陽の気の昇り下りがない者、二、脱血後元気を回復せず、胸のつかえがあり痰や咳がでて息のあがる者、三、心臓の動悸が強く、胃がつかえて吐水し、あくびや胸焼けのある者には投与しない、投与時期は、厳寒と酷暑期は化膿や合併症を起こしやすいので避けること、散剤は消化器に停滞することがあるので麻沸湯のほうがよい。麻沸湯投与後の三診とは、瞑眩（麻酔が効いている状態）を知る三つの診察法で、一に、麻沸湯を与えて半刻（一時間ほど）でしきりに尿意を催し脈は「浮《フ》」（脈が浮いてくること）で「数《サク》」（はやく）となる。二に、巨里《こり》（虚里、心臓の心尖部）の動きが強くなり、唇や舌が乾燥する。三に、面は酒に酔ったようになり、瞳孔は散大する。この三証があらわれるとき、麻沸瞑眩の兆候と知るべしとした。

麻沸湯を投与した後は患者を個室に臥せ閑静にする。なお麻沸湯の投与量は、五、六―十歳までは大人の四分の一—半剤、十—十五、六歳は半剤—七分剤、大人は一剤（全量）で二銭八分（約一〇グラム）を煎じて服用する。ただし、大人も子供も麻沸湯の効きの悪い者もいるが、気質、剛柔など性格によるものではない。

午後から手術を始めても手術は一刻（約二時間）を過ぎないようにする。午前中に麻沸剤を投与し、普通麻沸湯は半剤で半刻（約一時間）、一剤なら一刻で効果が出る。乳癌摘出後は、金創療法とほぼ同じで、手術前にはそれぞれの手術道具、膏薬、焼酒、鶏卵、木綿布（患部の大小を測り木綿を切り鶏卵に浸す）・清酢布（同じく酢に浸す）・固定布の三種類の布、包帯を準備しておく。

手術を始めるときは手巾で目を掩う。これは手術道具への恐怖感を除くためで、手足もしっかり固定して、瞑眩が八、九割に至ったら手術を開始する。手術の開始の診候が最も緊要で、ある瘍医（凡庸な外科医）は、瞑眩が半分ぐらいで開始したため、患者が痛苦に堪えかね、乳癌を摘出したときは死んでしまった。これは恐るべき瘍医で医門の罪人である。

術後は、清茶を冷やし徐々に与え、家方の緑豆湯を冷して服用させ、瞑眩を解く。大抵は四、五刻（八—一〇時間）で醒める。翌日になり、瞳孔が普通の大きさに戻れば、目に写るものが動かなくなり、もとに戻る。術後、一、二日は緑豆湯を与え、その後は調血、和経、補托の剤を与え、症状によっては参連湯かサフラン煎剤を服用させるなどする。

玄台は、嘉永二年（一八四九）には、刑屍体の解剖も実施し、門弟五〇有余人に臓腑の位置、形、色などを解説している。嘉永七年（一八五四）大洲にて没、六十一歳。

麻酔外科手術の展開

麻酔による外科手術は当時の外科医にとって最新の技術であった。そのため杉田門でも麻酔を使用しての外科手術が試みられた。青洲が成功してから八年後の文化九年（一八一二）五月四日付書簡で、八十歳の杉田玄白は、三十歳ほども若い青洲を、あなたのご高名は江戸表まで聞こえていると讃え、また加賀出身の玄白門人医師宮川順達《じゅんたつ》（前華岡青洲門人）の質問への回答を依頼している。医学発展への情熱は、玄白も青洲も共通するものがあった。

杉田立卿《すぎたりゅうけい》は、文化十年に麻酔の剤を使って乳癌の摘出手術をし、『療乳癌記』を著した。大槻玄沢に入門した高岡の医師長崎浩斎も、この術を受けたこと、華岡の門人宮川順達が江戸にきて立卿の手術をみて、随軒（青洲）の技術に異ならないと賞賛したこと、しかし、その後、三人ほど手術したが、とかく再発するので今は断っているということを、『浩斎贅語《こうさいぜいご》』に書いている。これが杉田・大槻塾で華岡流麻酔術が広がらなかった大きな理由であろう。

華岡青洲門人はすでに記したように一八八七人の門人が知られる。が、その中で門人が麻酔による外科手術をおこなった術例史料は驚くほど少ない。本間玄調、鎌田玄台は多数実施しているが、文化十年ごろの江戸杉田塾での数例の手術、文政七年（一八二四）の佐賀藩の支藩蓮池藩医井上友庵による医瘤切除手術、文政十三年（一八三〇）の下総笠間藩医結解庸徳による鼻中肉切除手術、文政年間以降の備前蕃難波抱節による乳癌手術、天保九年（一八三八）土浦藩医辻元順による数例の肉瘤切除手術、幕末の橋本左内による乳癌摘出手術、天保年間頃のシーボルト・華岡青洲門人西山砂保《にしやますなほ》の乳癌摘出手術、文久三年出雲の大森三益の乳癌摘出手術など、十数例知られるかどうかである。その理由は秘伝的であったことと麻酔技術が未熟なためやはり危険が多かったこと、再発による死亡者も多かったことなどがあげられよう。

幕末の文久元年（一八六一）には、佐藤泰然《さとうたいぜん》、伊東玄朴門人の須田泰嶺《すだたいれい》（経哲　一八二五—一九〇八）が、玄朴を助けて、クロロフォルム麻酔を用いて由次郎なる脱疽患者の下肢切断術を施した。これは日本で最初のクロロフォルム麻酔による外科手術といわれる。

近代外科学の開拓者、佐藤泰然

順天堂《じゅんてんどう》の始祖として知られる洋方外科医佐藤泰然（一八〇四—七二）は川崎に生まれた。名は信圭《のぶかど》、号は紅園、通称泰然。父佐藤藤佐は庄内出身で若くして江戸に出て、川崎在田辺家の養子となった。旗本の公事師《くじし》（訴訟の代行人）などをし、文化元年に泰然が生まれた。泰然は初め田辺信圭と称し、伊奈《いな》家家臣として過ごした。

泰然が医に志した理由は、「泰然先生碑文」には「先生は高明卒直で人を拯《すく》うには医に若《し》くは莫《な》しと軒岐《けんき》の遺規（古代中国医学）を修め泰西の医術を修めるにしかず（原漢文）」とある。二歳年下の友人で医家松本良甫からの影響で、人を救う道としての医学、それも普及し始めていた西洋医学への関心が高まったのであろう。

良甫とともに、天保元年（一八三〇）、二十七歳にして蘭方医足立長雋《あだちちょうしゅん》（一七七六—一八三六）の門に入った。長雋は伊奈家の家臣を診たこともあり、また西洋内科医吉田長叔門下として著名だった。しかし、泰然は翻訳書中心の塾風にあきたらず、長崎から戻ってきたシーボルト門人高野長英からもオランダ語を学習したといわれる。

泰然は、さらに蘭語学習と実地の医学を学ぶため、天保六年（一八三五）に、九州小倉出身の足立塾同門の林洞海（一八一三—九五）とともに長崎へ遊学した。長崎では、初めオランダ通詞末永甚左衛門方に寄寓し、ニーマン（J. E. Niemann　一七九六—一八五〇）に医学を学んだと、富士川游『日本医学史』（一九四二）などにはある。しかし、ニーマンは天保元年に来日し、同五年から同九年（一八三八）までオランダ商館長になっているが、医師ではなかった。天保九年の江戸参府での日本人との問答を書き留めた蘭学者渡辺崋山の『鴃舌或問《げきぜつわくもん》』をみても、地理学や医学に博識ではあるが医師ではないことがわかる。さらに酒井シヅ氏のハーグでのニーマン履歴書調査により、ニーマンは医師でなかったことが証明された（酒井シヅ　一九六四）。また蘭館出入りも厳しい取り締まりがあったとみられるので、ニーマンとの蘭学交流の接触はあっただろうが、ニーマンへの医学就学説は無理がある。じつはこの疑問は緒方洪庵の長崎でのニーマン就学説にもあてはまるのである。

では、泰然は誰に医術を習ったか。『順天堂史』（一九八〇）によれば、佐賀藩鍋島家藩医の大石良逸と楢林栄建としている。「泰然先生碑文」には、ニーマンにオランダ語を学び、通じないところを大石良逸に質したとあり、林洞海も天保八年（一八三七）に豊後町の大石良逸塾に寄宿しているので、大石良逸が長崎での泰然の医術師匠であったことは間違いないだろう。

しかし、良逸と推定されている佐賀鍋島藩医大石良英《おおいしりょうえい》（一八一〇?—六五）は、伊東玄朴門人で佐賀藩へ蘭学や種痘導入にあたり主要な役割を果たした人物である。しかし、呉秀三氏が良英を本木昌造《もときしょうぞう》（一八二四—七三）次男とするのは年代があわないので誤りで、近年発掘された佐賀市願正寺《がんしょうじ》境内の良英墓碑をみると元治二年（一八六五）没と判明し、諸書から良英は文化七年（一八一〇）頃に生まれたものと推定できる。したがって、良英は天保六年段階で二十六歳ほどで、泰然より少し年下になる。年下の良英に泰然が学んだというより、良逸と良英は別人と考えられるが、後究にまちたい。

また泰然は、長崎の外科医楢林栄建《ならばやしえいけん》（一八〇一―七五）にも学んだという。栄建は弟宗建《そうけん》（一八〇二―五二）とともにシーボルト門人で、のちに京都の町医となった。

三年余の長崎医学修業を終え、泰然は天保九年に江戸に戻り、母方の姓である和田泰然として、医学教育と医療活動を開始した。林洞海のほか、楢林栄建塾で知り合った三宅艮斎《みやけごんさい》（一八一七―六八）、岡南洋《おかなんよう》（一七九九―一八八四）らも泰然に同行し、薬研堀《やげんぼり》に開いた泰然塾に入った。

三宅艮斎は島原出身で、泰然塾で学び、佐倉藩医となり、のち神田お玉ヶ池種痘所の設立にも加わり、西洋医学所で外科を教授した。また中国渡来英医ホブソン（合信、Benjamin Hobson）の『西医略論』（一八五七）、『婦嬰新説』（一八五八）、『内科新説』（一八五八）を輸入翻刻するなど、一八五〇年代後半からの中国上海―長崎ルートによる漢訳洋書輸入紹介の先駆者ともなった。岡南洋は伊予大洲出身で、江戸で開業し、水戸藩医、幕府医師を歴任した。

天保十三年（一八四二）、のちに泰然の養子となる佐藤尚中《たかなか》（一八二七―八二）が泰然塾に入塾した。天保十四年に佐倉藩主堀田正睦の招きにより、江戸の医院は娘婿となった林洞海に譲り、佐倉へ移り住んで佐倉順天堂を開いた。このときから父の姓である佐藤に復し佐藤泰然を名乗った。「順天」とは、天の道に順《したが》うの意味である。

順天堂での外科治療は、順天堂塾高弟の関寛斎《せきかんさい》（一八三〇―一九一二）が記録した嘉永年間ごろの『順天堂外科実験』にその手術例が詳しい。泰然のほか養子の佐藤尚中や泰然子の松本良順、関寛斎、伊古《いこ》田《だ》純道《じゅんどう》らが実施した三三例の手術記録が載っている。第一例が、六十二歳の男性患者への「小便閉膀胱穿孔術ヲ行ヒ大激痛ヲ発シ後、創孔ヨリ尿自然ニ洩出シテ全治スルノ験」とあり、我が国最初の膀胱穿刺手術として著名である。二〇例目に乳癌手術が四例ある。四十三歳の農婦の乳癌は「破潰シテ膿ヲ漏泄ス」状態でかなり末期的であったが、麻酔なしで一時間ほどで手術を終えた。寛斎は、患者の苦痛や出血は意外と軽微で、華岡流の大毒性ある麻薬を使用することの愚を知ったと記している。ほかに若い女性の乳癌では乳房への創孔のしかたも工夫している。第一三例に秩父の伊古《いこ》田純道《だじゅんどう》（一八〇二―一八六）が、嘉永五年（一八五二）におこなった帝王切開手術も記載されている。純道は、武州比企《ひき》郡の産科医小室元長《こむろげんちょう》（一七六四―一八五四）に学び、『子宮截開術実記《しきゅうせつかいじゅつじつき》』、『撒羅満氏産論抄書《さろもんしさんろんしょうしょ》』を残している。ほかにも破傷風や膀胱焮衝（膀胱炎）、股関節脱臼、骨疽切断手術などが記載されている。

泰然が関わった外科手術で著名なものに、親戚である伊奈家家臣山内豊城への嘉永二年（一八四九）の右睾丸摘出手術がある。豊城は右睾丸が異常に腫れて歩行が困難になるほどだった。泰然や林洞海に相談したところ摘出しかないといわれたため、豊城は迷ったあげく摘出を決断した。泰然は、当時の屈指の蘭方医外科チームを結成した。執刀するのがシーボルト門人戸塚静海（五十一歳）、泰然娘婿林洞海（三十七歳）、泰然門人三宅艮斎（三十三歳）らであり、伊東玄朴（五十一歳）や大槻俊斎（四十四歳）が蘭書にもとづく指示や手術の手順確認をおこない、竹内玄同（四十五歳）は薬係を担当した。玄朴の弟子二人は足押さえ、洞海弟子二人は周りについた。

準備はよし、艮斎が陰茎の脇から五、六寸（一五―一八センチほど）切り割り、中を開いた。水で患部を洗い、精系を糸で結んだあとに、睾丸摘出に取りかかった。まず左右の筋を切り、腫瘍で腫れた四寸から三寸の玉を抜き出し、手術は終わった。豊城はたとえようもなく「すがすがしくぞ覚えける」と日記に記しており、その後二〇年以上も存命した。

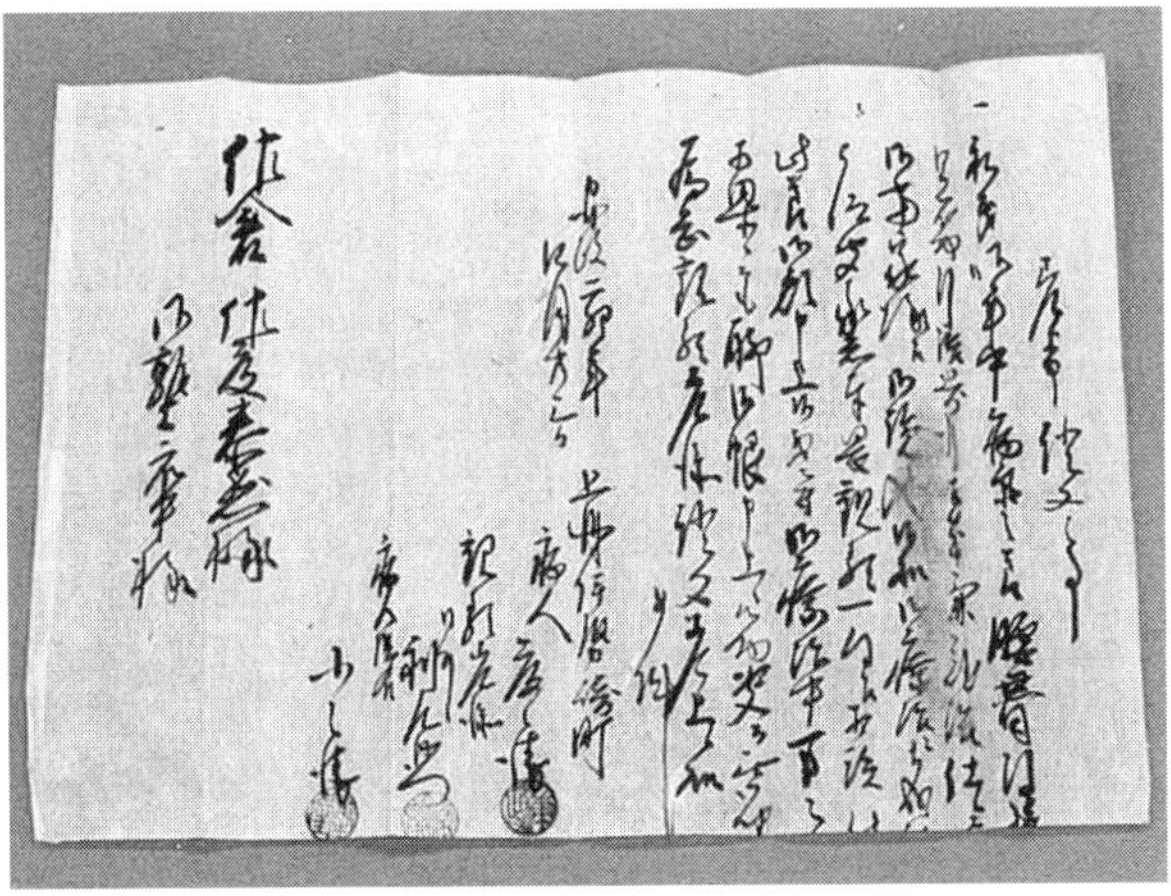

図24　安政2年　藤兵衛手術承諾書

泰然は外科手術にあたり患者から手術承諾書を取っている。安政二年（一八五五）、上州伊勢崎《いせざき》町の人で腰骨を引き違えた藤兵衛は、治療を受けている間に相果て候ともいささかもお恨み申し上げませんと、親類や五人組の連印のうえ、佐藤泰然と塾中へ証文を差し出している。この安政二年や文久元年（一八六一）の泰然宛のほかに、門人である須田経哲《けいてつ》（一八二五—九四）宛のものも二通以上知られている。ここからは近代医学に通ずる合理的な契約関係をみることができる。

さらに泰然の我が国近代医学に寄与した大きな業績は、治療代を定めたことである。江戸時代には診療報酬は薬代で、金持ちは有料、貧者は無料、それが医は仁術の基本的な考え方であった。しかし、泰然は治療に要する医術の労働対価も診療費に加算し、客観的な医療費を請求した。安政元年（一八五四）の院内に掲示された

「療治定《りようちさだめ》」には、たとえば「一、他処出療治一切断《ことわり》候事　但シ無拠《よんどころなく》他出之節は一宿金壱両ニ積リ前渡ニ持参可有之候事」とあり、治療は（設備と人のいる）順天堂でおこなうのを原則とする。ただし、出張診療には治療代のほか一泊一両を前金で渡すこと、往診には宿泊費（旅費）が必要と決めた。さらに「一、出産手術門人ニ而相済候共　金弐百疋　但シ昼夜モ手間取《てまどり》候ハ、　金五百疋」とある。出産の費用は、門人でも金二〇〇疋（一両＝四〇〇疋）である。但し書き以下が重要で、昼夜に及ぶ場合は、その時間労働分を加算して五〇〇疋と定めている。次に「一、金創　壱寸ニ付　金百疋」とあり、傷口の治療は一寸刻みで治療代が加算され、合理的である。以下、諸治療につき価格を定めている。もっとも高価なのが、卵巣水腫開腹術、割腹出胎児術、造鼻施術の各一〇両である。

泰然はこれらの手術をいずれも麻酔薬を使用せず実施した。なぜ麻酔を使用しなかったか。泰然次男で松本良甫の養子となり、のち将軍家侍医、明治期には陸軍軍医総監となった松本順（良順　一八三二―一九〇七）は、『先人夜話』（一九〇二）で、（泰然は）華岡流が使う曼陀華（マンダラゲ）で麻酔をすることについて、医者として毒薬を与え患者を麻酔させることは道理がない、施術中の少々の時間の痛みを我慢できないことはない、曼陀華の中毒で死するものも少なくないとして、一厘の麻酔薬も用いることなくして、卵巣水腫を二回、妊婦截腹術一回、その他乳癌・痔瘻《じろう》・四肢切断などはなはだ多くマンダラゲの手術を実施したので、全国の医生が江戸を経て順天堂に来る者が多かった、と述べている。泰然は、マンダラゲは毒であり、毒を服薬させての手術は危険であると主張したのである。マンダラゲの中毒で死するものが少なくないという主張は、華岡流門人による麻酔を使用した外科手術の成功例が少ない理由の一つに挙げることができよう。

泰然は、「近時華岡流ノ如キ、其名盛ハ則《すなわち》盛《さかん》ナリ、然レドモ其実亦謂《またいわ》ユル南蛮流ノ一派ニシテ、往々粗豪ノ弊無カラズヤ、吾(泰然)ハ則チ之ヲ学術ノ真理ニ徴シ、以テ外科ノ蘊底《うんてい》ヲ示サント欲スル也」(松尾耕三『近世名医伝』)と、門人に語ったといわれるように、華岡流とは異なる独創的な外科学の創始を目指していたといえる。

嘉永四年(一八五一)には、日本最初の膀胱穿刺手術に成功している。順天堂は、東の長崎とも評されるほどの著名な蘭学塾となり門人が参集し、佐藤尚中(舜海)、相良《さがら》弘庵《こうあん》(知安《ともやす》《ちあん》 一八三六—一九〇六)などが門生の指導や教育を担当した。

泰然の西洋医学の翻訳書は『接骨備要《せっこつびよう》』『謨私篤《モスト》牛痘篇』などで少ない。稿本『接骨備要』は、ドイツの外科学者セリウス(M. J. Chelius 一七九四—一八七六)の著書の蘭訳本がもとになっている。セリウスは幕末期の我が国外科学に影響を与えた医師で、佐藤尚中(舜海)の訳本『瘍学《ようがく》全書』がほぼその完訳で、大槻俊斎の『銃創瑣言』などにもその影響がある。『謨私篤牛痘篇』はドイツ人医師モスト(一七九四—一八三二)が大部の『医事百科事典』(当時の日本で『医事韻府』七冊といった)の種痘部分を写したものとみられる。

山内豊城子の山内六三郎(堤雲)は嘉永五年(一八五二)に順天堂に入塾した。自序伝『山内堤雲翁自叙伝』によれば、その塾生活は、朝は未明に起きて調合所や診察所などの掃除や雑巾がけをし、朝食後は薬の調合製薬をし、昼後は佐藤尚中先生(当時、舜海)の講義書き取りや手術の手伝いをした。入塾した年の夏に卵巣水腫の手術があった。自分が在塾中に二度この手術があった、その頃は麻酔も用いなかったが、患者は痛いとも何とも言わなかった、二年目の夏には泰然叔父から蘭学を学び文典と訳鍵などを使って学習した、ヘンチー・ヤンチー究理書などを写本して読み、翻訳医書も写したと記している。幕末になると、塾では、まず和蘭文典の稽古をし、解剖学、生理学、病理学の書を読み、内科・外科については講義をうけた。上級塾生は、泰然や尚中の助手や代診をして、さらに医術を修得していった。

順天堂には、いまでいう病室がなく、近所に患者の宿泊する病人宿があり、そこへ泰然らが塾生らと回診し、診療したり手術をした。順天堂では、手術承諾書をとり、また死亡したときに埋葬用の町送り・寺送り手形も用意させていた。

泰然の医学上の業績は、すぐれた幾多の外科手術を先進的に実施したこと、医療技術・労働に関する診療報酬の概念を変えたこと、手術承諾書など契約の概念を作り上げたこと、診療から墓場までの地域医療の一つのシステムをつくりあげたこと、そしてなにより、順天堂における医学教育により、幕末・明治期の我が国近代医学の基礎づくりをした人材を多数輩出したことが大きい。我が国近代医学への大きな架け橋、それが泰然の順天堂塾であった。

3　牛痘法の伝来

天然痘の猛威

天然痘が六世紀頃我が国に伝来し、江戸時代にも各地で猛威を振るった。東北の米沢藩では寛政七年(一七九五)に大流行があった。米沢藩主上杉氏の記録「三重年表」に、代官からの届け出では、同年十月二十六日までの疱瘡患者が七三四三人で内九一九人死亡(死亡率一二・五パーセント)、奉行所からの届

表9　寛政5年の八丈島での天然痘大流行

	人口：人	山へ逃げた人数	罹患者：人	罹患率：%	死亡者：人	死亡率：%
三根村	1,400	200	1,000	85.7	460	38.3
樫立村	900		103	11.4	29	28.2
末吉村	800	800	55	6.9	15	27.2
大賀郷	1,800		126	7.0	47	37.3
中之郷	1,000		40	4.0	13	32.5
青島	150		19	12.7	13	68.4
計	6,050	1,000	1,543	25.5	577	37.4

原南陽「寓記巻之二」，小田泰子『種痘法に見る医の倫理』より作成.

け出では患者が一〇四六人で内一四五人が死亡（死亡率一三・八パーセント）したとある。合計八三八九人中一〇六四人が死亡し、その後も死者が確認されているほどの大流行であった。

水戸の漢方医原南陽（一七五三―一八二〇）は、寛政八年（一七九六）に八丈島から脱出して那珂湊《なかみなと》へ漂着した船の乗組員から聞いた八丈島での大流行を『偶記巻之二』に記録している。それによると、昔は八丈島に疱瘡はなかったが、天明年間（一七八〇―一八八）に島内の樫立村《かしたて》で大流行し、今度は三根村《みつね》で寛政五年に流行したという。村人一四〇〇人のうち二〇〇人が山へ逃げ込んだが、残った一〇〇〇人が疱瘡に罹り四六〇人が死亡した。樫立村でも九〇〇人のうち一〇三人が罹り、二九人が死亡した、その他の村でも大流行したという。三根村の死亡率が高かったのは初めての流行で免疫がなかったためと見られ、逆に樫立村は多少でも免疫のある人が残っていたから死亡率が低かったのだろう。本州から蝦夷地へ天然痘が伝播したとき、伝染病に対する抵抗力のなかった原住民であるアイヌ民族もまた次々に天然痘に感染し死亡した。このように、江戸時代にも、疱瘡は全国各地で流行をくり返し人々を苦しめていた。

江戸時代には、天然痘は疱瘡神がもたらすものと考えられていたので、庶民は、疱瘡神が忌み嫌う赤い色の御幣や赤摺の錦絵などを患者の家に貼ったり、村のはずれに社を造って疱瘡神を祀ったりしたが、医学的効果はのぞむべくもなかった。

人痘法の名手──緒方春朔

天然痘に一度かかると免疫ができ、再罹患しないことは経験的に知られていたため、その起源は不明であるが、インド・中国・トルコなどでは、天然痘患者の痘漿《とうしょう》や痘痂《とうか》を健康人に接種し、軽度の天然痘に罹らせて免疫を得ようとする人痘法がおこなわれていた。

人痘法は大きく分けて中国式とトルコ式の二種が知られる。清の医学書『医宗金鑑《いそうきんかん》』（一七四二刊）に記載されている人痘法は、①衣苗種法は、痘児の服を未痘の児に着せて感染させようとする法、②漿苗種法は、布または綿で痘漿を浸してとり、これを未痘児の鼻孔に垂らし入れる法、③水苗種法は、痘痂を粉末にして水を加えて丸め、綿を薄くしてこれを包み、一定時間鼻孔内に挿入する方法、④旱苗種法は、痘痂を細末にし、銀管あるいは竹筒で鼻孔内へ吹き込む方法である。①、②は危険なためほとんど実施されず、主に③、④が実施された。

インド起源の人痘法は、針尖で前膊《せん》・上膊部の皮膚を擦過した浅い傷に痘漿を吸収させた小塊を貼り、包帯や布で固定し感染させる方法で、トルコに渡り痘痂を点苗するトルコ式人痘針刺接種法が生まれ、これが一八世紀前半にはイギリスやフランスなどヨーロッパにひろがった。

日本へは中国式人痘法が伝来した。中国商人李仁山《りじんざん》が、延享元年（一七四四）に長崎医師らに人痘法による種痘を伝授し、宝暦二年（一七五二）に『医宗金鑑』が我が国に渡来した。

長崎で『医宗金鑑』による中国式人痘法を知った秋月藩医緒方春朔《おがたしゅんさく》（一七四八―一八一〇）は、寛政二年（一七九〇）に初めて秋月藩内の農民の子供たちに鼻旱苗法で接種し成功させた。彼は『医宗金鑑』の銀管法を改良し、曲管や柳製のへらに痘痂粉末を盛って鼻孔から吸引させる方法で実施した。そして、寛政八年までに一一〇〇人以上に接種し、失敗しなかったといわれる。

彼は接種経験をもとに、寛政五年（一七九三）には人痘法の種痘書『種痘必順弁《しゅとうひつじゅんべん》』を著し、寛政七年（一七九五）に出版した。本書は誰にでも理解しやすいように漢文でなく和文で書いているところが特徴である。この成功を知り、多くの医師が春朔に入門し、この技法を学んだ。その一人に大村藩医の長与《ながよ》俊民《しゅんみん》がいる。俊民は大村藩に帰り、その子長与俊達《ながよしゅんたつ》（一七九〇―一八五五）とともに人痘法を実施して成果をえた。そこで大村藩は文政十三年（一八三〇）、藩内に古田山種痘所という接種所を設置して、長与家に命じて人痘接種をおこなわせた。その方法は「痘痂の粉末を小さじに盛り、鼻より吸い込ましむること、二、三匙なり」（『旧大村藩種痘の話』）というもので、緒方春朔の工夫した接種方法を受け継いでいた。

江戸の洋画家司馬江漢《しばこうかん》（一七四七―一八一八）が、文化十年（一八一三）に『種痘伝法《しゅとうでんぼう》』を著して春朔の人痘法を紹介しているように、人痘法は各地の医師に意外と広く知られ、試みられた。じつは、伊東玄朴も友人の漢学者大槻磐渓《おおつきばんけい》（一八〇一―七八）に頼まれ、人痘法で磐渓の二人の女子に接種し成功している。ここで注目すべきは、蘭方医玄朴の工夫した方法は、人痘を鼻からかがせる春朔方式ではなく、腕に接種するジェンナーの牛痘法のやり方であり、蘭方医としての改良が見られることである。しかし、人痘法は一定程度天然痘への免疫に役だったが、真正の天然痘に罹患する危険も多かったため、より安

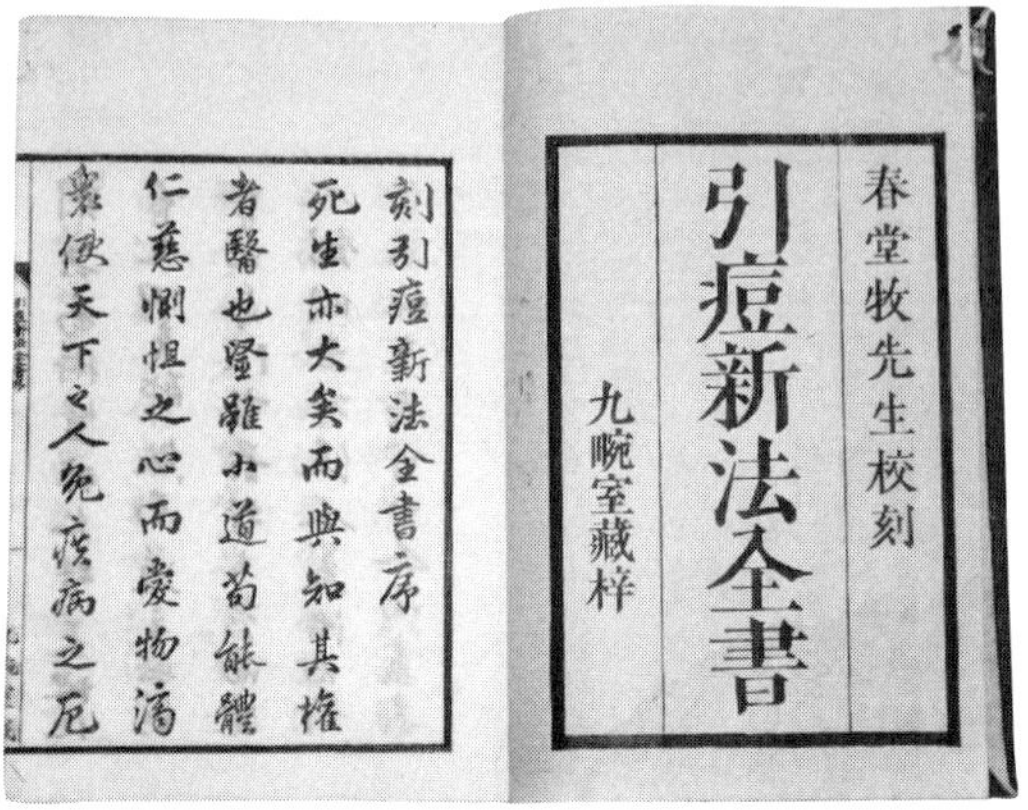

図25　牧春堂『引痘新法全書』

全な予防法が求められていた。

牛痘法の伝播

牛痘にかかった者が天然痘に罹患しない事実に注目したイギリスのエドワード・ジェンナー（琴納　E. Jenner）が一七九六年に、牛痘ウイルスでの免疫法を発見し、一七九八年に天然痘ワクチンの開発に成功し、この牛痘法（種痘）がイギリスおよびヨーロッパへ普及するとともに、各植民地へも普及した。

中国では、広東の英商館医ピアーソン（皮爾遜　A. Pearson）が種痘を実施し、同僚の英人スタアントンが漢訳し『暎咭唎国新出種痘奇書』（内題「新訂種痘奇法詳悉」一八〇五）を刊行した。これはのちに名古屋の蘭方医の伊藤圭介《けいすけ》（一八〇三—一九〇一）により天保十二年（一八四一）に『暎咭唎国《いぎりすこく》種痘奇書』として刊行された。

マニラからマカオへ伝えられた牛痘法を受けた邱浩川《きゆうこうせん》が、『引痘略《いんとうりやく》』（一八三一）を出版し紹介した。これが我が国に伝えられ、紀伊国医師小山肆成《しせい》（一八六七—〇二）は、『引痘略』を要約し『引痘新法全書』（一八四七）として大坂・京都・江戸の書店より出版した。また彼は、失敗したが、自ら牛を育てて牛痘確保を試みている。佐賀藩医牧春堂《まきしゆんどう》も『引痘略』にもとづき『引痘新法全書』（一八四六）を刊行し、牛痘法の有用性をひろめた。このように、中国経由で牛痘の知識と情報が我が国にも伝播し、牛痘苗入手の要望が、日本の医師らに高まった。

我が国へ最初に牛痘苗をもたらしたのが、オランダ商館医シーボルトだったが、接種は失敗した。シベリアに抑留された中川五郎次（一七六八―一八四八）がロシアからもたらした牛痘法を箱館で実施したといわれるが、実施範囲は限定的で、いつのまにか消滅した。

堺の医師小林安石《あんせき》（一七九四―一八五四）、大村藩医の長与俊達らが、牛に人痘を植えつけ免疫のある痘苗、いわゆる牛化人痘苗《ぎゅうかじんとうびょう》を得ようとする方法を試みたが失敗した。しかし、鎖国状態の我が国で、外国から牛痘苗を取り寄せることが困難であれば、まねをして自らつくりだそうとする発想は、日本人特有の外来文化の受容のしかたといえよう。

楢林宗建と佐賀藩の種痘

こうした情勢のなかで、牛痘を直接外国から取り入れようとした佐賀藩医が長崎在住佐賀藩医楢林宗建（一八〇二―五二）である。宗建は、弘化四年（一八四七）に佐賀藩御側役へバタヴィアからの牛痘取《とり》寄方伺書《よせかたうかがいしょ》を提出し、許可された。なぜ、他藩からだと困難で佐賀藩だと簡単に注文できたのか。それは佐賀藩は長崎警備を担当していたので、長崎貿易とは別に「除きもの」として、オランダ商館に直接注文し輸入できるしくみが、密輸ではなく公的に認められていたからである。

翌嘉永元年（一八四八）、新任オランダ商館医モーニッケ（O. G. J. Mohnike　一八一四―八七）が来日し、牛痘漿を持参したが腐っており善感しなかった。シーボルトのときも痘漿ではだめであった。何か方法

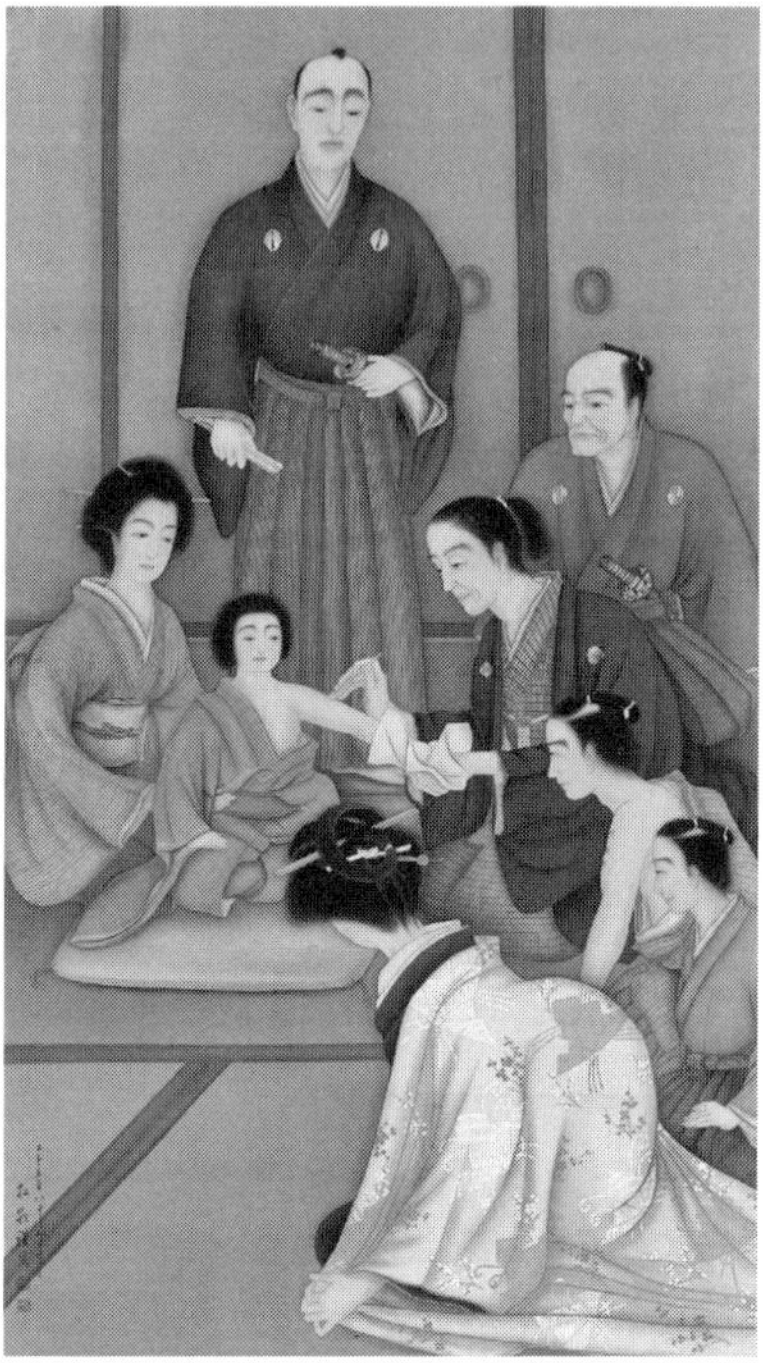

図 26　佐賀藩主の子淳一郎君種痘之図

はないか、考えた宗建は人痘法では痘痂で接種していることに気がつき、痘痂の入手依頼をした。ここでも人痘法の知識が牛痘法導入に役立った。

　嘉永二年（一八四九）六月、宗建の依頼をうけて、バタヴィアからスタート・ドルトレヒト号が痘痂を運んで入港してきた。宗建は三男建三郎や通詞の子ら計三人の子供を出島に連れていき、モーニッケより接種をうけた。すると宗建子の建三郎のみが牛痘ウイルスに善感した。日本最初の牛痘法による種痘の成功である。建三郎の腕に発疹した膿を痘苗として通詞の子らに接種すると彼らも善感し、長崎の通詞仲間にも広まった。

　種痘成功により、痘苗は同年八月佐賀城下へもたらされ、まず藩医の子に接種し、安全をさらに確かめたうえで佐賀藩主の子にも接種された。この痘苗は同年十一月には江戸に伝えられ、佐賀藩医伊東玄朴らにより藩主娘貢姫《みつひめ》への接種がおこなわれ、以後江戸に広まった。桑田立斎（一八一一—六八）は、安政四年（一八五七）に蝦夷地へ渡り、六四〇〇名余のアイヌへ種痘を接種した。その後、玄朴は、安政五年（一八五八）に友人の大槻俊斎（一八〇六—六二）らと神田お玉が池種痘所を設置し、種痘接種の普及と西洋医学研究の拠点をつくった。

楢林宗建は、嘉永二年に『牛痘小考』を著し、牛痘法の伝来経過と正しい接種手技を紹介した。モーニッケは長崎での種痘接種が許可され、さらに長崎の吉雄《よしお》圭斎《けいさい》（一八二三―九四）宅の種痘が、大村藩長与俊達、長州藩の青木周弼らに分苗《ぶんびょう》され、同藩へ伝播した。

佐賀藩では、城下への伝来により、すぐに引痘方という種痘実施役所を設け、水町昌庵、馬渡耕雲、牧春堂、大石良英ら藩医を任命し、市中・郷中に出張所をたて、藩医を巡回させ、役人を派遣して種痘を実施する体制をつくった。

松浦郡立岩《たていわ》村の場合をみると、嘉永七年（安政元、一八五四）の四月七日に、立岩村の山方の子供分の種痘がまだだったので、同村の糀屋《こうじや》を会所（出張所）ときめて、医師は佐賀から御殿医が来て、村医の三人が手助けして四人体制で種痘をおこなった。安政三年（一八五六）の四月十八日にも、糀屋を会所として引痘方《いんとうかた》の植えつけが実施された。今度は、先日の植え残した分で立岩村で総計一三〇人分を植えたが、脇村分が足りなくなるので、今回は植えないというと、庄屋たちが心配してぜひ実施してほしいと願い出たので合わせて八〇人分を追加実施した。このとき出張した佐賀藩医師は原田玄龍で手助けの村医は峯静軒、森永見有、山口謙順の計四人で実施した。安政六年九月十五日には、佐賀藩医の三田道筑が出張し、同村の本光寺で実施した。手助けの村医は、大庭良伯（大庭雪斎弟）、峯雲台、檀文逸らであった。実施方法は「右五　年三才　左五　予（山本）卯之吉娘なか」というように、両腕に五ヵ所接種し、一週間後に善感したかどうかの検査があり、確認されると種痘済みの印鑑が渡されるしくみになっていた。庄屋らの協力体制があり、立岩村では、文久三年（一八六三）にはすべて種痘済みとなった。

佐賀藩では、種痘者からの費用徴収はなく、引痘方からの出張医師の費用と種痘にかかる費用は全額藩費で実施していた。松尾徳明という引痘方医師の安政六年（一八五九）からほぼ一年間の種痘記録『引痘方諸控』をみると、ほぼ佐賀藩領全域に出張し、延べ一二二四人以上に接種をおこなっている。佐賀藩は、引痘方から順番で派遣された医師が、領内へ出張し、町や村の医師へ牛痘の接種法と痘苗の取り方の技術指導をしつつ、藩役人と庄屋が協力して種痘の願を出させ、藩費で領内の全村へ種痘を実施する組織的な地域医療システムをつくりあげた。一つの病の予防のために、藩がこのような組織的対応をとったのは、佐賀藩が最初であり、近代医学における地域医療体制構築の原点的な意義がある。

この医療政策を主導した蘭方医が大石良英と大庭雪斎（一八〇五—七三）だった。良英は伊東玄朴門人で、大庭雪斎は緒方洪庵と中天游《なかてんゆう》の同門で、洪庵の適塾に出入りし、蘭学を研鑚して郷里に帰り、嘉永四年（一八五一）に同藩蘭学寮の初代教導となり、安政元年（一八五四）に藩校弘道館の教導となった。安政三年（一八五六）に出版した『訳和蘭文語』序文に「新たに西学校（蘭学校）を開き、臣等をして先ず和蘭の日新の道を学ばしむ。もし藩の日新愈々《いよいよ》積まるれば、則ち我が藩は乃ち皇国の日新の魁《さきがけ》にして、亦外夷を威するの嚆矢なり」と述べ、積極的な蘭学導入が皇国の魁となるという信念のもと、佐賀藩の西洋医学化政策を推進した。明治六年没。

長州藩の種痘、青木周弼・研蔵

佐賀藩の種痘を、藩としていち早く取り入れ、領内への普及をはかった藩に長州藩がある。長州藩医青木周弼《しゅうすけ》（一八〇二—六四）の門人阿部魯庵が長崎留学中の嘉永二年（一八四九）に牛痘苗が伝来し、それを七月二十二日付手紙で周弼に伝えた。なお、魯庵は長崎磨屋《とぎや》町に在住し、嘉永四年から三年間、楠本いねに産科・外科を指導した。

牛痘伝来情報を、周弼が、医学館上役である能美《のうみ》洞庵《とうあん》（一七九四―一八七二）に相談し、洞庵が藩主毛《もう》利《り》敬親《たかちか》に上申し、周弼の弟研蔵（一八一五―七〇）が九月九日長崎へ派遣された。藩主や能美洞庵は、江戸参府のため、萩を留守したが、その間に赤川《あかがわ》玄悦《げんえつ》（？―一八九〇）、青木周弼、久《く》坂《さか》玄機《げんき》（一八二〇―五四）を引痘掛として、研蔵の帰萩をまった。研蔵が、長崎から九月二十二日に帰り、子供（周弼の子という）に接種したところ、善感した。そこで、十月一日から領内への種痘を開始した。引痘掛医師もさらに臨時に七人増やして体制を整えた。

萩城下での種痘で良結果を得たので、引痘掛医師らは一刻も早く国中に広めたいと願い出たため、翌嘉永三年正月に、藩は領内代官へ、村医師ら三人を選抜すること、子供を連れて萩の医学館へくること、医学館で接種法を伝授すること、接種した子供を連れ帰り、その地で種痘をすること、という命令を出した。こうして集められた領内医師は、二二〇名余の多きに上り、嘉永三年から万延元年（一八六〇）までの一一年間に二〇余万人という多数に種痘を施した。

長州藩支藩徳山藩でも嘉永三年二月に種痘方御用掛に長沼泰順ら三人を萩城下へ派遣し、種痘技術を学ばせ、領内に実施した。このように、長州藩領内への種痘普及は、藩の主導により盛行した。

万延元年七月に藩医能美洞庵は、藩内の痘苗の性状が年とともに変化してきていると感じ、当時長崎のオランダ医師ポンペ（J. L. C. Pompe van Meerdervoort）に師事していた幕府医師松本良順（一八三二―一九〇七）に依頼し、より新鮮な痘苗を得ることにし、入手できたので種痘事業を継続できた。

文久元年（一八六一）一月に、長州藩は、さきに好生堂から願い出ていた種痘施薬永続のための冥加《みょうが》金《きん》を一人につき銀一匁から銀一両までの心持ち次第で募ることを許可した。接種の広がりによる藩費支出増が財政的に厳しくなったからとみられる。藩はこれに、種切れのときに願い出てきたものには好生堂より褒美をつかわすようにとの指示も付記した。

元治元年（一八六四）には、長州藩は引痘場を山口端坊《はしのぼう》（現山口市）に開き、慶応元年（一八六五）には、山口引痘局を病院に合併し、種痘をおこなわせた。慶応二年（一八六六）には藩主毛利敬親は、領内遠距離へも普及させるように命令を出し、同年に二歳の興丸にも種痘をおこなわせた。明治二年（一八六九）には赤川玄悦らが萩引痘方に命ぜられている。長州藩も藩の積極的な関与により、佐賀藩とならぶ先駆的な牛痘普及藩となった。

村次伝苗と笠原良策

佐賀藩医より少し前に、清国から牛痘苗を輸入しようとしたのが福井の町医笠原良策《かさはらりょうさく》（一八〇九―八〇）である。号は白翁。良策は、藩主松平春嶽（一八二八―九〇）を通じて長崎奉行に輸入許可を得ようとしていたところ、嘉永二年に佐賀藩医鍋島宗建が種痘に成功し、同年九月に長崎唐通詞潁川四郎八により、良策の師である京都の日野鼎哉《ひのていさい》（一七九七―一八五〇）のもとに痘苗が届けられた。鼎哉は、豊後出身のシーボルト門人で、小石元瑞《こいしげんずい》にも学び、京都で開塾していた。

良策は、まず京都で種痘を実施して痘苗を育て、そこから福井へ分苗をはかるため、同年十月に師の許しを得て、京都に除痘館《じょとうかん》を開設し、種痘活動を開始した。京都での種痘活動の成功を知った緒方洪庵から分苗の依頼が来た。まだ、福井の国元へ分けていないのにと渋る良策に、痘苗が続くよう大坂にも拠点をつくるという鼎哉の説得をうけ、十一月七日に大坂へ分苗がおこなわれた。

十一月十九日に、良策とともに、痘児やその親たち一二人が、雪深い北陸路を福井へと向かった。一行は十一月二十五日に福井へ到着し、二十九日から良策自宅隣家の仮除痘所で種痘を開始した。その布陣は、良策の『白神痘用往来《はくしんとうようおうらい》』によれば、惣裁笠原良策、鑑者半井（仲庵）、鑑者及司刀三崎玉雲、同大岩主一、司刀及書記笠原健蔵、同宮永俊策、接賓笠原元蔵・水野久多、書記持田礼造らであり、彼らは半井を除きすべて町医である。半井仲庵（一八二二―七二）は藩医で唯一の良策の協力者だったので記載されているが、このとき江戸出府中であり、直接種痘開始活動には参加していない。福井藩領の種痘活動は、町医らの献身的活動から始まった。なお、良策を種痘開始時から藩医としてきた論文もあるがそれは誤りで、良策はその後も種痘活動が軌道にのる安政三年（一八五六）までは藩医を辞退しつづけた。

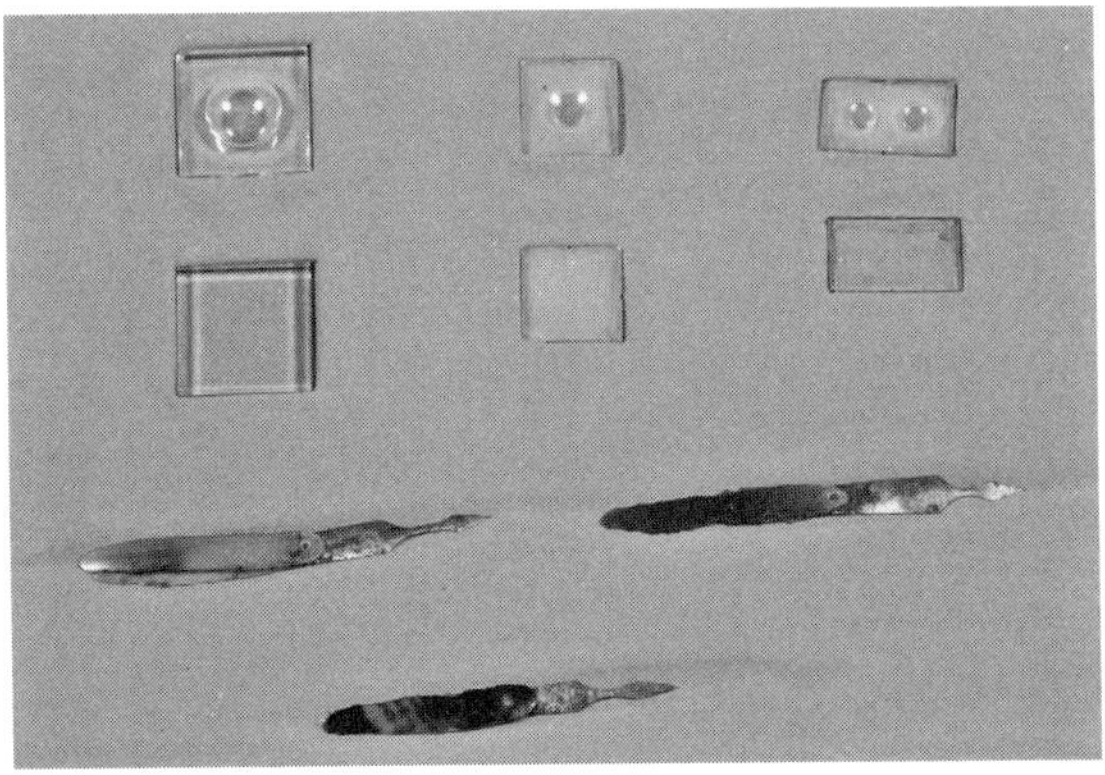

図27　笠原良策使用の種痘用具

藩医や役人らは、むしろ誹謗や奸計を巡らし、良策らの初期種痘活動を妨害したため、痘児確保が困難になり、窮状にいたったこともしばしばであった。良策は、必死で町医師らと私設除痘館を維持しつつ、公設の除痘館設置を訴え、ようやく嘉永四年十月になって藩営除痘館が設置されることになった。しかし、藩営とはいえ、種痘針などの医療器具から薪や筆墨にいたるまで良策の出費によるものであり、良策の家産は傾いた。

伴五十嗣郎氏は、従来すぐれた公的防疫活動とされてきた福井藩の種痘活動は、じつは良策の私財をなげうっての懸命の活動とそれを無給で支えた町医たちによって維持されてきたことを明らかにした。

藩営除痘館ができても、藩医らは上座にはつくが、種痘実施そのものには非協力的で、尽力してきた町医らは末席に置かれたままだった。良策の苦悩は続いたが、嘉永五年九月からの福井での天然痘の流行に際し、良策らが種痘した子供らは感染しなかった。この実効をまのあたりにした群衆が、同年冬から種痘を求めて除痘館に大挙して押しかけるようになった。こうなると、除痘館での種痘だけでは手が回りかねることになった。

そこで良策は出張種痘を決意し、嘉永六年に藩側用人中根雪江に、除痘館内の熟達した医師をさし向けて村々への種痘をおこないたいという願文を提出した。しかし、雪江は同年に藩主に従い江戸出府となり、この件はのびのびとなった。

出張診療で最も問題になったのが村人からの費用徴収であった。藩財政からの補助が望めないので、村民からの徴収はやむをえざる措置であった。良策は、その負担をできるだけ少なくするため、痘児を村送りする村次伝苗《むらつぎでんびょう》方式を考案した。接種七日目の痘児を痘母として次村へ派遣してそこから痘漿を採取して、次村の子らに植え、新たな痘児をさらに次の村へ派遣して、その村の子に植え継ぐというものであった。村民からの徴収は一〇匁（貧民は無料）とされた。

安政二年（一八五五）最初の蒲生野での出張種痘がおこなわれたが、無料接種者が多く大変な赤字が出たため、中止になりそうになった。そこで良策は藩役人と相談し、無料接種をなくす方向で出張種痘を再開したところ、運営が軌道にのり、村次伝苗方式を継続して、福井藩領内への種痘を推進できた。この村次伝苗方式は、佐賀藩とは異なるかたちで町医から組織されたもので福井藩医療の特質をしめすとともに、予防医学上、貴重な業績といえる。

このように種痘は、各地の蘭方医の献身的な努力により、伝来後、数年のうちに全国への普及をみたのであり、漢方医や庶民へも西洋医学の有用性を認識させ、医療観と地域医療システムを転換させる有力な要因となった。

4　地域の医学教育

医療環境の変化

化政期になると、医師が急増し、医薬への需要も増大した。輸入薬種も急増し、江戸時代中期まで、輸入唐薬種は、多くても六〇万斤を超えないが、一九世紀前半以降、急増した。山脇悌二郎氏の調査によれば、文化元年（一八〇四）に一〇八万七〇〇〇余斤、文化十年（一八一三）に一五八万一〇〇〇余斤となり、そのうち文化十年の生薬には、山帰来二二万一〇〇〇余斤（一三万二六〇〇キログラム余）、甘草二三万二〇〇〇余斤（一三万九二〇〇キログラム）などがある。これらの大量の生薬が、長崎会所を通じて全国の医薬需要を支えるものとなった。

富山売薬も再編成され、文化二年に領内売薬行商人（一人年額銀一〇匁）とその連人（一人銀六匁）にも課税する制度を定め、名前（行商人）八五七人、連人八九七人、合わせて一七五四人に課税し、一ヵ年の売り上げ高は金五万両にも及ぶほどとなった。各地の売薬業もまた化政期以降、隆盛をみることになる。

文字需要の高まりは、庶民教育熱を生み、寺子屋師匠のいない村では、村の費用で手習い師匠を雇用するいわば村営寺子屋が各地に生まれるようになった。同様に、医師による医療需要が高まり、無医村においては医師を村の費用で雇い、無医村解消を願い出ることになった。これを医師の村方引請という。信濃国の事例をみると、安永五年（一七七六）に幕府領佐久《さく》郡志賀《しが》村で無医村のため、隣村から小山桃源なる医師の居住願が史料的に早い事例である。文政六年（一八二三）の高島藩領高森村では、甲州巨摩郡天神久保村出身医師為三を「当村之義、医師無之急病人抔之節難儀仕り候」ということで、五ヵ年契約での来住身元引請願を出し、許可された。為三は村人の評判もよく、その後、五ヵ年また五ヵ年の延長願が出され許可されている。

こうした無医村脱出への願をこめた医師の村方引請制は幕末になると史料的にも全国各地で見られることになる。美作国勝南郡周佐村では、文久三年（一八六三）に庄屋らが連名で書副村医師玄貞と妻子のために村で居宅を建て、医道を仕らせたいと願い出て許可されている。いわば村営診療所の設置であり、村費で医者を雇うことができるのは、病気になれば医者にかかるということが当たり前になってきていた村人の医療観の変化がその背景にある。

信濃国松代領森村の農民中条唯七郎《なかじょうただしちろう》が『見聞集録《けんぶんしゅうろく》』に「昔天明の頃（唯七郎十二、三歳の頃）の医師数は松代は別格として村方では十ヵ村に一ヵ村位の割合だったのに、現在（弘化頃）は村々に一人宛おり、一ヵ村に二、三人のところもある」と記録するほどに、医師数が増加したのであり、これは幕末期の全国農村のおよその姿であったろう。

医師が増加すると、風土病治療に取り組む医師も出てきた。たとえば、最上川流域の人々はツツガムシ病に苦しめられていた。ツツガムシは毛ダニの一種で、刺されると患部から化膿し、発熱・発疹し死にいたる場合もあった。天保七年（一八三六）に米沢藩代官所は、宮崎道忠、小池忠伯、新野松隆の三人を毒虫治療指定医にして、治療に当たらせている。なかでも広野村の新野松隆（一八二六―九〇）は、同業医と種々研究して、患部を針で掘ってツツガムシを掘り出す治療法を編み出し、毛掘り医者として名をはせた。田尻村の芳賀忠徳（一七八二―一八四八）も同様の方法を編み出したが、農民出身の者が医療を行ってはいけないという代官所の触れにより、公然とは治療に当たれなかった。が、残念に思った田尻村役人らは、米沢城下へ訴え出て、忠徳のツツガムシ病治療を認めさせ（『白鷹町史』一九七七）、忠徳もまた治療を続け毛ダニ医者として尊敬された。よりよい医療を求める庶民意識は、いつの間にか身分格式の壁をも崩すものとなっていた。

医師が増加したといっても、庶民がすぐに医者にかかることのできない最大の理由は医療費が高いことだった。そこで筑前国宗像《むなかた》郡では定礼《じょうれい》医制度を編み出した。天保年間（一八三〇―四四）ごろから、村の庄屋を中心に村民が医療互助組合をつくり、一定の報酬を組合から支払う定礼医を雇い、村民からは貧富の差に応じて、一年間に最高は米五俵、最低は五升、極貧者は無料、漁民は魚を貨幣に替えて、庄屋や組合役員へ提出し、それを盆暮れに定礼医に治療代として支払うという相互扶助制度が生まれていた。宗像郡本木村の林家は年間米三〇俵の定礼医であった。明治以降は、一〇〇俵から二〇〇俵に増額され、一九三八年に、国民健康保険ができる間際までつづいた。

宗像郡は、ほとんどが宗像大社領で、氏子としての村民の結束も固かった。が、天保飢饉などで医療費の支払いを滞る村民も増加し、村医師も生活に困窮して村を離れる結果を招いた。その厳しい環境のなかで庄屋を中心に、村の復興のため、定礼医という相互扶助制度が考案されたとみられる。さらにこうした相互扶助の医療制度の存在が、のちに我が国に国民健康保険制度を成立させる有力な要因となった。

在村医の医学研修

村に増加した医師らは、医学研修の機会を求めていた。だから江戸や京都、長崎など各地の著名医のもとへ留学した。越中高岡の医師長崎浩斎（一七九九―一八六四）は、文化十四年（一八一七）に大槻玄沢に入門し、在江戸記録『東遊襍録』を残した。一二〇日ほどの短期間に、『解体新書』や『医範提綱』などの講義をうけ、蘭学学習をおこなった。片桐一男氏は、浩斎の江戸遊学目的を、蘭方医学受講、難治の症の治術解明、書物蒐集、医療器具や江戸の文物蒐集・購入、人脈・見聞の拡大、名所見物・土産物購入などにあったと述べている。田舎から都への医学稽古の目的は、およそこのようなものであった。

帰郷後の彼は、医師仲間と神農講という医学研修会を再興し、治験の交流会を開き、延べ二〇人が治験発表をしていることが知られる。

文化十（一八一三）、遠江国城東《きとう》郡（静岡県）らの医師四〇名余は玄聖講をつくり、相互研修や他医師への患者紹介などをおこない、幕末の宗像郡では組合医師の研修会を定期的に開いていた。

在村医の研修所として先駆的なものが、常陸国小川村の稽医館《けいいかん》である。同村医師本間玄琢（玄調祖父、一七五五―一八二四）らが、文化元年（一八〇四）に設立した。玄琢は、農家出身で本間家に養子にはいり、水戸藩医原南陽（一七五三―一八二〇）に師事して、小川村で開業し、名医としての評判も得て、また俳諧を通じた社中も結成されていた。

玄琢は五十歳のとき、水戸藩郡宰（郡奉行）小宮山楓軒《こみやまふうけん》（一七六四―一八四〇）を通じ、藩主徳川治保《はるもり》（一七五一―一八〇五）に医学研修所の設立を願い出て、藩主から稽医館の名前ももらい、許可された。民間からの蔵書寄贈も受け、開設された稽医館へは近郷から医師が集まり、毎月五日と二十日が定例会で、参加医師への旅費は藩から支給された。古医学書の講究、手術の実践、難症奇病の討議、薬草・薬種研究がおこなわれ、新医療法や薬品らの紹介、講演会などもおこなわれた。

稽医館を先駆として、天保期に延方郷校、敬業館、益習館、暇集館など四郷校が、在村医や有志の研修所として設立された。

稽医館に集った医師で、山本貞淳（一七六八?―一八四一）は、京都で和田東郭に学んだとき、郷里出島村（霞ヶ浦町）の隣村で診察したことのある「脈なし病」（大動脈炎症候群）患者の治療を相談している。脈なし病の世界最初の報告という。小川の朝倉友慶は華岡青洲門下で子の真斎は種痘普及に尽力している。

玄琢長男道偉（一七八七―一八六六）は、文政七年に父と義兄を失い、稽医館の最高責任者となり、運営にあたった。名声がたかまり、天保六年（一八三五）水戸藩医に召し抱えられ、水戸に移った。

表10　水戸領内郷校

名称	開校地
小川稽医館	文化元(1804)
延方郷校	文化4(1807)
敬業館	天保6(1835)
益習館	天保8(1837)
暇修館	天保10(1939)
時雍館	嘉永3(1850)
太子郷校	安政3(1856)
鳥羽田郷校	不詳
小菅郷校	安政4(1857)
大宮郷校	安政4(1857)
潮来郷校	安政3(1856)
玉造郷校	安政5(1858)
馬頭郷校	安政4(1857)
町田郷校	安政4(1857)
秋葉郷校	不詳

石島弘『水戸藩医学史』より作成.

九代水戸藩主徳川斉昭（一八〇〇—六〇）は、文武・医学を奨励し、天保十二年（一八四一）に弘道館を設立した。さらに同十四年には、医学館を設立し、道偉はその医学教授となった。医学館は中央に賛天堂という講堂があり、製薬局、本草局、蘭学局、監察局、療病所、薬草園、養牛場などの建物・施設がならぶ医学の総合学校であった。養牛場は牛乳や牛酪をつくるための牛の飼育場であった。

稽医館は、幕末には種痘の普及所となり、安政年間の初めまでに一万三四〇〇人ほどに接種した。藩は、他の四郷校も種痘をおこなうこととし、八日ごとに児童を連れてこさせ、種痘が続くようにと命令している。

しかし、弘道館が尊王攘夷思想に染まるにつれ、稽医館は、他の設立された郷校と同様に、安政年間からは、医学研修を離れた尊王攘夷教育の施設として、幕末維新の動乱をむかえることになった。

中津藩では、嘉永二年（一八四九）、長崎に牛痘苗が到着すると、七代目辛島正庵（春帆、一八一八—五九）が、九名の医師を伴って長崎に出向き、痘苗を持ち帰り、自分達の子供に接種して成功した。種痘の成功に喜んだ医師達は、藩主奥平昌服に対し、無料で接種するので町内の人々への種痘を許可して欲しいという嘆願書を提出した。

この願いは許可され、種痘は正庵らの無償活動により、急速に領内に広まった。さらに医師らは、文久元年（一八六一）に、種痘所を兼ねた医学研修所である医学館の設立を藩へ嘆願した。医師らによる無償の種痘活動の恩恵をうけた町の商人らも寄付をして、医学館が開設した。

明治四年（一八七一）には中津医学校が設立され、大江《おおえ》雲沢《うんたく》（一八二二—九九）を校長に、藤野玄洋（一八四〇—八七）を付属病院長として西洋医学教育と医療が展開し、医学館も、明治六年に医学校に吸収された。種痘の普及活動が、藩、医師、庶民に西洋医学教育の有用性を認識させていた。

V　幕末・維新——近代医学の始まり

1　幕末の西洋医学教育

国医新宮凉庭

天保期以後、蘭方医の私塾教育も活発となり、京都では新宮凉庭《しんぐうりようてい》が、天保十年（一八三九）に南禅寺西に順正書院《じゅんせいしょいん》を開いた。凉庭は天明七年（一七八七）丹後国生まれで、名は碩《せき》、字は凉庭、号は鬼国《きこく》、駆豎斎《くじゃさい》という。二十一歳の頃『西説内科撰要』を読み、西洋医学に志し、長崎へ向かった。

このときの記録『西遊記』をみると、途次の名医を訪ねて、治療の手伝いをしたり、教示をうけた。広島では名医恵美三白《えみさんぱく》（一七〇七―八一）の家に滞在した。三白は、吐方《とほう》に優れた古方派医師で、山陽全域から重症患者が続々と訪れていた。著作に『医方略説』、『晩成堂医談』などがある。凉庭はここで一〇ヵ月滞在し、吐方の用方を学んだ。また広島滞在中に、蘭医中井厚沢のもとで身幹儀を見ることができ、その精緻なことに驚き、厚沢蔵書も筆写することができた。

文化十年（一八一三）に長崎についた凉庭は、吉雄耕牛の子吉雄権之助（如淵）らに師事した。権之助の兄献策の家の二階は耕牛時代のままの蘭書の宝庫だった。凉庭はここに入り浸った。一年のうち二五〇日間もここにこもって、ひたすら蘭学を学んだ。この猛勉学ぶりは『鬼国先生言行録』によると、夜読書の灯火の上に米を少量入れた土鍋を置き、粥を作って炊事の手間を省いたほどという。権之助、献策ら吉雄一門のほか、通詞で天文学者末次独笑にも数学などを学んだ。さらに出島に入ることを許され、オランダ医師の治療なども実見し、指導も得た。滞在六年にして医術と翻訳も進み、後日刊行した翻訳書の基本がかなりできた。

文政元年（一八一八）に長崎を出発して帰郷し、翌年京都室町で開業した。名医ぞろいの京都では、凉庭もなかなか知られず、五ヵ年たってようやく駕籠を使っての往診ができるようになったという。治療にあたっては、危急のものがあれば、一日数度往診することも厭わず、ときには徹夜看病もし、あるいは夜中に門を叩いて急診を乞う者があれば、直ちに往診した。こうして流行医となった凉庭は、のちに門生に、今の医者で収入で自分に及ぶ者はまれである。自分は年千両を得る医者である、鍋島公を診察したときなどは一回で謝礼千両箱を得たこともあったなどと語っている。文政十三年の大相撲番付では、西の小結で三番目に位置している。

千両医者らしく、医術は卓抜で、今まで病気をしたこともない妓を診察したとき、一年以内に亡くなるだろうと診断した。その通りにその妓は亡くなった。門人がなぜそのように診断したかと聞くと、胸中に欠陥の瘤があり、それが一年以内に破裂するだろうと思ったと述べている。

治療を続けながら、天保六年（一八三五）にフーヘランドの『泰西薬論』、翌七年にゴルテル『窮理外科則』第二編を刊行するなど、翻訳を続け、それをテキストとして門人を育てた。『窮理外科則』は、文化十四年から順次刊行された。天保十三年ころには『療治瑣言』、涼庭死後の安政五年（一八五八）にプレンクの『解体則』、翌六年にプレンクの『人身分離則』が刊行されている。また処方録である『方府』も刊行を予定していたらしく、南部盛岡藩医の八角高遠《やすみたかとう》（一八一六―八六）が、先生（涼庭）は博く和蘭の書を閲しと題言を書いている。なお、高遠は塾頭補導を務め、帰郷後は盛岡藩医として、種痘の普及につとめたほか、文久三年（一八六三）に医学校日新堂設立に深く関わった。

順正書院の医学教育に八則（八学科）を立て、生象《せいしょう》（解剖）・生理・病理・外科・内科・博物・化学・薬性という各学則を定めて、課程をたてて西洋医学を講じたことが特筆される。涼庭までの西洋医学教育では、江戸の大槻、宇田川、坪井らの塾が知られていたが、このような八学科による教育課程で教えたのは、涼庭が最初であった。またこれは、京都の広瀬元恭《ひろせげんきょう》（一八二一―七〇）が、時習堂《じしゅうどう》において、究理・解体・生理・病理・薬性・舎密《せいみ》・古賢経験の七科の軌範を設けて門人を教育した方法にも影響を与えている。

彼は「凡そ人たるものは致知格物の学び様を会得せよ」（『駆豎斎家訓』）と述べ、「医は仁術也、人を活かすを以て目的となす、人心有りと雖も、然も術拙ければ、則ち誤って人を殺す、仁医となすを得ず」（『鬼国先生言行録』）と、思想的基盤に格物致知を置き、仁術の実現のためには医技をたかめよと説いている。

また順正書院は文化サロンでもあり、医師のほか漢学者篠崎小竹（一七八一―一八五一）ら文化人も多く訪れた。涼庭は蓄財術にも長けており、天保十一年（一八四〇）には南部藩の財政改革にあたり、越前藩に二万両を融資するなど、国医としての活動もおこなった。

嘉永七年（一八五四）六十八歳で没した。その後、凉庭家は娘婿の新宮凉民（一八二〇―七五）が継ぎ、弟子は四分家を興し、明治十六年（一八八三）には順正医会を創立した。

適塾と緒方洪庵

緒方洪庵は、三三俵四人扶持の足守《あしもり》藩下級藩士佐伯瀬左衛門惟因《さえきせざえもんこれより》の三男として、文化七年（一八一〇）に生まれた。幼名は章。

文政八年（一八二五）、十六歳の洪庵は、足守藩大坂留守居役の父に従い、大坂に出た。病弱だった洪庵は、文武よりも医学の道への修業を望み、翌文政九年に、大坂の蘭方医中天游に医学を学んだ。このころから緒方三平と名乗った。文政十一年、いったん父と帰郷し、正式に藩より医学修学の許可をえて、再び中天遊の思々斎塾で蘭学修業をした。

さらに二十二歳の天保二年（一八三一）、天游の勧めにより、江戸へ出て坪井信道に入門した。信道は当時三十七歳で、このときの塾頭は長州出身の青木周弼だった。

洪庵は、安懐堂《あんかいどう》塾に入門して、ドイツのローゼ（T. A. G. Roose）著の人体生理学書の蘭訳本（Hand-booek der Natuurkunde van den Mensch）の翻訳にとりかかり、一年半あまりで『人身窮理学小解』を翻訳した。本書は、翻訳内容が的確であったことにより、その後三〇年あまりも筆写され続けるほどで、洪庵の語学力のレベルが高いことを物語っている。

苦学をして学をなした信道のように、洪庵もまた、安懐堂塾で玄関番をしたり、義眼製作や按摩などで学資を稼ぐ生活を送りつつ、蘭学学習につとめた。師信道のすすめで、宇田川榛斎（玄真）の門にも出入りし、そこで、「始覚得如面上脱一膜、而指爪達痒処矣」（顔にかかった膜が取れて、痒いところに爪が届くようになったような気がする）、と述べている（『病学通論』自序）。

榛斎から、『遠西医方名物考』の度量衡の換算と病理学の本の完成を依頼された。度量衡換算については、天保六年（一八三五）には『遠西医方名物考』補遺編の凡例に活用された。病理学については、視力や医学入門書などの翻訳をしながら、準備を重ねた。

天保六年二月、四年間の信道塾での修業を終え、足守に戻った直後の同年三月に、恩師中天遊の死去の報にあった。そのため大坂にでて、思々斎塾で教鞭をとることとなった。

翌天保七年（一八三六）、中天遊の嗣子耕介を伴い長崎へ修学に出た。この頃から緒方洪庵を名乗った。二十七歳であった。同年の十月には、江戸の箕作阮甫が編集した医学雑誌『泰西名医彙講』の第一輯が刊行され、洪庵は同書第一輯巻之三に「治義膜喉焮衝新法略説算要」という訳文を寄せている。

洪庵は、長崎で医業を開きつつ、オランダ商館長ニーマンとも交友し、当時長崎で留学していた青木周弼や伊東南洋とともに『袖珍内外方叢』という薬品と処方術の本を翻訳した。本書は実用的だったため、写本として広がり、天保十三年（一八四二）に伊東南洋が改めて改訂出版している。

天保九年（一八三八）に長崎を去り、足守に寄ったあと、同年三月に大坂瓦町で医学塾「適々斎塾（適塾）」を開いた。同年秋に、蘭医億川百記《おくがわひゃつき》の娘八重《やえ》と結婚した。洪庵二十九歳、八重十七歳であった。

洪庵は、榛斎（玄真）からの病理学の宿題に本格的にとりかかった。じつは、榛斎がなくなってまもなく玄真の遺稿をもとに『遠西医鑑病機編』（二巻）をまとめていた。「榛斎先生遺稿　受業　緒方章刪補校正」とあるので、榛斎の遺稿を洪庵がまとめて校正したことがわかる。これをもとにさらに諸説を

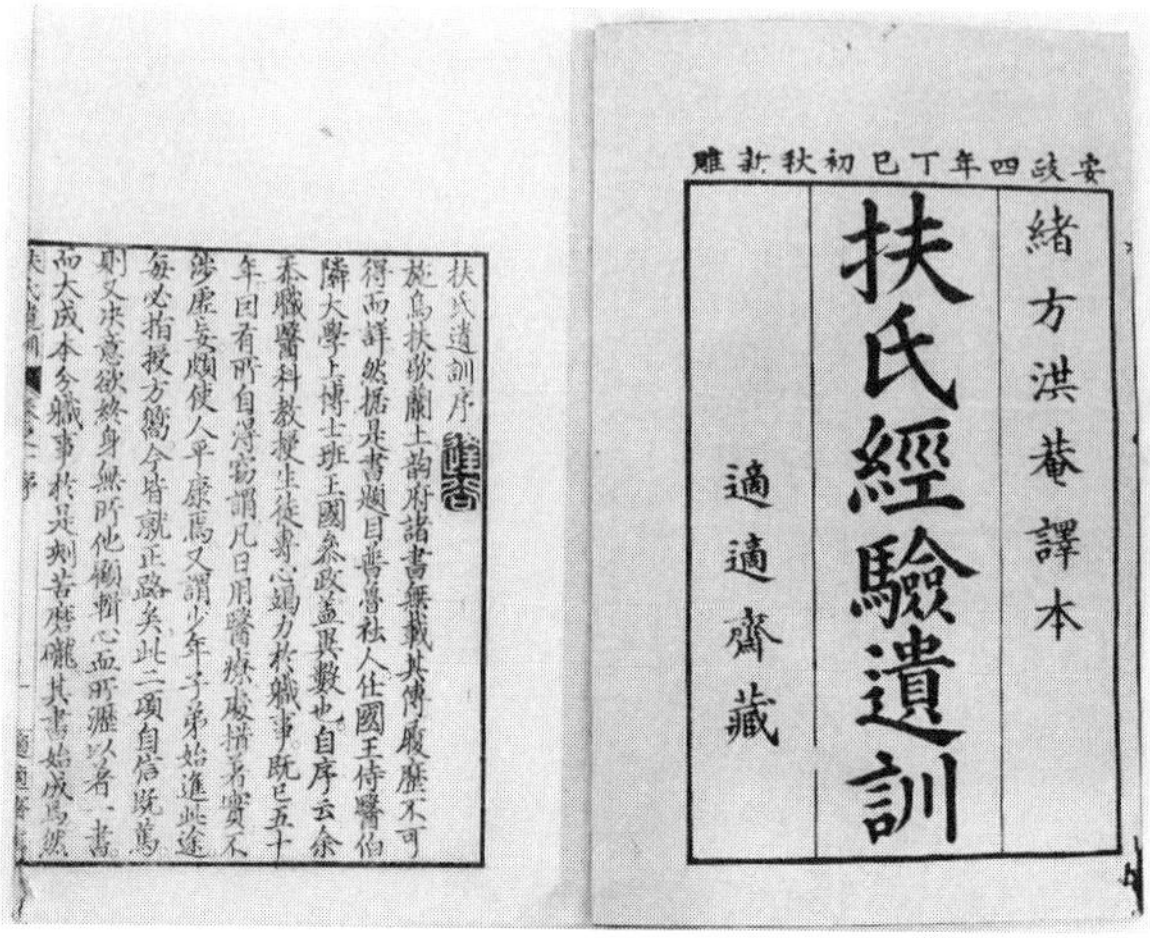

図28『扶氏経験遺訓』

集め、天保十二、三年ごろには『遠西原病約論』四巻をまとめた。ここには「原于　榛斎宇田川先生遺稿　受業緒方章公裁訳述」とあり、榛斎の遺稿をもとにしつつも、洪庵の訳述が増加したことがわかる。こうして天保十五年（一八四四）ころ、自身の著として『病学通論』をまとめた。洪庵は、本書の原稿を師の信道に送り、校閲をうけている。しかし、刊行は、漢方医らの圧迫をうけて遅れて、嘉永二年（一八四九）にようやく出版された。

『病学通論』は洪庵の最初の刊本であった。洪庵は題言で「此挙ハ所謂病学ノ嚆矢ナリ、一タヒ世ニ布カハ、天下後世必ス軌範ヲ之ニ資ラン」と書き、病理学の意義を紹介するとともに、この文に期待するものもおり、師の遺命の遅々すべからざるを以て、ついに上梓することにしたと述べている。

洪庵の医学書で最も有名でかつ大きな影響を与えた代表作が、『扶《ふ》氏《し》経験《けいけん》遺《い》訓《くん》』であった。ドイツの内科医フーフェランド（C. W. Hufeland）の内科における臨床経験書“Enchiridion Medicum”の蘭訳本を翻訳したものである。蘭訳本を入手した洪庵は、本書を何度も読み、感激してこの翻訳を思い立ち、天保十三年（一八四二）には一応の翻訳を終えた。その凡例で「熟読数回ニシテ漸ク味ヒヲ生シ、愈々玩味スレハ愈々意味ノ深長ヲ覚エ、自ラ旧来ノ疑団氷釈セルヲ知ラス、殆ト寝食ヲ忘レタリ」と、本書の魅力を語り、「先ヅ各病治法ノ編ヲ訳シテ之ヲ上梓シ、以テ四方ノ済世ニ頒ツ」として翻訳を纏めたものである。

刊行は、諸事情で遅れたが、江戸の門人箕作秋坪《しゅうへい》（一八二六―八六）の尽力もあって、安政四年（一八五七）に出版許可がおりた。最初の巻一は、緒方洪庵と義弟郁蔵《いくぞう》（一八一四―七一）の同訳で、洪庵友人の佐賀藩大庭《おおば》雪斎《せっさい》（一八〇五―七三）の校訂により刊行した。第一編に急性熱病、巻之二には腐敗熱、腸胃熱など、巻之三に慢性熱病、間歇熱《かんけつねつ》などの記述がある。全巻は三〇巻で本編二五編、薬方編二編、付録三巻という大部な書であった。全巻は文久元年（一八六一）に完了した。同書付録の翻訳は、杉田立卿が『済生三方』（一八五〇）、『医戒』（同前）という厳密な訳として刊行した。

洪庵はこの『医戒』を一二ヵ条の「扶氏医戒之略」にまとめ、門人への教えとした。その第一条には「人の為に生活して己のために生活せざるを医業の本体とす。安逸を思はず名利を顧みず唯おのれをすてて人を救はんことを希ふべし。人の生命を保全し人の疾病を復治し人の患苦を寛解するの外他事あるものにあらず」、第二条は「病者に対しては唯病者を視るべし。貴賤貧富を顧みることなかれ。一握の黄金を以て貧士双眼の感涙に比するに何ものぞ、深く之をおもふべし」とあり、現代に通ずる医師の倫理が説かれている。

洪庵の全力をあげての医療活動に種痘の普及があった。京都の日野《ひの》鼎哉《ていさい》のもとに長崎からの痘苗が伝来すると、洪庵は鼎哉弟の日野葛民《かつみん》（?―一八五六）とはかり、追手《おうて》町《まち》の大和屋喜兵衛宅を種痘所と定め、嘉永二年（一八五〇）十一月七日に、日野鼎哉のもとで種痘活動を開始していた笠原良策から分苗をしてもらった。

緒方洪庵らは社中の同志とはかって、種痘活動をすすめたが、牛痘は益なきものとの悪評もたち、種痘の普及は困難をきわめた（『除痘館記録』）。痘児確保のための費用も多大で、社中から退社する者が相次いだ。艱難辛苦のすえ、ようやく安政五年（一八五八）に大坂町奉行所が種痘所は古手町《ふるてまち》一ヵ所に限るとし、初めて官許（幕府の許可）を得た。翌年、堺にも官許種痘所が設置された。万延元年（一八六〇）には除痘館を設立し、ようやく種痘活動が軌道にのり始めた。

安政五年夏にコレラが大流行した。文政五年（一八二二）が我が国の最初のコレラ流行で、安政五年が二度目の大流行だった。現在は、コレラに対しては水分補給（輸液）と抗生物質での治療をおこなうが、当時は治療法はまったく知られていなかったため、洪庵は同年八月に、患者の治療にあたりながら、手元の蘭書から『虎狼痢《ころり》治準《ちじゅん》』というコレラ治療法をまとめ刊行した。虎狼痢とは、感染すると三日ほどでコロリと死ぬというほどの猛威からつけられた俗病名である。本書は、ポンペ（J. L. C. Pompe van Meerdervoort）がキニーネ（キナ皮樹皮）を多用することに批判的な内容である。コレラ治療には不十分な内容であったが、洪庵は目の前の患者を救う一心でこれを描きあげた。

洪庵の翻訳の姿勢について、門人の福沢諭吉（一八三四—一九〇一）は、「（洪庵先生は）翻訳は原書を読み得ぬ人の為にする業なり」（『福沢全集緒言』）として訳書中に厳密を期するあまり難読漢語を並べるような翻訳をせず、読者にわかりやすくという姿勢であったと述べており、それは諭吉にも受け継がれた。

適塾の教育は、塾頭が統率し、塾監が補佐をし、塾生は学力別に一〇階級ほどに分かれて学んだ。安政六年の塾頭は福沢諭吉の後任の長与《ながよ》専斎《せんさい》（一八三八―一九〇二）で、九〇人ほどの塾生がいた。初級者はまず蘭語学習の基礎である文法論の『ガランマチカ』（Grammatica）を、ついで文章論である『セインタキス』（Syntaxis）を素読などで勉強し、毎月六回の会読という合同研究会と試験をおこない、三ヵ月首席を通すと次の級にあがれるという仕組みだった。

この二つの文法書は、箕作阮甫が『ガランマチカ』を『和蘭文典前編』（一八四二）、『セインタキス』を『和蘭文典後編成句編』（一八四八）として刊行し、多くの蘭学塾で原書や刊本で利用された。会読のための字引は、ヘンドリック・ズーフの『ズーフ・ハルマ』で、しかも六冊一組しかなく、塾生たちは「ズーフ部屋」にこもって一心不乱に辞書を引き会読の日を迎えるのだった。

塾生たちを区別するのは、蘭語力による階級だけであり、こういう実力主義のなかで塾生たちは、上級レベルの蘭書、医学書だけでなく物理学書なども解読できる蘭語力を自力で身につけていった。長与専斎が「元来適塾は医学塾とはいへ、其実蘭書会読の研究所にて、諸生には医師に限らず、兵学家もあり、砲術家もあり、本草家も舎密家も凡そ当時蘭学を志す程の人は皆此塾に入り」（『松香私志』）といっているのが実態で、諸階層の蘭学研究者の蘭語塾と呼ぶのがふさわしかった。

文久二年（一八六二）八月、再三の固辞にもかかわらず、幕府の強い要請により、奥医師に任ぜられ、初代西洋医学所頭取大槻俊斎の死により二代目頭取に就任した。しかし、江戸にでて一〇ヵ月後の文久三年六月、頭取の屋敷にて大量の喀血によるに窒息死で急死した。享年五十四。

ポンペの来日と西洋医学病院

オランダ海軍軍医ポンペ・ファン・メールデルフォールト（Johannes Lijdius Catharinus Pompe van Meerdervoort　一八二九―一九〇八）が、安政四年（一八五六）に長崎に来日した。

シーボルトが国外追放されてのち、嘉永元年（一八四八）のモーニッケ（Otto Gottlieb Johann Mohnike　一八一四―八七）までオランダ商館医が来日できなかった。モーニッケは種痘普及に貢献し、嘉永四年（一八五一）に離日した。後任の商館医はファン・デン・ブルック（J. K. van den Broek　一八一四―六五）で安政二年（一八五五）に来日した。

嘉永六年（一八五三）のペリー来航以来、ようやく海防の充実の必要を感じた幕府は、オランダに海軍伝習を求め、オランダは安政二年に、軍艦スームビング号（日本名観光丸）を寄贈した。こうして第一次海軍伝習が開始された。

同年に来日したブルックは、長崎奉行所の依頼をうけ、海軍伝習所の生徒に医学だけでなく物理や化学も教授した。海軍伝習所へは、幕臣だけでなく各藩からも参加でき、佐賀藩はじつに四八人を送り込んでいる。筑前藩から参加した医師河野《かわの》禎造《ていぞう》（一八一八―七一）は、ドイツの化学書の蘭版をブルックから与えられ翻訳した。これが我が国最初の無機分析化学書『舎密便覧』（一八五六）である。

第二次海軍伝習が安政四年（一八五七）に開始され、オランダから海軍軍人カッテンディケ（W. J. C. H. Kattendijke　一八一六―六六）を隊長とする教師団三七名がヤーパン号（のち咸臨丸）で来日し、二十八歳のポンペもそのなかにいた。

幕府医師の松本良順も海軍伝習生御用付医師として長崎に派遣された。良順は、天保三年（一八三二）

に佐藤泰然の次男として江戸に生まれ、のち幕府医官松本良輔の養子となり、伝習御用を命ぜられ長崎に来て、ポンペの西洋医学教育、病院建設に協力することになる。のち、江戸に戻り、文久三年（一八六三）には医学所頭取となり、戊辰戦争においては、幕府側医師として活動したため、一時投獄されたが、赦免後、明治六年（一八七三）に初代陸軍軍医総監となった。著作に『民間諸病療治法』（一八八〇）、『通俗衛生小言』（一八九四）などがあり、大磯を海水浴場として開発するなど、趣味人としての晩年後、明治四十年（一九〇七）に没した。

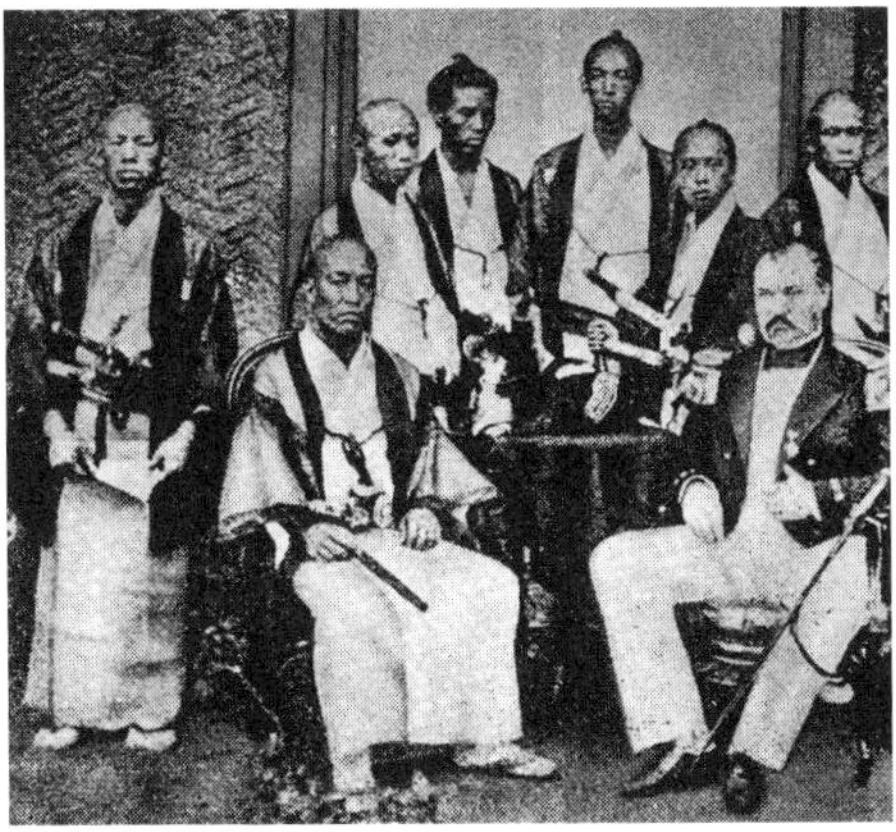

図29　ポンペとその門人

第二次海軍伝習が開始されると、ポンペも安政四年九月から、長崎奉行所西役所で、医学伝習（医学教育）を開始した。最初の伝習生は官医と諸藩の子弟ら一四人で、良順の門人として陪席する形式をとった。すぐに生徒が増加したため、同年中に大村町高島秋帆本宅に移った。

ポンペはユトレヒト軍医学校のカリキュラムに準拠して、基礎と臨床を系統的に教授することにし、課程を五ヵ年とした。物理学・化学などの基礎科目から繃帯学、人体解剖学、組織学、健康人体の理学総論および各論（生理学）、病理学総論と内科学、薬理学、外科学理論および外科手術学、眼科学などの医学教育を実施した。このカリキュラムは、良順が江戸医学所での医学七科（物理・化学・解剖・生理・

病理・内科・外科）として採用し、我が国西洋医学教育の基本科目となった。

最初は死体解剖が許可されないので、彼はキュンストレーキを輸入して人体の構造を解説した。キュンストレーキとは、フランス人の解剖学者オズー（L. T. J. Auzoux）によってつくられた紙製の人体解剖模型である。なお、キュンストレーキ（Kunst lijk）はオランダ語で人工死体を意味し、長崎大学、金沢大学、九州大学に各一体、福井市立博物館に二体（男・女）などが現存している。しかし、紙製の解剖模型だけで解剖学が理解できるわけがない。

ポンペも良順も奉行所に働きかけ、安政六年（一八五九）八月にようやく、四五人の医師と一人の女医の面前で、三日間にわたる死体解剖実習を実施することができた。我が国最初の死体解剖である。その後も死体解剖をおこない、聴講生らに解剖実習を体験させている。

ポンペが来日して驚いたのが、住民の三人に一人があばた顔というほどの天然痘の猛威であった。彼は、安政五年に清国から、ついでバタビアから新牛痘苗を取り寄せ、同年に二一八人、翌年に約一三〇〇人に接種したという（『ポンペ日本滞在見聞記』）。

安政五年（一八五八）には、コレラが侵入し、長崎でも多くの犠牲者がでた。ポンペは水薬《すいやく》と散薬《さんやく》の配剤を良順に与え、全身浴中にキニーネとアヘンを服用させる治療法を実施した。コレラの沈静化とともに長崎町民のポンペへの信頼が増した。

万延元年（一八六〇）に長崎での海軍伝習が終了し、カッテンディケらは帰国したが、ポンペは西洋医学伝習のために残った。良順とポンペは、西洋式病院建設を幕府へ建白するなどの努力を重ね、とうとう文久元年（一八六一）に、医学校に付置する形で日本最初の洋式病院である養生所を唐人屋敷裏手に建築することができた。

養生所は病室八（各室ベッド一五）、隔離室、手術室、機械類、図書室、調理室・病院事務室、浴室などを備えた西洋式病院であった。ここで、ポンペは日本人医学生に対して、「医師は自らの天職をよく承知していなければならぬ。ひとたびこの職務を選んだ以上、もはや医師は自分自身のものではなく、病める人のものである」と説いた。

ポンペが日本滞在中五年間で診察した病人は、病院患者を除いて一万三六〇〇名（男五六〇〇人、女人五七〇〇人、小児二三〇〇人）（『ポンペ日本滞在見聞記』）に達し、日本には胸部疾患すなわち肺病が多く、眼病疾患も多いと記録されている。ポンペの使った薬は、カンタリス（Cantharides 皮膚薬・疼痛緩和）、イスランド苔（Lichen islandicus 粘膜性健胃苦味剤）、オレフ油（Oleum olivarum 乳剤・擦剤）などが挙げられる。ポンペが任期満期となり、文久二年（一八六二）に離日する際に、良順は伊東方成《ほうせい》（伊東玄朴養子 一八三四―九八）と林研海（良順甥 一八四四―八二）を幕府留学生の一員としてヨーロッパへ随行させた。二人はユトレヒト軍医学校で医学を学び、方成は慶応四年（一八六八）に眼球模型を持参して帰国、明治期もドイツに留学するなどし、天皇の侍医として仕えた。研海は明治元年に帰国し、新政府に出仕し、のち陸軍軍医総監になった。

ポンペの生徒のなかには、語学の天才司馬凌海（一八三九―七九）、のちの医学校取調御用掛岩佐純《いわさあつし》（一八三六―一九一二）、文部省医務局長長与専斎（一八三八―一九〇二）、順天堂の佐藤尚中（一八二七―八二）、順天堂外科医関寛斎（一八三〇―一九一二）、東京府医師会長佐々木東洋（一八三九―一九一八）など、近代西洋医学の定着に大きな役割を果たした面々がいる。

ボードウィンとハラタマ

ポンペの後任が、ボードウィン（Anthonius Franciscus Bauduin　一八二〇―八五）で、文久二年（一八六二）に来日し、長崎医学校、養生所の二代目オランダ人医学教師となった。彼はじつはユトレヒト陸軍軍医学校の生理学教授として指導にあたっていたことがあり、ポンペのもと教官であった。

ボードウィンは、養生所で生理学、外科手術学などの医学と同時に理化学も教授した。その生理学講義は当時のヨーロッパで最高レベルであった。

慶応元年（一八六五）に養生所を精得館《せいとくかん》と改称するにあたって、彼は医学教育から物理・化学教育を切り離すことを幕府に要請し、医学所の隣に分析究理所を新設させた。この理化学専任教師として、オランダからハラタマ（K. W. Gratama　一八三一―八八）を呼び、化学や物理学、鉱物学などの講義を担当させた。ハラタマはすべてオランダ語で講義し、化学実験も多くおこない、薬瓶には必ずラベルを貼らせるなどの厳格な化学教育を実施した。

ボードウィンは精得館の教師の交代を幕府に願い出て、海軍軍医マンスフェルト（Constant George van Mansvelt　一八三二―一九一二）が、慶応二年（一八六六）に来日した。彼は解剖学、組織学、眼科学などを講義した。のち、明治四年（一八七一）に熊本医学校へ転じ、その後京都府療病院、大阪府立病院を経て明治十二年に帰国した。

一方ボードウィンは、医学教育や理化学教育は、日本の中心地である江戸でおこなうべきものと考えて、分析究理所を江戸の開成所《かいせいじょ》に移して拡充させることを幕府に建言した。これが認められ、慶応三年

（一八六七）にハラタマは学生らと江戸に移った。ボードウィンは、江戸に西洋式の医学校を開設すべく、幕府と交渉し、慶応三年、医学校整備の約定を得て帰国し、医療機器などの手配を始めた。

ところが、その間に大政奉還がおこなわれ幕府は崩壊した。慶応四年（一八六八）に医療器具などを予約して再来日したボードウィンには、すでに江戸での働くべき場所がなかった。新政府はボードウィンとハラタマを大阪に招き、医学校と理化学校、病院建設にあたらせることとした。明治二年（一八六九）に大阪府仮病院が、オランダから帰国した緒方惟準《おがたこれよし》（一八四三―一九〇九）を院長、医学校教頭をボードウィンにして発足した。大阪の舎密局も明治三年に、ハラタマを教頭にして開校した。ここでの聴講生だった高峰譲吉（一八五四―一九二二）は、消化酵素タカジアスターゼを発見し、ハラタマの助手村橋次郎は大阪衛生試験所の初代所長となり、彼の教え子の池田菊苗《きくなえ》（一八六四―一九三六）がグルタミン酸ナトリウム抽出に成功している。

2　維新から明治の医学

適塾門人と近代医学

適塾は、幕末維新から近代にかけて活躍した多くの人材を育てた。『適々斎塾姓名録』には六三六人の門人が記載されている。長州出身の村医師村田蔵六《ぞうろく》（大村益次郎　一八二四―六九）は、嘉永三年（一八五〇）に帰郷後、医業を開いたが、安政三年（一八五六）に江戸に出て鳩居堂《きゅうきょどう》を開塾し、蘭学・兵学・医学を教授した。幕府にも仕えたが、元治元年（一八六四）に長州藩の兵学校教授となり、以後、長州藩の西洋砲学を指導し、明治維新で活躍後、明治二年に暗殺された。

福井藩医橋本左内（一八三四—五九）は嘉永二年（一八四九）に適塾に入門、帰郷後、藩医として福井藩校の洋式改革を推進し、解剖も実施しているが、幕政批判をしたかどで安政の大獄で処刑された。美作出身緒方郁蔵（一八一四—七一）は、本姓大戸、坪井信道塾で洪庵と同門、洪庵と義兄弟のちぎりを結び、緒方姓を名乗る。『扶氏経験遺訓』の翻訳に協力し、のち大坂に独笑軒《どくしょうけん》塾を開く。土佐藩に招かれ、明治二年（一八六九）には大阪医学校の設立にかかわっている。

長与専斎は大村藩出身で、適塾で学んだ後、文久元年（一八六一）から長崎医学伝習所にて、オランダ軍医ポンペに学ぶ。さらにポンペの後任のマンスフェルトにも学び、明治元年（一八六八）には、長崎養生所の発展した西洋式病院長崎精得館の医師頭取（病院長）に就任し、医学教育の近代化につとめた。明治四年（一八七一）に岩倉遣欧使節団に随行し、ヨーロッパの衛生行政を視察。帰国後、二代目文部省医務局長に就任し、医制改革を推進した。明治八年に医務局が内務省に移管され衛生局と改称されると、初代局長として、以後明治二十四年（一八九一）の長きにわたり、我が国の衛生行政と衛生思想の普及に努めた。

佐賀藩医佐野常民（一八二三—一九〇二）は、佐賀藩の殖産興業や海軍創設策に関わり、慶応三年（一八六七）のパリ万国博覧会に佐賀藩から出品し、留学して帰国した。維新後は、西南戦争時に敵味方なく手当をする博愛社を設立し、のちの日本赤十字社のもとを築き、専斎の大日本私立衛生会の設立にも関与した。

医師で高松凌雲《たかまつりょううん》（一八三七—一九一六）は、名を権平、荘三郎という。筑後国の庄屋の子として生まれ、久留米藩医家に養子にはいり、江戸で石川桜所（一八二五―八二）、大坂で緒方洪庵に蘭方医学を学び蘭学の実力を蓄えた。更に、幕府が開いた横浜英学所で英語も学んだ。慶応元年（一八六五）、一橋家に召し抱えられ、同年に一橋慶喜が第一五代将軍徳川慶喜となったことで幕府医師となった。

幕府は徳川慶喜の弟昭武《あきたけ》（一八五三―一九一〇）を代表として、慶応三年にパリ万国博覧会に参加した。幕府は農工産物のほか工芸品などを出陳し、佐賀藩や薩摩藩も特産品を展示している。幕府が日本代表であることを国際的に認知させる目的もあり、昭武は欧州を歴訪して日本の実情を紹介した。この派遣団の随行医に凌雲が選ばれ、パリに渡り、万博後はそのまま留学を命ぜられた。

凌雲の留学先、オテル・デュウ（HOTEL-DIEU）は、「神の家」と呼ばれた病院を兼ねた医学校だった。そこで最新の西洋医学や手術を学ぶとともに、「神の家」の併設貧民病院では、無料で誰にでも平等に診療し、運営は民間の篤志家による寄付で成り立っていることを知り、感動的な体験をすることになる。

一年半後、戊辰戦争の報を聞いた凌雲は、急きょ帰国し、幕府軍に身を投じた。箱館戦争では、幕府軍の箱館病院頭取として、パリ留学での経験をもとに、敵味方なく一三四〇名ほどの傷病兵を治療した。これは我が国最初の赤十字活動の実践と評価されている。

箱館戦争後、明治三年（一八七〇）に幕府軍についたことの処分が解かれ、東京に医院を開いた。貧民への救療活動をおこなう彼の医院は患者が門前市をなす状態となった。明治十年（一八七七）一月に西南戦争が勃発すると、適塾の先輩佐野常民は、敵味方なく治療する博愛社をつくり、凌雲にも参加を呼びかけた。しかし、凌雲は博愛社が陸軍の傘下にあることを理由に断った。彼はあくまで民間での救療活動にこだわった。しかし、個人での活動に限界を感じた彼は、西南戦争後の明治十二年（一八七九）に、東京府に賛同する医師一四人とともに同愛社を設立し、上野桜木町の鶯渓病院を本社として、貧民を無料で診療する事業を展開した。これは我が国最初期の民間救護団体であった。

凌雲はベルギーの医師が著した小児科書を『保嬰新書《ほえいしんしょ》』（上下、一八七六）として訳している。凌雲は、大正五年（一九一六）に東京で八十一歳の生涯を閉じた。彼の残した同愛社は、財政難に苦しみつつも、昭和二十年（一九四五）まで続き、我が国の社会福祉活動に大きな足跡を残した。

在村蘭方医の生き方

窪田次郎（一八三五―一九〇二）は、備後国栗根《あわね》村の蘭方医の家に生まれた。十三歳のとき、漢学者阪《さか》谷朗盧《たにろうろ》（一八二二―八一）の桜渓塾で学び、備中簗瀬《やなせ》村の蘭方医山成弘斎に医を学び、西洋医学に開眼した。安政元年（一八五四）、二十歳で大坂の緒方郁蔵に学び、ついで、京都の赤澤寛輔、播磨国の緒方洪庵門人医師村上代三郎（一八二三―八二）らに蘭学、蘭方医学を学んだ。

二十八歳の文久二年（一八六二）に帰郷し医業を継いだ。維新後、誠之館洋学教授寺地強平《てらちきょうへい》（一八〇九―七五）らが明治二年（一八六九）に興した医学校兼病院に、翌三年に教授として誘われたが、近隣の人々への報恩に尽くしたいとして辞退した。その報恩精神により、明治四年（一八七一）、深津郡深津《ふかつ》村に深津村啓蒙所を開き、全国にさきがけて小学校教育普及の下地となる民衆教育機関を設置することとなり、その後、次々と啓蒙所が設立された。

明治五年に民選村議会を構想し、のち民撰議院解説要求などの自由民権運動にも参加した。彼は、

「奉天匡教ノ諸君ニ質ス」(一八七六)において、文明の功績は衛生・資産・品行の三件とし、なかでも「衛生ハ天命(国家の使命)ノ第一義ナリ」とし、衛生あって資産、品行があるとする。つまり文明国家の使命は、まず第一に国民の健康および衛生を実現することから始めよという医学衛生思想を有していた。

明治五年に細謹社を設立し、医学書籍や啓蒙書の出版により医学衛生思想の普及啓蒙をはかった。明治六年に備中・備後一七郡の医師に田舎医術調所の設置を提案し、その趣旨は「知識聯絡の線路」を建てようと医師の医学研修を目指すものであった。同社は明治十五年まで存続し、同地の啓蒙は文化センターの役割を果した。明治五年末医学校兼病院設立を目指し、小田県の医業取立臨時議会には医学校兼病院創立周旋方に就任して、民間医らに有利な医学研究施設を作ろうとした。のち、県による医療行政への締め付けが強まるとともに、反権力的姿勢を強め、創立周旋方も辞任した。また明治七年の医制改革により、西洋医学による医師養成が急務となったため、地方開業医の再研修の場としての田舎医生研業所の設置をめざした。

医学的には片山病という風土病の研究に没頭し、明治十二年(一八七九)に岡山に移転したあと、明治十六年(一八八三)には片山病死者の病理解剖もおこなった。彼はこの解剖にあたり、共立衛生会の多くの医師が診察後、投票で病名を決め、それらの承認のもとに解剖を実施した。

明治六年(一八七三)にはバセドー氏病患者例を我が国で初めて報告し、コレラの予防活動にも尽力、奔走した。

岡山移転後も、毎月二十一日は帰郷した。医会にも死ぬまで出席をし、明治三十五年(一九〇二)に没した。六十八歳だった。窪田次郎は、幕末・明治期を生きた最後の蘭方医の一人で、その医学と知識を生涯、地域の人々の啓蒙に捧げたといってよい。

美作国籾山《もみやま》村の医師仁木《にき》永祐《えいすけ》(一八三〇―一九〇二)は、美作国下津川《しもつがわ》村の庄屋家に生まれ、医家仁木家へ養子にはいった。江戸に出て備中出身漢学者昌谷《さかや》精渓《せいけい》(一七九二―一八五八)に漢学を、津山藩医箕作阮甫に洋学を学んで帰郷した。安政二年(一八五五)に私塾を開き、同四年に医業開業。万延元年(一八六〇)、医師への教育機関としての医学研究場(のち籾山學)を設立し、翌年から授業を開始した。元治元年(一八六四)に、郷校籾山昌平黌を開いて医学や漢学を教え人材育成をすすめた。維新後は、中島衛らと美作自由党を結成し、国会開設運動に身を投じた。

三河出身武田準平(一八三九―八二)は伊東玄朴に就学後、帰郷して医業を開き、明治十二年に愛知県県会議員となり初代議長に選出された。副議長となった近藤坦平《たんぺい》(一八四四―一九二九)も戸塚静海、松本順に学び、長崎でボードウィンにも学んだ蘭方医であった。準平は明治十三年に、速やかに国会開設を求める建白書を元老院に提出し、明治十四年の郡立宝飯《ほい》中学の設立にも尽力した。明治十五年に刺客に襲われて死去した。

幕末から明治にかけて、窪田次郎、仁木永祐、武田準平のように地域で在村蘭方医として活動しつつ、その得た新知識を村政の文明開化・教育活動や、自由民権運動への参加などを通じ、衛生思想の普及や啓蒙活動役立てた医師は少なくない。地域の近代を支えた在村蘭方医の生き方としてさらなる発掘が望まれる。

西洋医学と佐賀藩

ポンペは、我が国医師には医術開業のための試験がない、国としても各医師の技能に関してはなんらの保証もしていない、各人がおのれの好むところで医業を営むのであると『見聞記』で述べ、西洋医学と異なる医師の前近代的在り方を指摘している。

しかし、実は、医術開業試験や、国＝藩による医師の技術向上への関与も少なからずあった。その近代医学への萌芽を佐賀藩を典型事例として見ることにする。

江戸前期佐賀藩は京都の名医曲直瀬家への医学稽古者数も多く、中国・朝鮮の先進医学も積極的に取り入れていた。江戸中期からは、藩費による医学稽古が制度化され、積極的な藩医の技術向上への関与がみられ、長崎への西洋医学稽古もみえ始める。

佐賀藩が西洋医学稽古を活発化させるのは、佐賀藩儒者古賀《こが》穀堂《こくどう》（一七七八―一八三六）が、文化三年（一八〇六）に著した『学政管見』のなかで、蘭学学習が必要であること、学問なくして名医なしと述べ、医学寮での医学稽古の必要性、医学寮では外科、小児科、口中科、眼科、鍼治、按摩、本草科など種々の科を残らず稽古すべきであることなど、佐賀藩医学教育の方針を提言してからである。

その二八年後の天保五年（一八三四）に、佐賀城下に医学寮が設置され、まもなくその寮監に蘭方医島本良順（?―一八四八）が任命され、内科と外科の医学教育が開始された。しかし、これは時期尚早であったのか、医者の出席は悪く、いったん衰微した。ただ、島本良順のもとで、伊東玄朴、大庭雪斎、金武良哲（一八一一―一八八四）らが蘭学の手ほどきをうけた。

一〇代佐賀藩主鍋島直正（一八一四―一八七一）は、アヘン戦争での清の敗北に衝撃を受け、積極的に西洋

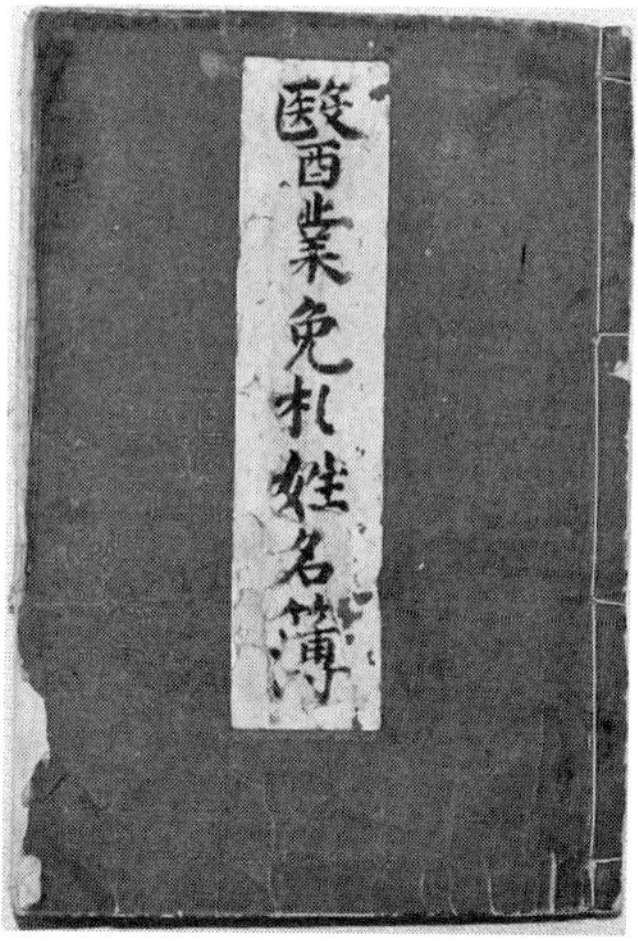
図30 『医業免札姓名簿』

科学技術の導入に努めた。嘉永三年（一八五〇）に反射炉を築造し、嘉永五年に我が国で最初の鉄製大砲鋳造に成功した。同年に理化学工場ともいうべき精煉方も設立され、ガラス製造から蒸気機関の製造研究など、蘭学の軍事科学化が進展した。

一方、嘉永四年に医学寮に蘭学寮が併設され、その頭取として嘉永六年に大庭雪斎が任命され、医制改革と西洋医学導入が進んだ。嘉永四年から医業免札制度が開始されたが、これは、医師は人命をあずかる大事な職業だから、今後は家業未熟の医師は組外れにし、熟達したら組付医師とし、医師の免札（開業免許）を与えるというもので、医師の医術向上を目指したものであった。この命令は徹底され、その実施記録『医業免札姓名簿』には、嘉永四年十二月十六日から安政五年（一八五八）九月二十一日までの七年間に六四八人の免札医師名が記載され、領内全医師の名前から誰の門人であるか、医学の専門、年齢などが掌握された。これは明治期の開業医免許制度、医師国家試験制度の先駆といえる。

医術開業のための試験制度については、尾張藩では、藩医浅井家が寛政九年（一七九七）から尾張藩領の開業医の総元締となり、寛政十一年（一七九九）から医師の資格試験の職掌を担い、享和元年（一八〇一）から医師開業試験をおこなっている。秋田藩では、寛政十二年に医業免許制度をとり、町村医師らを年番にして地方医事の報告をさせている。諸藩の医師試業制度をより徹底したのが佐賀藩の医業免札制度であった。

安政元年（一八五四）には蘭学寮を医学寮から火術方にうつし、蘭学寮教導に大石良英と大庭雪斎らを任命し、西洋医学研修を促進した。安政二年には、御側医で漢方医学を用いている者は以後、西洋医学を兼ねることとし、翌安政三年には、御側医以外にも西洋医学修業を命じている。

さらに領内開業医に西洋医学で再研修させる動きを加速させ、安政五年（一八五八）に医学寮を独立させ、医学校好生館として開校することになった。佐賀藩は領内全医師の掌握につとめ、支藩領へも医師名簿の書き上げを命じ、不備であれば完全なものになるまで何度も書き直して差し出させた。こうして領内全医師を掌握し、西洋医学を主として彼らをすべて好生館で再教育する体制を整えた。

酒井シヅ氏作成の好生館所蔵書目録（酒井、一九七七）から、安政五年までに刊行され、一〇―二五冊程度所蔵されているものを、好生館で教科書的に使用された西洋医学関係書としてあげてみると、大庭雪斎訳『訳和蘭文語』、ゴルテル著・新宮涼庭重訳『和蘭窮理外科則』、コンスブルック著・小関三英訳述『西説内科大成』、フーフェランド著・緒方洪庵ら重訳・大庭景徳参校『扶氏経験遺訓』などである。つまり、好生館の西洋医学教育は、大庭雪斎の学友である緒方洪庵の適塾をモデルとしたオランダとその背景にあるドイツ医学が主流であったことが判明する。

安政七年（一八六〇＝万延元年）三月に、好生館で領内全医師が「西洋法」を研修してから免札を渡すこと、未研修の医師の配剤をも禁止すると諸人が難渋するので、当分配剤だけは許可するが、以下の医師は、今まで受けた免札を好生館に納め、再教育後に免札を与え開業を許可することを決めた。

しかし、それでも遠方であることなどを理由に研修に参加せず、西洋医学に改めない医師らがいたので、とうとう、文久元年（一八六一）に、全領医師に対し、好生館での西洋医学研修を強制し、文久三年までに西洋医学に改めないものは配剤をも差し留める、すなわち廃業を命ずるとした。この命令以後、佐賀藩の好生館での西洋医学研修は進展し、好生館で研修したあと他国の西洋医へ医学修業に出る仕組みが整えられた。このように、佐賀藩ほど医術開業試験や、漢方医禁止と西洋医学強制研修を領内全医師へ徹底した藩はほかに例をみない。

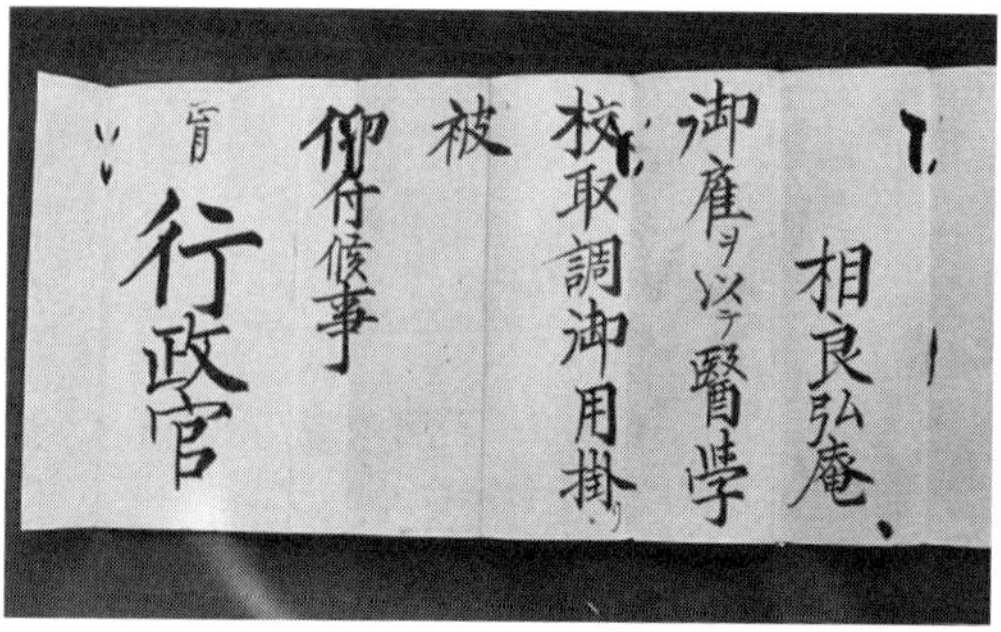
相良弘庵、
御雇ヲ以テ醫學
校取調御用掛り
被
仰付候事
旨
行政官

図31　相良弘庵（知安）医学校取調御用掛任命書

ドイツ医学採用と相良知安

藩による医療体制のなかで育った佐賀藩医相良知安（一八三六―一九〇六）が、明治期の我が国医学の近代化に取り組むことになる。知安は通称弘庵。佐賀藩医学校好生館で研修後、江戸遊学し、佐倉の順天堂、さらには長崎養生所（のち精得館）でオランダ人医師ボードウィン（A. F. Bauduin）に学んだ。明治二年（一八六九）正月、順天堂時代の友人であった岩佐純（一八三六―一九一二）とともに、医学校取調御用掛の命が下った。

じつは、ボードウィンは、旧幕府から西洋式海軍病院設立のため、オランダに帰国し、多くの医療器具を購入して横浜へ送った。ところが、幕府崩壊により、医療機器は新政府に接収されたため、ボードウィンは大阪の仮病院で臨床医をしながら、新政府に西洋式病院設立の約束履行をせまっていた。ボードウィンの門人でもある二人は大阪に行き、新医学校設立を約束し、この問題が解消できた。

この対応の成功により、二人は新政府の医学校設立の管理的立場を任されることになった。二人は、神田お玉ヶ池種痘所、西洋医学所（一八六一）、医学所（一八六三）、大病院、そして医学校兼病院（一八六九）と変遷してきた西洋医学校改革をまかされた。知安は「西洋大学ノ盛ナルモノハ独乙ナリ、英仏ハ害アッテ利ナシ」（回想記）という信念でドイツ医学導入を目指した。

ところが、当時、医学校兼病院の院長には、イギリス人医師ウィリス（William Willis）が、戊辰戦争での薩摩兵らへの献身的かつ適切な傷病兵治療の功により、就任していた。新政府の要人らも、戊辰戦争での恩義もあり、すでに英学の時代であるとしてイギリス流医学の採用を推薦していた。

相良は、当時、知学事として文教の責任者であった前土佐藩主山内容堂（一八二七—七二）に、ドイツ医学導入を建議した。容堂はイギリスと我が国は特別な関係にあり、イギリス医学の導入を既定路線として知安を斥けたと言われる。しかし、同年七月の官制改革で相良・岩佐は大学小丞につき、八月には知学事にかわる大学別当として岩佐の前藩主松平慶永が就任した。こうして、相良らのドイツ医学導入路線がすすめられた。

ウィリスは、相良らにより権限が制限され、門人石神良策（一八二一—七五）らの鹿児島への勧誘もあり、同年十月に辞任した。この後任にはなお、政府内にはイギリス医師模索の動きがあったが、相良の佐賀藩時代の英学の師でもあるオランダ出身アメリカ人宣教師フルベッキ（G. H. F. Verbeck）は、アメリカ人医師シモンズ（D. B. Simons）を推薦し、シモンズは、翌年一月に大学東校教師に就任している。

同年十二月に医学校は大学東校に改称され、相良らは、医学上の最高位の大学大博士として順天堂での恩師佐藤尚中を迎え、翌年一月からドイツ人医師二名雇用の政府間交渉を開始した。

ウィリスは、同年十二月に鹿児島へ門人石神良策（一八二二―七五）とともに向かい、鹿児島医学校の校長として、のちに脚気治療の先駆者となった高木《たかぎ》兼寛《かねひろ》（一八四九―一九二〇）ら優れた医師を養成することとなった。

一方、知安はさらなる医制改革を進めようとした矢先の明治三年九月に、部下の不正事件に連座したとして、突然、弾正台に拘留され、一年二ヵ月の間、罪人扱いをうけ、明治四年十一月にようやく釈放された。

その混乱や普仏戦争（一八七〇―七一）の影響もありドイツ人医師の来日も遅れ、明治四年八月に、ようやくドイツ人陸軍医ミュルレル（Benjamin Carl Leopold Müller 一八二四―九三）と海軍軍医ホフマン（一八三七―九四）が来日し、大学東校において予科三年、本科五年のドイツ式医学教育を開始した。ミュルレルは外科のほか、婦人科、眼科をドイツ語で講義し、気管切開術などの新外科手術をおこなった。ホフマンは、内科学、病理学、薬物学などを教授した。両者は医師と薬剤師の独立を説き、製薬学科も設立させるなど、我が国近代医学教育の基礎を築いた。

冤罪のとけた知安も、明治五年に文部省に復職し、第一大学区医学校（前大学東校）校長に就任し、明治六年には文部省医務局長も兼務し、医制改革に乗り出した直後にまた罷免された。

知安の構想は、護健使という医官制度をたて、国費による西洋医学校の全国への設置など医療国営制を骨子とするもので、財政難の新政府にとってそれは許容できるものではなかった。罷免の背景にこのような事情も考えられる。知安はその後、一時、文部省に出仕を命ぜられたが、明治十八年（一八八五）

に一切の公職を退き、晩年は占いをするなど、貧窮の中に明治三十九年（一九〇六）インフルエンザにより、七十一歳の生涯をひっそりと終えた。

しかし、彼の医制改革案は、後任の長与専斎医務局長に引き継がれ、明治七年医制として公布された。ただし知安の医療国営制は採用されず、私的開業制を認め、公的医療への投資を軽減した医制改革ではあるものの、西洋医学採用は基本方針となった。

医制は全七六条からなり、一般衛生、医学教育、医師養成、薬舗開業試験などについて規定し、医師制度の全面改革をせまる内容であった。医薬兼業による旧医（漢方医）は「今日百端ノ弊害ヲ醸」したとされ、医薬分業制が打ち出された。この意図は、旧来の薬礼を薬価と診察料とに分離し、医師の診察料を正当な技術報酬とする近代的経済思想が根底にあった。医師免許試験は、物理学・化学のほか、解剖学・生理学・病理学・薬剤学・内科・外科の六科と産科・眼科・口中科などの専門一科によるもので、漢方医は受験資格がなくなった。従来からの漢方医は一代限りの存続を認められたが、やはり漢方医の猛反発を呼び、明治二十八年までの政治闘争を生むことになった。

最後の漢方医浅田宗伯

漢方医締め出しの医制改革に対し、温知社《おんちしゃ》を組織して漢方医の救済のために立ち上がったのが浅田宗伯《あさだそうはく》（一八一五―九四）だった。宗伯は諱は惟常《これつね》、号は栗園《りつえん》、通称宗伯。薬室名を「忽誤薬室《ふつごやくしつ》」という。信濃国筑摩郡栗林《くりばやし》村の医家に生まれた。十三歳の頃、親戚の高遠《たかとお》領本洗馬《もとせば》村の熊谷家で医書を読み、十五歳の頃、高遠藩儒医の中村元恒《もとつね》（一七七八―一八五一）に学び、のち京都で古方派医師中西深斎《なかにししんさい》（一七二四—一八〇三）の門にはいり、その後江戸に下り開業した。幕府医師本康宗円（？—一八五二）の紹介で、幕府医師の多紀元堅、小島尚賢《なおかた》（一七九七—一八四八）、喜多村直寛《なおひろ》（一八〇四—七六）ら医学館考証派医師と交流を深めた。

安政二年（一八五五）に、幕府にお目見得医師として抱えられ、慶応元年（一八六五）にフランス公使レオン・ロッシュ（M. J. M. Léon Roches）の難症を救った。明治八年（一八七五）には宮中侍医となった。同十二年に明宮《はるのみや》（のちの大正天皇）が生後間もなく全身痙攣《けいれん》による危篤状態に陥ったところを救い、医名は高まった。

明治七年の医制改革が発表されると、浅田宗伯、岡田滄海ら漢方医は、物理に対して窮理尽性、化学には開物燮理《しょうり》、解剖生理学には臓腑経絡、薬剤学には薬剤大用などの漢方七科を示し、漢方にも医学基礎理論があると主張した。が、これは牽強付会的と批判を浴びたため、宗伯らは、漢方医の得意な治療により優位にたとうと、明治十一年（一八七八）の末に漢方による脚気治療専門病院博済堂を設立した。この博済堂は成功し、各地に同趣旨の脚気専門病院が作られた。

しかし、漢方医排除の動きは止まらず、明治十二年に、政府は医師国家試験を全国統一とし、試験科目を西洋七科のみとしたため、漢方医らは同年に東京で温知社を結成し、初代社主を山田業広《ぎょうこう》（一八〇八—八一）として、機関紙「温古医談」を刊行し、漢方医存続運動を展開した。これに呼応して名古屋でも旧尾張藩医浅井樺園《かえん》（一八二八—八三）、国幹《こっかん》（一八四八—一九〇三）らにより愛知博愛社と皇漢医学校が設立され、翌明治十三年に京都養育社、熊本では明治十四年に春雨社などの漢方医団体が結成された。

浅田宗伯は、明治十四年、六十七歳のとき、二代目温知社主となったが、同年の温知社全国大会で、若い浅井国幹がその行動力を買われ、三代目社主となり存続運動を展開した。これに対し、政府は明治十五年に漢方医の二十五歳以上の子弟についても開業を認めるなどの懐柔策をとり、温知社幹部の死亡も続いたため運動が停滞し、社は明治二十年にとうとう解散に追い込まれた。

浅井国幹らは、明治二十三年（一八九〇）から始まる帝国議会への漢方医存続請願という議会闘争を開始した。しかし、漢方医の精神的・理論的支柱であった浅田宗伯が明治二十七年に病に倒れ、翌二十八年の第八回帝国議会でも敗北し、漢方医存続運動は幕を閉じた。浅井国幹は、名古屋に帰り、墓前に漢方医家の名門浅井家の断絶を恨む無念の「墓に告ぐる文」を捧げた

宗伯は著述も多く、『勿誤《ふつご》薬室《やくしつ》方函《ほうかん》口訣《くけつ》』は漢方処方録で、たとえば、馬明湯《まめいとう》（二方）の綱目には「忍冬《にんどう》、石菖根《せきしょうこん》の伍する方は原南陽の伝にて、胎毒眼に効あり。其の内、胎毒にて眼胞赤爛《がんほうせきらん》、膿水淋漓《のうすいりんり》する者、能く功を奏す。此の方は和田東郭の伝にて嬰児胎毒脇肋《きょうろく》の下に在りて種々害を為す者を治す」（原漢文）とあるように、中国医書から漢方諸家の医方にあまねく通じていた。『橘窓書影《きっそうしょえい》』は約四六〇の治験集でその巻頭に栗園五十七則を、巻末に自伝を載せている。栗園五十七則は「脈證ヲ審ニ辨ジテ治法ヲ定ムル事」、「虚心ニシテ病者ヲ診スヘシ」「病因ト病源ト病證トヲ詳ニスベキ事」など宗伯の医学倫理を示している。『古方薬議』は古方派の薬方書。ほかに『脈法私言』『傷寒論識』『雑病論識』『皇国名医伝』などがある。

宗伯のまとめた『皇国名医伝』は、江戸時代を主に、曲直瀬翠竹院から多紀桂山にいたる名医伝である。諸家の文章や自伝などの「核実ヲ求メ、疑シキ者ハ闕如ス」という編集態度で編纂している。宗伯

の多彩な学殖は「栗園の前に栗園なし、栗園の後に栗園なし」と評され、最後の漢方医巨頭としての優れた文化人であった。

開拓者となった関寛斎

関寛斎（一八三〇―一九一二）は、天保元年上総国山辺郡中村の農家吉井家に生まれた。名は務、字は致道。数えで十四歳のとき近くの儒者関俊輔の養子となった。俊輔は私塾製錦堂で儒学漢学を教えていた。門人らが建てた顕彰碑文には「人生きてはまさに世に裨益するを志すべく」「富貴にして人に屈するよりは、貧賤にして志をほしいままにするに如かず」と俊輔の教育方針が記されており、独立独歩で世のために役立つべきとの生き方は、寛斎に少なからぬ影響を与えた。

嘉永元年（一八四八）、十九歳で佐倉順天堂に入塾した。東金と佐倉は五里（二〇キロ）ほどの道のりであり、最新の医学が修業できる評価が高まっていた。順天堂塾は外科医療の実技が中心で、寛斎はしだいに頭角を現し、泰然の執刀した外科手術に佐藤尚中とともに立ち合うほどに熟達した。寛斎が記した『順天堂外科実験』には三十三例の外科手術症例が記されている。泰然の医学観である「人を拯《すく》い世を済す、医に若《し》くは莫《な》し」もまた寛斎に伝えられた。

四年の修業後、郷里に帰り開業し結婚した。安政三年（一八五六）に銚子に移り開業した。銚子には順天堂での兄弟子にあたる三宅艮斎も一時開業しており、佐藤泰然も銚子へ出張診療にくるなど、順天堂との関係の深い地であった。ここで豪商濱口梧陵（一八二〇―八五）と出会うこととなった。

梧陵は紀伊国広《ひろ》村の生まれで、十二歳のとき銚子の醬油業濱口家本家の養子となった。帰郷中の安政元年（一八五四）、広村を襲った安政南海地震のとき、海面がひいたのをみて津波を予想し、稲わらに火をつけ村人を高台に誘導し多くの人命を救った。被災後に、四六〇〇両余の私財を投じて堤防を築き、広村の復興と防災に務めた。この話を知った小泉八雲は、彼を題材に「生ける神 A Living God」（『仏陀の国の落穂拾い』所収）と賞賛した。この話が戦前の国定教科書にも「稲むらの火」として紹介され、世界にその名が知られるようになった。

安政五年（一八五八）のコレラの大流行を憂えた梧陵は、寛斎にこの治療法を学ばせようと濱口家の援助による長崎遊学をすすめた。梧陵は同年十一月に神田お玉ヶ池種痘所が焼失したため、その復興費用として延べ七〇〇両ほどを寄付している。

梧陵の近代医学にかける情熱と自分への高い期待を感じた寛斎は、迷っていた長崎遊学を決意する。梧陵から渡された一〇〇両のうち、五〇両を妻子に渡し、残りの五〇両を長崎遊学三年間の費用に充てた。寛斎が長崎に出発したのは万延元年（一八六〇）だった。五〇両は決して十分な額ではなかったが、寛斎は妻愛子の手織り木綿の着物で通し、乞食寛斎といわれても平然として学習に励んだという。

寛斎は幕府医官松本良順の門人という形でポンペから教授をうけた。学友には司馬凌海、佐藤舜海、佐々木東洋、長与専斎、岩佐純ら、明治期における我が国近代医学の開拓者らがいた。寛斎が長崎へ来た翌年の文久元年（一八六一）に長崎養生所・医学所（のち一九六五年に精得館）がつくられた。我が国最初の本格的西洋式病院と医学校である。この学問内容は寛斎の『朋百《ほんぺ》氏治療記事』でよくわかる。また寛斎は凌海とともに西洋医薬書、『七新薬』（一八六二）を出版したが、これも梧陵の資金援助による。

寛斎は、長崎修学の三年間で、ポンペの最新医説とともに「医者は病人のためにある」という医の倫理をも心に刻んだ。梧陵はさらなる長崎修学をすすめたが、帰郷した寛斎は、翌年、順天堂の先輩でもある信濃国伊那出身の須田泰嶺《たいれい》のすすめで、蜂須賀藩医として徳島に居住することになった。農民身分から二五人扶持の藩医となり、武士身分を獲得したのだが、一方でこれが彼の自由な医療活動の障害にもなった。

戊辰戦争では官軍側に従軍し、さらに奥羽出張病院頭取として、敵味方の別なく傷病兵の救護にあたった。戦後は、新政府に仕えず、徳島へ戻り、ボードウィンの大阪医学校に範をとった洋式の藩立医学校を設立し病院長となった。が、医制改革をめぐり藩の上司との対立により退官し、海軍省へ出仕することになった。海軍省で梅毒防止のため検黴法《けんばいほう》の必要性を訴えるもまたいれられず、任官四〇日にして退官し郷里に帰った。そこへ、当時大学東校の教授となっていた司馬凌海が山梨県での病院設立を勧めた。学友である凌海の勧めでもあったから、一年の期限つきで、明治五年（一八七二）に甲府へでかけ、山梨県立病院を創立し、県内一〇ヵ所の種痘所設置などの医制整備に尽力した後、徳島へ帰った。

徳島へ戻った彼は、以後は官職につかず、町の開業医として過ごした。金持ちの患者からは薬代を高く取り、貧しい病人からは診察料や薬代も取らず、下駄履きでどんな貧家へも治療に出かける仁医を実践した。さらに天然痘撲滅のため、貧者の子どもらには無料で種痘を実施し、患者からは関大明神と崇められた。

彼は『養生心得草』において「一養生、二には運動、三に薬揃うてやまひ直るものなり」「今、余が言へる養生は、いかなる貧人、いかなる賤業の人にても、日夜心を注げば出来る事なり」と、養生（健康管理と予防）・運動・薬（医療）の総合により病気は治ると、なによりも庶民が誰でもできる養生、健康作りをひろめた。当時、大問題化していた脚気予防には、経験的に麦飯などの五穀を交えることがよいと徳島新聞などに投書し、自らも麦飯の食事を日常として、勤倹質素な生活を実践した。

三〇年間の町医者としての医療活動のあいまによく旅をした。銚子に旅したとき、健康作りと海水浴の効果をひろめて、銚子海水浴場の発祥のきっかけをつくったり、濱口家の家産を立て直す恩返しもした。

七男の又一が明治二十五年（一八九二）に札幌農学校へ入学し、翌年六男の余作が札幌病院に医師として勤めた。又一が明治二十七年に石狩郡樽川《たるかわ》に土地を購入したことをきっかけに、農民出身寛斎の開拓者精神に火がついた。七十三歳で徳島の家を処分して、樽川を拠点に陸別《りくべつ》斗満《とまむ》に原野開拓を始めた。厳しい自然との闘いで、愛妻愛子が入植二年後に亡くなった。苦境に立った寛斎であったが、二宮尊徳の遺訓を受けて精神上の快活を得て、不屈の精神で牧場経営を軌道に乗せた。

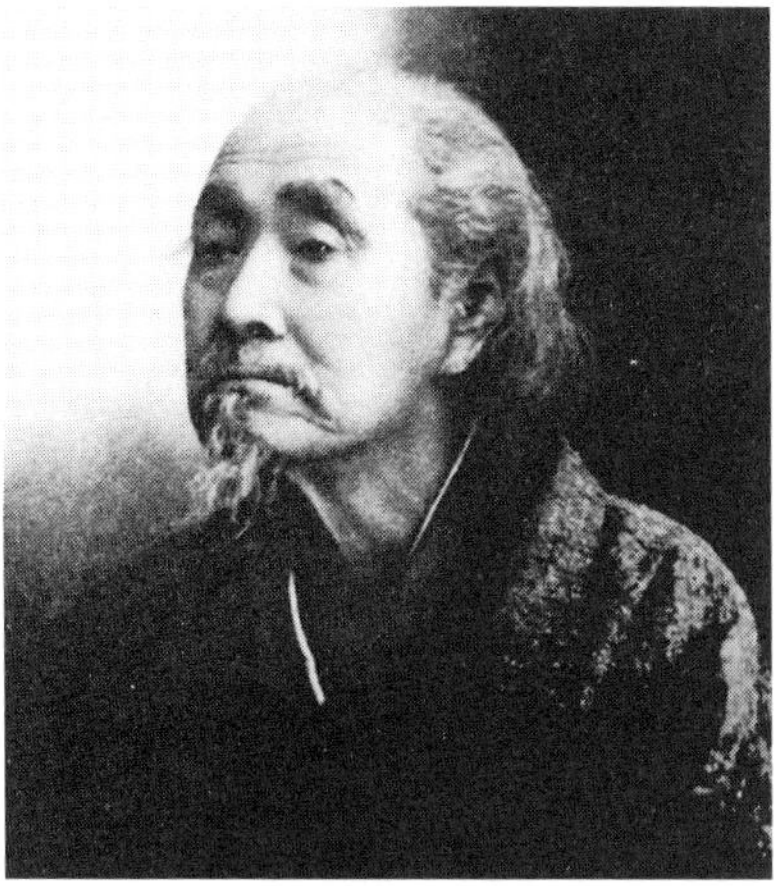

図32　晩年の関寛斎

しかし、一農民でありたい寛斎にとって自らの寄生地主化は矛盾するものであった。晩年にキリスト教的隣人愛、トルストイの平等思想に共鳴し、明治四十一年（一九〇八）には徳富蘆花《とくとみろか》を訪ね共感しあうようになる。両者の出会いは蘆花の「みみずのたはごと」の中にある。トルストイ思想に傾倒した寛斎は、明治四十四年（一九一一）に自作農創設の理想実現のため、牧場を小作農に解放しようとした。が、子供や孫らの強い反対に遇い、翌明治四十五年（大正元年＝一九一二）に自ら毒を飲み、八十三歳の生涯を終えた。

農民出身医師関寛斎の思想は、養父の儒学的倫理、浜口梧陵の経世済民思想、ポンペの医は病者のためにあるという医学倫理を承けて、トルストイの平等思想へと到達した。まさに最後の蘭方医とよぶにふさわしい。陸別町では、町の開祖として関神社で寛斎を祀っている。

江戸時代前期には、医師による医療は、領主層などの特権層のものであったが、江戸時代末期になると庶民のものになり、しかも明治時代には新制度や思想を取り入れて、さまざまに新展開を遂げたのである。

主要参考文献

全般

青木歳幸『在村蘭学の研究』思文閣出版、一九九八年
『京都の医学史』思文閣出版、一九八〇年
呉　秀三『呉秀三著作集』第一巻、思文閣出版、一九八二年
酒井シヅ『日本の医療史』東京書籍、一九八二年
『図録日本医事文化史料集成』第二巻、三一書房、日本医史学会編、一九七七年
宗田　一『図説・日本医療文化史』思文閣出版、一九八九年
新村拓編『日本医療史』吉川弘文館、二〇〇六年
富士川游『日本医学史』形成社、一九七二年復刊
『明治前日本医学史』増訂復刻版、日本学士院日本科学史刊行会編、株式会社総合研究所、一九七八年
矢数道明『近世漢方医学書集成』一―一一六巻、名著出版、一九七九―八四年

I　江戸初期―曲直瀬流医学の成立

1　領主的医療の展開

青木歳幸「近世佐賀藩医学の先進性」『佐賀学』花乱社、二〇一一年
天野陽介・小曽戸洋・町泉寿郎「『医学天正記』異本類の比較研究（第一・二報）」『日本医史学雑誌』五五巻二号・五七巻二号、二〇〇九・一一年

大塚恭男「長沢道寿　医方口訣集」『近世漢方医学書集成』六三巻、名著出版、一九八二年
加藤伊都子・真柳誠「曲直瀬玄朔『食性能毒』における『本草綱目』の取捨」『日本歯科医史学会誌』一八巻三号、一九九二年
川瀬一馬『古活字版之研究』日本古書籍商協会、上巻、一九六七年
小曾戸洋『漢方の歴史』大修館書店、一九九九年
野口大輔・遠藤次郎・中村輝子・真柳誠「曲直瀬道三『薬性能毒』の研究」『日本医史学雑誌』五三巻一号、二〇〇七年
『曲直瀬道三全集』第一―六巻、オリエント出版社、一九九五年
真柳　誠「『本草綱目』の日本初渡来記録と金陵本の所在」『漢方の臨床』四五巻一一号、一九九八年
森谷尅久『京医師の歴史』講談社、一九七八年
矢数道明「日本医学中興の祖曲直瀬道三」『近世漢方医学書集成』二、名著出版、一九七九年
矢数道明「曲直瀬玄朔二代目道三の業績」『近世漢方医学書集成』六、名著出版、一九七九年
『ワークショップ曲直瀬道三―古医書の漢文を読む』二松学舎大学21世紀COEプログラム「日本漢文学研究の世界的拠点の構築」研究成果報告書、二〇〇九年

2　江戸初期の庶民と医療

野村豊・由井喜太郎編『河内屋可正旧記』清文堂出版、一九七〇年
『大日本近世史料・上田藩村明細帳』東京大学史料編纂所、一九五三・五四年

3　西洋医学との出会い

飯塚秀三「西玄甫より久原甫雲に授与された阿蘭陀流外科免許状」『医譚』第八三号、二〇〇五年
海老沢有道『切支丹の社会活動及南蛮医学』冨山房、一九四四年

海老沢有道『南蛮学統の研究増補版』創文社、一九七八年
大分史誌編さん委員会『大分市史』中巻、大分市、一九八七年
片桐一男「阿蘭陀通詞西吉兵衛父子について」藪内健次編『鎖国日本と国際交流』下巻、吉川弘文館、一九八八年
高浦照明『大分の医療史』大分合同新聞社、一九七八年
『富山県史』通史編Ⅳ、富山県、一九八三年
東野利夫『南蛮医アルメイダ』柏書房、一九九三年
平岡隆二「『乾坤弁説』諸写本の研究」(『長崎歴史文化博物館研究紀要』創刊号、二〇〇六年
ルイス・フロイス著、松田毅一・川崎桃太訳『日本史』全一二巻、中央公論社、一九七七年
フーベルト・チースリク「クリストヴァン・フェレイラの研究」『キリシタン研究』第二六輯、一九八六年

Ⅱ 江戸前期—古方派の成立

1 文治政治の展開と医学

沢山美果子『江戸の捨て子たち』吉川弘文館、二〇〇八年
菅原健二「近世京都の町と捨て子」『歴史評論』四二二号、一九八五年
塚本　学『徳川綱吉』吉川弘文館、一九九八年
塚本　学『生きることの近世史』平凡社、二〇〇一年
『徳川実紀』第五編、吉川弘文館、一九九九年
B・M・ボダルト・ベイリー『ケンペルと徳川綱吉』中央公論社、一九九四年

2 古方派の成立

遠藤次郎・中村輝子「名古屋玄医の医学体系—後世派から古方派への展開」『科学史研究』二三九号、二〇〇四年

大塚恭男『東洋医学入門』日本評論社、一九八三年
竹下喜久男「『第二世芸叟先生門人籍』―山脇玄脩門人帳―」『文学部論集』第七十七号、一九九二年
竹下喜久男『近世の学びと遊び』思文閣出版、二〇〇四年
田中助一『防長医学史』上巻、防長医学史刊行後援会、一九五一年
花輪壽彦「名古屋玄医について医方問余一」『近世漢方医学書集成』一〇二巻、一九八四年
埴谷　元「伊藤仁斎の門人帳」『ビブリア』第六九―七一号、一九七八―七九年
広瀬秀雄・中山茂・大塚敬節校注『日本思想大系　六三　近世科学思想　下』岩波書店、一九七一年
『山口県史料』近世編・法制上、山口県文書館、一九七六年

3　養生への関心

伊藤友信訳『養生訓』講談社、一九八二年
海原　亮『近世医療の社会史』吉川弘文館、二〇〇七年
大島明秀『「鎖国」という言説』ミネルヴァ書房、二〇〇九年
片桐一男『阿蘭陀通詞今村源右衛門英生―外つ国の言葉をわがものとして』丸善出版、一九九五年
蒲原　弘「日本への外科全集骨関節損傷治療の受容についての再検討―スクルテタス外科書（Armamentarium Chirurgicum）との対比とその影響」アンブロアズ・パレ没後四〇〇年祭記念会編『日本近代外科の源流』メディカル・コア、一九九二年
計良良則・酒井シヅ「『阿蘭陀経絡筋脈臓腑図解』からみた十七世紀末におけるわが国の身体観」『日本医史学雑誌』四六巻三号、二〇〇〇年
島田勇雄ら訳『和漢三才図会』東洋文庫、一九八五～九五年
宗田　一「日本の売薬（一七）「オランダ膏薬・カスパル十七方」『医薬ジャーナル』一四巻五号、一九七八年

宗田　一「カスパルの江戸での伝習動向について―阿蘭陀外科医方秘伝の紹介」『日本医史学雑誌』二六巻三号、一九八〇年
滝澤利行『養生論の思想』世織書房、二〇〇三年
瀧澤利行『健康文化論』大修館書店、一九九八年
長崎大学医学部編『長崎医学百年史』長崎大学医学部、一九六一年
成瀬勝俊・片山昇・片山誠二郎「本木良意訳『阿蘭陀経絡筋脈臓腑図解』をめぐる考察」『日本医史学雑誌』五六巻二号、二〇一〇年
野村豊・由井喜太郎『河内屋可正旧記』清文堂出版、一九七〇年
B・M・ボダルト・ベイリー『ケンペル』ミネルヴァ書房、二〇〇九年
W・ミヒェル「新旧西洋外科術が混在する地方蘭学者の史料―村上玄水写の「カスハル書口訣」を中心に」村上玄水資料Ⅱ、二〇〇四年
MICHEL Wolfgang, WERGER-KLEIN Elke "Drop by Drop : The Introduction of Western Distillation Techniques into Seventeenth-Century Japan"『日本医史学雑誌』五〇巻三号、二〇〇四年
W・ミヒェル『慶安三、四年の日本における出島商館医シャムベルゲルの活動及び初期カスパル流外科について』九州大学大学院言語文化研究院、言語文化叢書 XVIII、二〇〇八年
W・ミヒェル「河口良庵による田中外科免許状（田中彌性園収蔵）とその背景について」日本医史学会関西支部二〇〇七年秋季学会抄録、八七号、二〇〇八年
W・ミヒェル「カスパル・シャムベルゲル」『九州の蘭学』思文閣出版、二〇〇九年
W・ミヒェル「楢林新右衛門（鎮山）―外科医になった通詞―」『九州の蘭学』思文閣出版、二〇〇九年
山中浩之「在郷町における医家と医療の展開」中部よし子編『大坂と周辺諸都市の研究』清文堂出版、一九九四年

横田伝松「鎌田玄台伝」『伊予史談』三〇号、一九二〇年
横山俊夫編『貝原益軒―天地和楽の文明学』平凡社、一九九五年

Ⅲ　江戸中期―実証的精神の成長

1　享保の改革と医学

浅見恵・安田健『近世歴史資料集成第Ⅱ期、第Ⅷ巻民間治療（一）普救類方』科学書院、一九九一年
安藤優一郎『江戸の養生所』ＰＨＰ選書、二〇〇五年
遠藤正治「尾張藩薬園の成立と変遷」『日本医史学雑誌』四二巻四号、一九九六年
大石　学『吉宗と享保の改革』東京堂出版、二〇〇一年
大石　学『大岡忠相』吉川弘文館、二〇〇六年
笠谷和比古『徳川吉宗』筑摩書房、一九九五年
酒井シヅ『日本の医療史』東京書籍、一九八二年
勢和村史編纂委員会『勢和村史　通史編』勢和村、一九九九年
高岡高等商業学校編『富山売薬業史史料集』上・下　国書刊行会、一九七七年
立川昭二『近世病草紙』平凡社、一九七九年
種田祐司「《資料紹介》薬草見分信州木曾山道中記」『名古屋市立博物館研究紀要』一三巻、一九九〇年
鳥井裕美子「賀来佐之研究序説―洋学の展開と近代化の一考察―」『開国と近代化』吉川弘文館、一九九七年
松島　博『近世伊勢における本草学者の研究』講談社、一九七四年
南　和男『江戸の社会構造』塙書房、一九六九年
田代和生『江戸時代朝鮮薬材調査の研究』慶応義塾大学出版会、一九九九年

向山雅重「信濃国伊那郡筑摩郡高遠領産物帳解題」『享保元文諸国産物帳集成』第Ⅲ巻　科学書院、一九八六年
安田　健『江戸諸国産物帳　丹羽正伯の人と仕事』晶文社、一九八七年
山崎正薫編著『肥後医育史』鎮西医海時報社、一九二九年
山脇悌二郎『近世日本の医薬文化』平凡社、一九九五年
渡邉幸三『本草書の研究』杏雨書屋編、武田科学振興財団、一九八七年

2　本草学と医学―自然をみる目の発達

上田三平『改訂増補日本薬園史の研究』渡辺書店、一九七二年
上野益三「田村藍水」『博物学者列伝』八坂書房、一九九一年
遠藤正治『本草学と洋学―小野蘭山学統の研究』思文閣出版、二〇〇三年
小野蘭山没後二百年記念誌編集委員会『小野蘭山』八坂書房、二〇一〇年
城福　勇『平賀源内』吉川弘文館、一九七一年
土井康弘『本草学者平賀源内』講談社、二〇〇八年
芳賀　徹『平賀源内』朝日新聞社、一九八九年
吉川芳秋『吉川芳秋著作集・医学・洋学・本草学者の研究』八坂書房、一九九三年

3　古方派の新展開

荒井保男『医の名言』中央公論社、一九九五年
大塚敬節「近世前期の医学」『近世科学思想下』岩波書店、一九七一年
大塚敬節「吉益東洞」『(近世漢方医学書集成』一〇―一二巻、名著出版、一九七九・八〇年
大塚恭男「後藤艮山・山脇東洋」『後藤艮山・山脇東洋』近世漢方医学集成一三巻、名著出版、一九七九年
大塚恭男『東洋医学入門』日本評論社、一九八三年

小川鼎三「明治前日本解剖学史」『明治前医学史』日本学術振興会、一九五五年
川島恂二『土井藩歴代蘭医河口家と河口信任』近代文藝社、一九八九年
酒井シヅ「玉砕臓図」「女体解剖図」『図録　日本医事文化史料集成　第二巻』三一書房、一九七七年
杉立義一「賀川玄悦と賀川流産科」（近世漢方医学書集成、賀川玄悦・玄迪）名著出版、一九八四年
高野江基太郎『儒侠亀井南冥』一九一三年
寺師睦宗「永富独嘯庵・山脇東門・亀井南冥」『永富独嘯庵・山脇東門・亀井南冥』近世漢方医学書集成一四、名著出版、一九七九年
『東洞全集』芸備医学会、一九一八年
中野　操『大坂名医伝』思文閣出版、一九八三年
『日本解剖ことはじめ』古河歴史博物館、一九九八年
日野龍夫『江戸の儒学』ぺりかん社、二〇〇五年
福田眞人・鈴木則子編『日本梅毒史の研究』思文閣出版、二〇〇五年
松田忠徳『江戸の温泉学』新潮社、二〇〇七年
山田光胤解説「香川修庵」『近世漢方医学書集成』六五巻、名著出版、一九八二年

4　庶民とともに生きる医師

岡田靖雄『日本精神科医療史』医学書院、二〇〇二年
高橋正夫『本居宣長―済世の医心』講談社、一九八六年
寺尾五郎「昌益の精神病理学」『安藤昌益全集』七巻、農山漁村文化協会、一九八三年
服部敏良『江戸時代医学史の研究』吉川弘文館、一九七八年

5　『解体新書』の時代

青木一郎『わが愛する蘭医の伝記』岐阜県医師会、一九八一年
石田純郎『オランダにおける蘭学医書の形成』思文閣出版、二〇〇七年
今泉源吉『蘭学の家　桂川の人々』正・続、篠崎書林、一九六五・六八年
岩崎克己『前野蘭化』一九三八年
岩崎克己著・片桐一男解説『前野蘭化』1・2・3、平凡社、一九九六・九七年
岩波日本思想体系六四『洋学上』岩波書店、一九七六年
江馬文書研究会『江馬家来簡集』思文閣出版、一九八四年
大分県先哲史料館編『大分県先哲叢書・前野良沢資料集』第一、二、三巻』大分県教育委員会、二〇〇八・〇九・一〇年
緒方富雄「嶺春泰伝」『日本医史学雑誌』一四巻三号、一九六八年
片桐一男『杉田玄白』吉川弘文館、一九八六年
片桐一男全訳注『蘭学事始』講談社、二〇〇〇年
片桐一男『江戸の蘭方医学事始　阿蘭陀通詞・吉雄幸左衛門耕牛』丸善出版、二〇〇〇年
勝盛典子「吉雄耕牛―豪邁にして名声高きオランダ通詞・蘭方医―」『九州の蘭学―越境と交流』思文閣出版、二〇〇九年
酒井シヅ訳『解体新書　全現代語訳』講談社、一九九八年
杉本つとむ『江戸時代蘭語学習の成立とその展開Ⅱ』早稲田大学出版部、一九七七年
杉本つとむ編『杉田玄白集』早稲田大学出版部、一九九四年
杉本つとむ編『前野蘭化集』早稲田大学出版部、一九九四年
杉本つとむ『解体新書の時代―江戸の翻訳文化をさぐる』早稲田大学出版部、一九九七年

高橋　文「ツュンベリー——至適量の梅毒水銀処方をもたらした医師・植物学者」『九州の蘭学』思文閣出版、二〇〇九年
長与健夫「合田求吾の「紅毛医言」について」『日本医史学雑誌』三八巻三号、一九九二年
松木明・松木明知『津軽の医史』正・続、津軽書房、一九七一・七五年
松木明知『青森県の医史』津軽書房、一九八〇年
松田泰代「武田科学振興財団杏雨書屋所蔵『解体新書』」『杏雨』一三号、二〇一〇年
鷲尾　厚『解体新書と小田野直武』翠楊社、一九八〇年
和田信二郎『中川淳庵先生』立命館出版部、一九四一年

6　蘭学の興隆

『GENTAKU——近代科学の扉を開いた人』一関市博物館、二〇〇七年
坂井建雄『人体観の歴史』岩波書店、二〇〇八年
坂口正男他著『舎密開宗研究』講談社、一九七五年
杉本つとむ編『早稲田大学蔵資料影印叢書宇田川玄随集Ⅰ・Ⅱ』早稲田大学出版部、一九九五年
宗田　一「宇田川家三代の実学」『実学史研究』Ⅴ、思文閣出版、一九八八年
高橋輝和『シーボルトと宇田川榕庵』平凡社、二〇〇二年
沈国威編『植学啓原と植物学の語彙』関西大学出版部、二〇〇〇年
クレインス・フレデリック『江戸時代における機械論的身体観の受容』臨川書店、二〇〇六年
道家達將『日本の科学の夜明け』岩波書店、一九七九年
森　納『因伯の医師たち』大因伯、一九七九年
山本四郎「藤林普山伝研究」有坂隆道編『日本洋学史の研究』Ⅱ・Ⅲ、創元社、一九七二・七四年

洋学史研究会『大槻玄沢の研究』思文閣出版、一九九一年

7　解剖の広がり

阿知波五郎「野呂天然について」『医譚復刊』二三号
小川剣三郎『稿本日本眼科學史』思文閣出版、一九七一年復刻
蒲原　宏『日本整形外科前史』『整骨・整形外科典籍大系』一三巻、オリエント出版社、一九八三年
末中哲夫・遠藤正治「実学開創期における京滋地域の民間医の動態」『実学史研究』Ⅳ、思文閣出版、一九八七年
杉立義一『賀川玄悦と賀川流産科』京都府医師会編『京都の医学史』思文閣出版、一九八〇年
中野正人編『壬生の医療文化史』壬生町立歴史民俗資料館、二〇〇七年
『日本農書全集』第六十巻、農山漁村文化協会、一九九六年
富士川游・呉秀三『木骨考』『富士川游著作集』一〇巻、思文閣出版、一九八二年
松尾信一『解馬新書の調査研究』日本中央競馬会馬事部、一九九〇年
森末　新『将軍と町医』有隣堂、一九七八年
山本四郎「小森桃塢伝研究」有坂隆道編『日本洋学史の研究』Ⅱ、創文社、一九七二年
山本四郎『小石元俊』吉川弘文館、一九八九年

8　医学教育の新展開

森潤三郎『多紀氏の事蹟』思文閣出版、一九八五年再版
安井小太郎『日本儒学史』富山房、一九三九年

Ⅳ　江戸後期―西洋医学の普及

1　シーボルトと鳴滝学派

青木一郎『年譜で見る坪井信道の生涯』杏林温古会、一九七一年
青木一郎編著『坪井信道詩文及書翰集』岐阜県医師会、一九七五年
青柳精一『診療報酬の歴史』思文閣出版、一九九六年
安西安周『日本儒医研究』復刻版、たにぐち書店、二〇〇八年
『医界風土記　中国・四国篇』日本医師会編、酒井シヅ監修、思文閣出版、一九九四年
石山禎一・沓沢宣賢・宮沢正英・向井晃『新・シーボルト研究Ⅰ・Ⅱ』八坂書房、二〇〇三年
伊東　栄『伊東玄朴伝』八潮書店、一九七八年
梶　輝行「蘭船コルネリウス・ハウトマン号とシーボルト事件」『鳴滝紀要』第六号、一九九六年
梶　輝行「シーボルト事件」『新・シーボルト研究』所収、二〇〇三年
佐藤昌介『高野長英』岩波書店、一九九七年
高野長運『高野長英』増訂二版、岩波書店、一九四三年
高野長運『高野長英全集一―四』高野長英刊行会、一九三〇・三一年
鶴見俊輔『高野長英』朝日新聞社、一九八五年
戸塚武比古「シーボルト処方録」『日本医史学雑誌』、二九巻四号、一九八三年
中村　昭「蘭方口傳（シーボルト験方録）」『日本医史学雑誌』、三六巻三号、一九九〇年
中村　昭「シーボルトの臨床医学」『日本医史学雑誌』、四一巻一号、一九九四年
福島義一『高良斎とその時代』思文閣出版、一九九六年
堀内亮一『伝記叢書一三六、堀内素堂』大空社、一九九四年

2　日本外科学の発達

大鳥蘭三郎「蘭館日誌の医史学的研究」『日本医史学雑誌』第一〇巻第一号、一九六二年
片桐一男『蘭学、その江戸と北陸―大槻玄沢と長崎浩斎』思文閣出版、一九九三年
『近世漢方医学書集成二一、本間棗軒　内科秘録（1）―（3）』名著出版、一八七九年
北沢正誠『蘭学者伝記資料』青史社、一九八〇年
呉　秀三『華岡青洲先生及び其外科』思文閣出版、一九七一年
酒井シヅ「蘭館長ニーマンと長崎留学生」『日本医史学雑誌』一二巻一号、一九六四年
島根大学附属図書館医学分館大森文庫出版編集委員会『華岡流医術の世界』ワン・ライン、二〇〇八年
『順天堂史　上巻』順天堂、一九八〇年
宗田　一『日本の名薬』八坂書房、一九九三年
松木明知『日本における麻酔科学の受容と発展』真興交易医書出版部、二〇一一年
松木明知『華岡青洲と「乳巌治験録」』松木明知、二〇〇四年
村上一郎『蘭医佐藤泰然とその門流』房総郷土研究会、一九四一年
米田正治『島根県医学史覚書』報光社、一九七六年

3　牛痘法の伝来

青木歳幸「佐賀藩蘭学再考」佐賀大学地域学歴史文化研究センター研究紀要一号、二〇〇七年
小田泰子『種痘法にみる医の倫理』東北大学出版会、一九九九年
富田英壽『緒方春朔』西日本新聞社、二〇〇五年
伴五十嗣郎「笠原白翁の種痘普及活動」『実学史研究Ⅱ、Ⅲ』思文閣出版、一九八五、八六年
深瀬泰旦『わが国はじめての牛痘種痘、楢林宗建』出門堂、二〇〇六年

4　地域の医学教育

井坂　教『小川稽医館』筑波書林、一九八〇年
石島　弘『水戸藩医学史』ぺりかん社、一九九六年
井上隆三郎『筑前・宗像の定礼医』西日本新聞社、一九七九年
川島眞人『蘭学の泉ここに湧く』近代文芸社、二〇〇一年
『白鷹町史』白鷹町史編纂委員会、一九七七年

V　幕末・維新の医学—近代医学の始まり

1　幕末の西洋医学教育

石田純郎『江戸のオランダ医』三省堂、一九八八年
梅溪　昇『緒方洪庵と適塾』大阪大学出版会、一九九六年
緒方富雄『緒方洪庵伝（第二版）』岩波書店、一九六三年
小川鼎三、酒井シヅ校注『松本順自伝、長與専斎自伝』平凡社、一九八〇年
芝　哲夫『オランダ人の見た幕末・明治の日本』菜根出版、一九九三年
フレデリック・クレインス「新宮凉庭『血論』の研究」『科学医学資料研究』第二九七号、二〇〇〇年
外山幹夫『医療福祉の祖　長与専斎』思文閣出版、二〇〇二年
長崎大学薬学部『出島のくすり』九州大学出版会、二〇〇〇年
中西　啓『長崎のオランダ医たち』岩波書店、一九九三年
中山　沃『岡山の医学』日本文教出版、一九七一年
沼田次郎・荒瀬進訳『（ポンペ）日本滞在見聞記』雄松堂書店、一九六八年

古西義麿「緒方郁蔵と独笑軒塾」『日本洋学史の研究』四巻、創元社、一九七七年
本馬貞夫「長与専斎—公衆衛生行政の創始者」『九州の蘭学—越境と交流』ヴォルフガング・ミヒェル・鳥井裕美子・川嶌眞人共編、思文閣出版、二〇〇九年
宮永　孝『ポンペ—日本近代医学の父—』筑摩書房、一九八五年
山本四郎『新宮涼庭伝』ミネルヴァ書房、一九六八年

2　維新から明治の医学

有元正雄・頼祺一・甲斐英男・青野春水『明治期地方啓蒙思想家の研究—窪田次郎の思想と行動—』溪水社、一九八一年
五十嵐金三郎編著『浅田宗伯書簡集』汲古書院、一九八六年
大塚敬節・矢数道明「浅田宗伯」『近世漢方医学書集成』九五巻、九六巻、名著出版、一九八二年
鍵山　榮『相良知安』日本古医学資料センター、一九七三年
酒井シヅ「佐賀県立病院好生館所蔵書仮目録（幕末—明治初期）」『日本医史学雑誌』二三巻—二号、一九七七年
田崎哲郎『在村の蘭学』名著出版、一九八五年
戸石四郎『蘭医関寛斎』崙書房、一九八〇年

あとがき

本書の執筆を開始したのは、新村拓編『日本医療史』（吉川弘文館）刊行後だから、もう六年の月日が流れた。取材をさまざまに続けながらも、医師とは何か、江戸時代の医学をどう通史的に描いたらよいか、という大きな迷いにとらわれて、遅々としてすすまなかった。

本書で扱う医師とは、江戸時代に医学を学び、医療行為を職業としている者とした。だから、呪術医療行為をする宗教者や民間医療の実態については触れていない。また儒医という語が示すように、医を学んで儒者として名をなした者も少なからずいるが、彼らは儒者として扱った。ただ、貝原益軒の養生論は医学思想として記述した。

江戸時代の医学を通史的に描くことの困難さが、筆がすすまない主因であった。江戸時代の病は、じつに様々で、民間薬も無数に存在し、また医療行為も多様に行われていた。人々の医療をめぐる考えも、時代と地域によっても異なり、個々の認識もその知的水準や家計によっても異なっていた。それらを記述することの困難さを、胸にいだきつつ、佐賀大学地域学歴史文化研究センターの開設から事業展開へと、私の研究生活にいまだかってない転換期があり、その多忙さのなかで約束を果たし得ない日々が続いた。

編集部からの電話が道を開いてくれた。「先生、医者の伝記風に書いてくださいませんか、そのほうが読者も読みやすいと思います」。これ以上の遅れは許されない。気持は固まった。いわゆる名医と言われる人たちを中心に、なぜ医学を志したか、彼らの医学上の革新的行為は何か、劣悪な学問環境をどのように克服したかなどを描くことで、江戸時代の三〇〇年の医学史を描くことにした。

学問環境についていえば、小林一茶に「もたいなや昼寝して聞く田植え歌」という俳句があり、前書きに「耕さずして喰い」とある。江戸時代前・中期には、学問だけで生活することは困難だったし、リテラシイが向上して職業俳諧師が輩出する江戸時代後期になっても、不耕貪食の徒としてのうしろめたさを感じている知識人が多数だった。

だから、本居宣長は小児科医を生業としながら国学研究を続けた。医業が盛んになると研究がすすまない悩みをかこちつつ、六十九歳になって名著『古事記伝』を書き終えた。二足のワラジを履いている研究者は現代でも多い。しかし、学問はとてもかくてもつとめだにすればできるものと心得べし、という宣長の実践を通した言葉に勇気づけられる。

高野長英は葛藤の末に、学事に生きると決意し藩医の身分を捨てた。ところが蛮社の獄で罪をきせられ永牢となった。蘭学で死するは本望なれど、夢物語に死するは遺憾なりという長英の叫びを、本書に書きとめたのも、現代の医師や医学生だけでなく、歴史の愛好家や学問に志す多くの人々への長英からの心からのメッセージと考えたからである。このような江戸時代医師からのさまざまなメッセージを伝えるべく、漢方医や蘭方医ら六〇人を超す医師らの人と医学思想を執筆した。

最近、歴史変化の分析概念として、在来知（Indigenious knowlege）研究の意義を深く考えるようになった。在来知とは人類学用語で土着知とも呼ばれ、伝統に近いが、私は、在来技術や学問知・経験知をコアとする概念と捉えている。曲直瀬道三・玄朔は、中国医学を我が国の風土や食生活等に適合させた日本漢方医学として大成した。杉田玄白らは、『解体新書』の翻訳にあたり、苦心惨憺の末、漢方医学の知識から神経などの新たな医学用語を生み出した。早く蘭学を学びたいとはやる宇田川榕庵に対し、養父玄真はまず漢学の基礎学習を確実に積ませてから蘭学へと進ませた。そのことが『植学啓原』や『舎密開宗』での、細胞・元素・酸素など現代に通用する多くの適切な植物学、化学用語の創出につながった。この翻訳行為は、在来知を、新たな知に組み替え、創り出す知的営為であった。このことに、江戸時代の我が国の学問受容の基本的なあり方をみることができると考え、そうした開拓的な知的営為をできるかぎり描くことにつとめた。

従って、本書においては、単純に西洋医学の浸透が我が国近代医学を生み出したというのではなく、在来知である漢方医学の側では、西洋医学をどのように受け止め、組み替えようとしたかという視点も重視し、漢方医三谷公器や浅田宗伯の苦闘と思想も取り上げた。

いわゆる歴史上の変革は、徳川幕府の成立や明治維新など劇的な政治変革として現れるが、江戸前期の無医村状態から、江戸後期には各村に一人以上の医師が存在するようになったという医療環境の変化は、山脇東洋の日本最初の人体解剖や杉田玄白らの『解体新書』の刊行など、先覚者の革新的行為に導かれつつも、庶民が三百年間の日々のくらしにおいて、よりよい医療をうけたいという素朴な願いや行為の積み重ねによってもたらされたのであった。庶民の医師需要の高まりが、多様に活躍する医師を輩出させた要因であった。これが本書の叙述に流れる歴史認識である。

二〇一一年には、東日本大震災、福島原発事故という我が国未曾有の大災害が発生した。我が国の人口は、二〇五〇年ごろには三千万人減少して九千五百万人ほどになるという予測もある。大量生産・大量消費社会は繁栄の一方で、世界的規模の環境破壊と人類的危機をもたらした。地下資源の開発に頼ってきた欧米資本主義的社会観とは別の価値観、新たな循環型社会への価値転換が将来的には求められよう。そのため、学問においても、分析的かつ細分化した学問を深化発展させるとともに、人類的課題を解決するためには、地域や課題をより総体的に捉える、総合的な学問体系としての地域学の創出が課題となるのではないか、医学においても、分析的な西洋近代医学と、人間を総体的にとらえる漢方医学の長所をふまえた我が国風土に適した医学思想と医療の調和的展開がより求められるのではないか、と感じている。

病気の原因の究明と治療だけでなく、漢方医学と西洋医学の対立と融合、尊厳死への対応、無医村からの脱出、医療保険の源流、優れた医師の養成など、現代医療の諸課題は、じつは江戸時代の医師らがすでに苦闘していた課題でもあった。江戸時代の医学史のなかに、現代医学のほとんどの諸課題を見いだすことができる。大げさな言い方をすれば、江戸時代をみれば現代がみえるのである。

表紙の『解体新書』は、肥前佐賀藩領の医師が旧蔵していたもので、縁あってセンター所蔵となった。本文には無数の書き込みがある。江戸から三〇〇里も離れた地であっても、書物を通して、最新の医学を学んで、地域医療に真摯に取り組んだ江戸時代医師らが無数存在していた。書物刊行の大きな意義はそこにあろう。同様に、本書から、まだみぬ江戸時代の医師らを友として、彼らの医学上の革新と学問への情熱から、現代と未来を生きるなんらかの示唆を得ていただければ、筆者望外の喜びである。

本書は、じつに多くの先人の学恩と史料所蔵者の協力に負うている。参考にした主な文献や著書は巻末にあげさせていただいた。また佐賀大学および日本医史学会、佐賀医学史研究会らの諸先生からも多くの示唆をいただいた。執筆期間中に、平成二十二年度武田杏雨書屋研究奨励金の助成をうけたことも励みになった。本書の曲直瀬家研究はその成果の一部である。

最後に、本書の執筆を粘り強く待っていただき、かつ適切なアドバイスをいただいた吉川弘文館一寸木紀夫氏と編集の労をとっていただいた同社高尾すずこ氏に、深甚の謝意を表して、あとがきの言葉とする。

二〇一二年三月吉日　肥前佐賀にて

青木歳幸

著者略歴
一九四八年　長野県に生まれる
一九七一年　信州大学人文学部卒業
現在、佐賀大学地域学歴史文化研究センター教授、同センター長、日本医史学会評議員、洋学史学会理事、博士（歴史学）

〔主要著書〕
『在村蘭学の研究』（思文閣、一九九八年）
『地域蘭学の総合的研究』（編、国立歴史民俗博物館、二〇〇四年）
『日本医療史』（共著、吉川弘文館、二〇〇六年）
『「小城藩日記」にみる医学・洋学史料〈前編・後編〉』（共著、佐賀大学地域学歴史文化研究センター、二〇〇八・〇九年）
『小城の医学と地域医療』（編著、佐賀大学地域学歴史文化研究センター、二〇一一年）
『上田藩』（現代書館、二〇一一年）

江戸時代の医学
名医たちの三〇〇年

二〇一二年(平成二十四)六月十日　第一刷発行

著　者　青《あお》木《き》歳《とし》幸《ゆき》
発行者　前田求恭
発行所　株式会社　吉川弘文館
郵便番号一一三―〇〇三三
東京都文京区本郷七丁目二番八号
電話〇三―三八一三―九一五一〈代表〉
振替口座〇〇一〇〇―五―二四四
http://www.yoshikawa-k.co.jp/
印刷＝株式会社 理想社
製本＝株式会社 ブックアート
装幀＝河村　誠

ISBN978-4-642-08077-4